交大医学 医源丛书

主编 江 帆 范先群

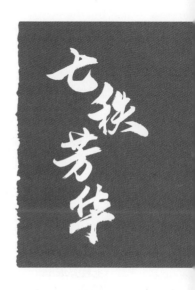

七秩芳华

上海交通大学出版社
SHANGHAI JIAO TONG UNIVERSITY PRESS

内容提要

　　上海交通大学医学院自成立以来历经七十载的风雨征程，始终以谋国家之强盛、求科学之真知、践医学之神圣为己任，与时代同呼吸、与社会共命运，在医疗卫生事业的壮美画卷中留下了诸多浓墨重彩的笔触。本书通过"栉风沐雨　源远流长""开疆拓土　砥砺奋进""赓续前行　奋楫争先""云程发轫　踵事增华"四个篇章，回顾总结了七十年来医学院的发展历程、奋斗成果和精神内核。

图书在版编目（CIP）数据

　七秩芳华/江帆，范先群主编. —上海：上海交通大学出版社，2022.10
　ISBN 978-7-313-27542-4

　Ⅰ.①七… Ⅱ.①江…②范… Ⅲ.①上海交通大学医学院－校史 Ⅳ.①R-40

　中国版本图书馆CIP数据核字（2022）第177753号

七秩芳华
QI ZHI FANGHUA

主　　编：江　帆　范先群	
出版发行：上海交通大学出版社	地　　址：上海市番禺路951号
邮政编码：200030	电　　话：021-64071208
印　　制：上海万卷印刷股份有限公司	经　　销：全国新华书店
开　　本：710mm×1000mm　1/16	印　　张：31.5
字　　数：430千字	
版　　次：2022年10月第1版	印　　次：2022年10月第1次印刷
书　　号：ISBN 978-7-313-27542-4	
定　　价：158.00元	

交大医学医源丛书

七秩芳华

主 编

江 帆 范先群

执行主编

赵文华 李 剑

副主编

雷 禹 童 宽 张 倩 李学澄

编委会

（按姓氏笔画排序）

丁 俭	于广军	马 骏	方 勇	宁 光	刘志伟
江 帆	孙 锟	李 剑	李学澄	吴 皓	吴正一
张 倩	张 浩	陈 方	陈 挥	范先群	季庆英
郑 宁	郑兴东	郑军华	赵 敏	赵文华	胡翊群
施建蓉	秦 净	夏 强	殷善开	郭 莲	唐国瑶
蒋 利	程蔚蔚	童 宽	谢 斌	雷 禹	潘常青
瞿介明					

| 办学使命 |

报效祖国、服务人民

| 办学宗旨 |

育一流人才、树一流医德
做一流学问、创一流服务

| 院　　训 |

博极医源、精勤不倦

| 学院精神 |

海纳百川、求真务实
守正创新、精诚奉献

| 院　　风 |

团结、勤奋、求实、进取

历任领导合影

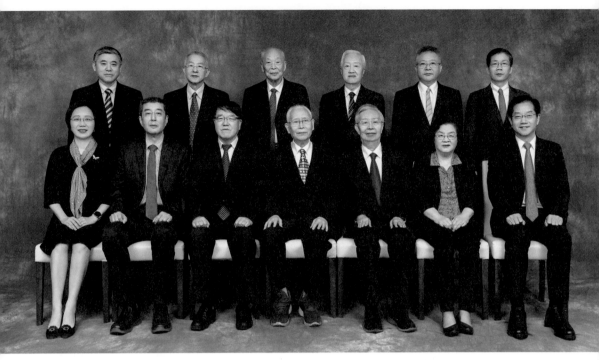

▲ 前排左起：江帆、孙大麟、李宣海、潘家琛、余贤如、赵佩琪、范先群
后排左起：朱正纲、范关荣、王振义、王一飞、沈晓明、陈国强

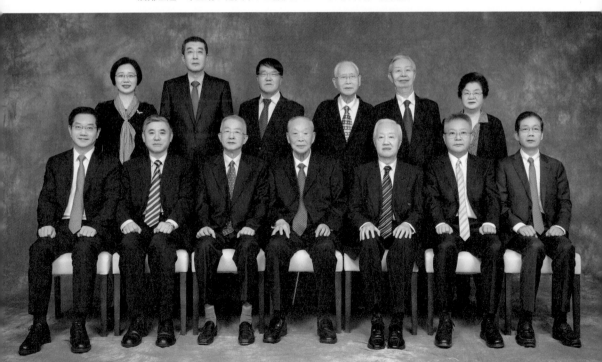

▲ 前排左起：范先群、朱正纲、范关荣、王振义、王一飞、沈晓明、陈国强
后排左起：江帆、孙大麟、李宣海、潘家琛、余贤如、赵佩琪

序

陈 竺

　　七秩弦歌，医路芳华。自办学伊始一路走来，跨越 3 个世纪，历经老三校（圣约翰大学医学院、震旦大学医学院、同德医学院）、上海第二医学院、上海第二医科大学和上海交通大学医学院四个不同的历史发展时期，上海交通大学医学院（简称"交大医学院"）始终秉承"育一流人才、树一流医德、做一流学问、创一流服务"的办学宗旨，传承和弘扬"海纳百川、求真务实、守正创新、精诚奉献"的学院精神。126 载兴学历史、70 年风雨征程，一代代交医人薪火相传，为祖国的医药卫生事业输送医学人才，

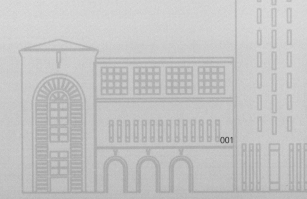

为追求"世界一流、中国特色、上海风格、交医特质"医学院和医学学科的责任和梦想，躬耕无悔，同沐风雨。

交大医学医源丛书之《七秩芳华》，第一次全面梳理、总结、记录了在中国共产党的领导下交大医学院70年来的发展成绩、独特文化以及交医人对职业精神的传承弘扬；第一次全面回眸了70年来交大医学院和附属医院开拓创业和发展壮大的历史足迹，展现出交大医学院按照党和国家的教育方针及医学教育的统筹部署，走好科学发展道路的历史渊源和深刻必然；在中国共产党辉煌百年波澜壮阔的历史背景中，第一次全面撷取铭刻70年来交大医学院光荣印记的历史瞬间，真实展现了一代代交医人不懈求索和奋斗的精神。

本书通过"栉风沐雨　源远流长（1896—1952老三校追溯）""开疆拓土　砥砺奋进（1952—1985上海第二医学院时期）""赓续奋斗　奋楫争先（1985—2005上海第二医科大学时期）""云程发轫　踔事增华（2005—今上海交通大学医学院时期）"四个篇章，将交大医学院及其前身百廿年的发展历程和七十载所取得的辉煌成就一一展现，通过将一个个真实鲜活的历史故事、一件件感人事迹、一面面红色旗帜梳理编纂，汇编成书，正式出版，让师生医务员工汲取昂首阔步奋勇前行的思想力量，致敬交大医学

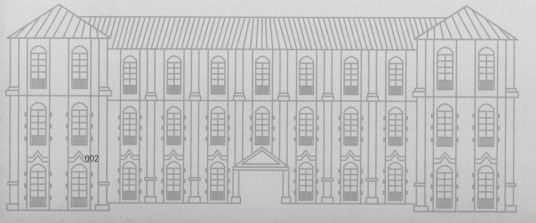

院 70 年来走过的风风雨雨，致敬交大医学院 70 年来的那些人、那些事，为庆祝上海交通大学医学院成立 70 周年献礼！

70 年来，交大医学院走过辉煌、与众不同的发展历程，既传道授业、培养英才，又博极医理、精勤科研，更仁术济世、服务社会。在每一个重要的时间节点，交大医学院始终审时度势，勇于探索，不断构建层次清晰、布局合理、特色鲜明的学科体系，形成教育教学改革全面发展、多点突破并行稳致远的局面，为培养以"报效祖国 服务人民"为崇高使命的卓越医学人才不懈努力。在每一个重要的时间节点，交医人都与时俱进，不断开辟出医学基础知识和技术的新疆界，在数个临床领域实现了"0 到 1"的重大突破，其成果载入了国家乃至国际医学科学技术进步的史册。在每一个重要的时间节点，交大医学院始终肩负起历史使命和社会责任，为发展我国医药卫生事业和维护人民群众的生命健康贡献属于交医人的智慧和方案。

70 年来，交大医学院走出许许多多为医学事业奉献终身的名医大家，守护群众生命健康的白衣天使。从 1896 年到 1952 年，从 1952 年到 2022 年，交大医学院及其前身所走过的历史长河中，一代代创业者，一辈辈交医人，前赴后继，砥砺前行，用胸前的听诊器、掌中的手术刀、防病的新方略，挽救了无数生命，为增进国民健康水平，建设"健康中国"，发挥了不可

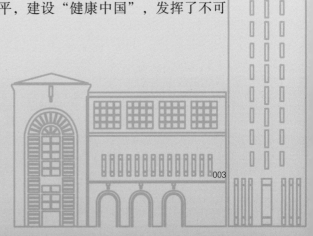

替代的作用，赢得了人民群众的广泛赞誉，为交大医学院的历史增添了一份份神圣与荣耀。

70年来，交大医学院培养有家国情怀的人，从事着有"温度"的事业。报效祖国、服务人民；救死扶伤、治病救人，守护人民群众的生命健康。在国家存亡之际，勇于担当；在人民危难之时，挺身而出。交医人始终不忘学医初心，牢记医者使命，舍己为人，甘于奉献。

70年来，交大医学院始终致力于青年人才的成长，以培养德才兼备的卓越医学创新人才为己任。跨越七十载栉风沐雨，交大医学院发展进入新时代，面对着新形势新征程，上海交通大学医学院正在为建设"世界一流、中国特色、上海风格、交医特质"医学院和医学学科而接续奋斗。

交大医学院70年辉煌已然成为过去，未来的路充满未知和挑战，值此交大医学院成立70周年华诞之际，祝愿大医精神代代传承，医学文化长河源远流长，奔流不息！祝愿交大医学院再创属于交医人的辉煌和成就！

目 录

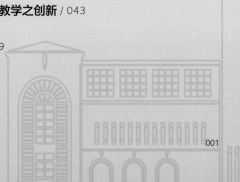

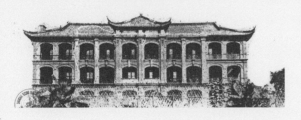

079　开疆拓土　砥砺奋进

（1952—1985 上海第二医学院时期）

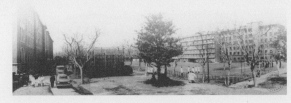

183 | 赓续前行　奋楫争先

(1985—2005 上海第二医科大学时期)

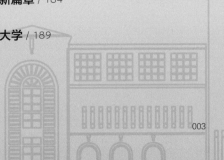

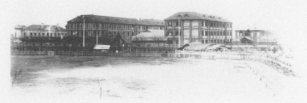

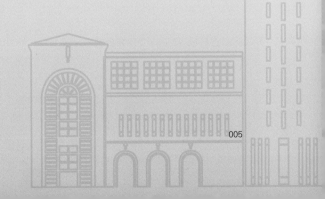

273 云程发轫 踵事增华

（2005—今 上海交通大学医学院时期）

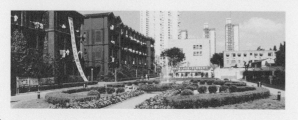

栉风沐雨
源远流长

(1896—1952 老三校追溯)

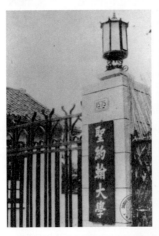

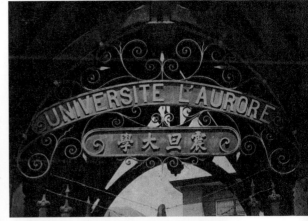

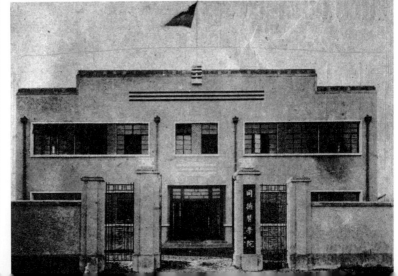

1 圣约翰大学医学院：追逐"光与真理"

这里，曾经先后走出了一大批优秀的中华名医，成为培育中国近现代医学发展的最初摇篮。这里，"光与真理"与"博极医源，精勤不倦"中西合璧，弘扬自由开放、学问通达的教学之风。这里，便是上海交通大学医学院的最早追溯和起源之地——圣约翰大学医学院。

圣约翰医科的创建

1842 年后，中国开放了通商口岸，允许外国传教士在口岸建教堂、设医院诊所和学校，于是教会医院在我国日渐增多。上海开埠后，雒氏诊所（沪上最早的西式医院）、同仁医院、西门妇孺医院、雷士德医院相继设立……随着西式医院和诊所在中国快速发展，西医人才培养开始受到重视。而国内最早的西医教育，是以教会医院兼收

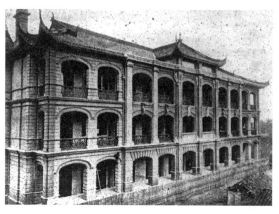

圣约翰大学思孟堂

学徒为主要方式，但训练方式成效不高，无论是数量还是质量都不能满足当时医疗发展的需要。于是，创办医学院校便被提上了议事日程。

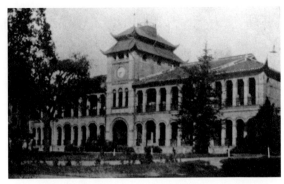

圣约翰大学校园钟楼

这当中，不得不提到的是圣约翰大学医学院以及其创始人文恒理（Henry W. Boone）。1879年，美国圣公会在上海创办圣约翰大学，在文恒理的推动下，圣约翰大学成为中国最早设立医科的大学之一。

1880年8月，文恒理带着"在上海创建一所医科学校"的想法，来到圣约翰书院（圣约翰大学前身）担任教员并同时主持同仁医馆（同仁医院前身）的工作。同年10月，文恒理便在圣约翰书院筹办了首个医科培训班。这期培训班开设了学制四年的课程，前两年教授自然科学与医学预科，包括化学、解剖学、药物学、生理学和医学实践；后两年则为临床医学和外科学，学生们会分别在同仁医馆和圣约翰书院门诊进行实习。

深知临床实践在教学中的重要性，文恒理协调各方资源扩建医馆。1880年12月，同仁医馆改名为同仁医院，医疗环境及硬件设施得到大幅改善。两年后，文恒理将临床医学课程迁至同仁医院内进行。自此，同仁医院正式成为圣约翰书院医科的临床教学基地。

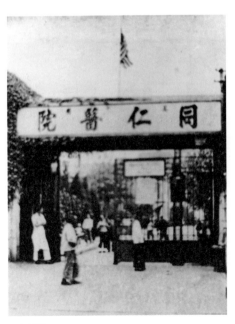

同仁医院

与时俱进的育人新理念

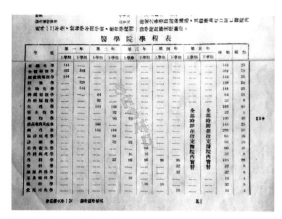

圣约翰大学医学院学程表

1896 年，圣约翰书院改组为"圣约翰学校"，并设立全新的医学馆，文恒理就任医学馆首任主任，他始终坚持"在教学上稳扎稳打，循序渐进，不能脱离实际；重质不重量，要让培养出的学生在独立行医后，赢得同胞的尊敬与善意"的原则，与欧美医学发展保持同步，与时俱进开展教学实践。其中，圣约翰医科作出的两项重要革新，为中国高等医学教育的不断发展奠定了基础。

第一项革新是，医学馆开始按照类似大学的标准来进行教学及管理，主要职责是培养专业的内外科医生而非简单的医院助手，从而完全改变了医院带徒式培训的传统模式。

改组后，同仁医院的学生并入医学馆作为正式学生。医学馆的教科书和仪器设备从美国订购，课程采用英文教学。此外，护理学科开始在同仁医院建立。新模式很快步入正轨。学校第一期医科班学制为四年并贯彻"理论＋实操"的新教学方式：前两年主要为医学预科进修，除化学、物理学和药物学外，还包括人体学、解剖学、生理

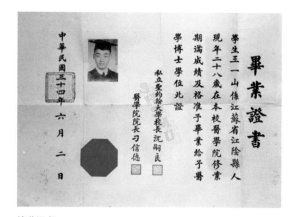

毕业证书

学、物理诊断和显微镜方法等新学科。后两年，学生在同仁医院学习，内容涵盖较广的临床医学，包括内科学、外科学、产科学、儿科学，还有与皮肤、眼耳鼻喉等器官的疾病相关的学科。同时，医学馆还引进了一套较为完善的"大小考交替"的考核制度，学生通过一系列考试后，方能取得毕业证书。

第二项革新是，率先引入欧美医学院的办学模式和学位制，贯彻"文医兼修"的先进育人理念。

1906 年，圣约翰书院注册校名为"圣约翰大学"后，医科提升入学标准并改为七年学制，即学员必须先在学校认可的大学或文理学院

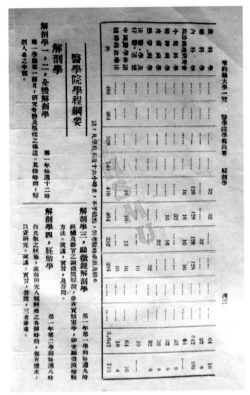

《圣约翰大学一览》——医学院学程纲要

修业两年以上，然后再进行五年的医科学习（包括最后一年实习），毕业生被授予医学博士学位。改制后，圣约翰医科的发展呈现出两大特色：一是课程更加细化，重视医学实验和临床诊治类的学习实践；二是在文理科实行若干教学贯通的重大改革基础之上，医科在 1911 年开始探索"文医兼修"制度，即有意愿的学生，在前两个学年进修完圣约翰大学文学课程后，可兼习医学课程。

值得一提的是，圣约翰大学校方在关于跨学科兼修问题上，首先考虑到的并非理医兼习而是文医兼习，这是因为他们充分考虑到人除了生物属性外，还具有其独特的社会属性和精神、心理活动。这些决定了一名合格的医生，除了熟练掌握医学知识外，还有必要通晓相关人文知识，具备人文关怀的素养。

用师资与硬件反哺教学诊疗

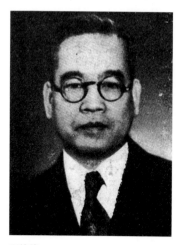

刁信德

圣约翰医科之所以扬名海内外，不仅因为其与时俱进的教学模式，也因为其中西结合的师资力量和不断升级的硬件设施。

在20世纪前10年里，圣约翰医科和同仁医院引进了不少优秀的中外教员。很多国外教师同时在医院和大学里工作。其中最资深的教师名叫奥古斯丁·华盛顿·塔克（Augustine Washington Tucker），是一位来自美国弗吉尼亚大学的外科医生，他从1906年一直任职到1949年。此外，医科还吸收了三名中国教员，有两名是圣约翰医科的毕业生，其中之一便是享誉上海滩的医学大家、中华医学会的主要创始人刁信德，他于1909年毕业于圣约翰大学医学部，获医学博士学位，历任上海同仁医院内科主任，圣约翰大学医学部教授、教务长、院长。另一位是刁信德的同学谭以礼，他在毕业后成为圣约翰大学医科教师。第三位是一名制药学指导教师。

除了教学水平的提升，医科和同仁医院也不断升级相关的硬件设施。1897年，圣约翰大学校长卜舫济用募集的善款在校内建造了"格致楼"，该楼是当时中国所有院校中第一座专门教授自然科学课程的校舍。其一、二

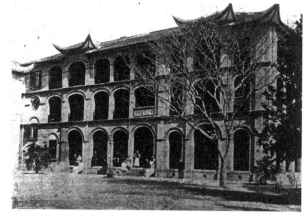

格致楼

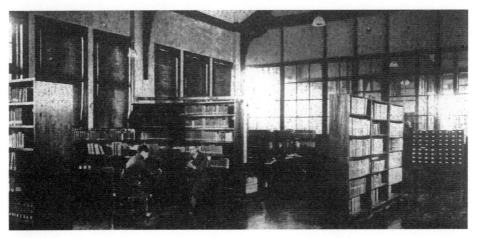

图书馆内景

楼为物理化学实验室，三楼为专供医学生使用的教室和解剖室。

同时，同仁医院原主楼建筑也重新翻建，并建造了医学院学生及中国职工用房。原三层主楼经过改造后，各科诊室、手术室、器械室、病房、浴室、医生办公室、病理博物馆（属于中华博医学会）甚至礼拜堂、日光室和屋顶花园等休息空间都一应俱全。值得称道的是，当时同仁医院的手术室配备中有着来自英美的现代化设备，地面及 1.5 米高的墙面均铺有白色瓷砖，洗手池用脚踏开关，被誉为当时"中国最漂亮的手术室"。此外，楼顶花园种着各种藤蔓花卉，养着金鱼、飞鸟，甚至还有一只猴子，特意为康复期的患者带来欢乐。

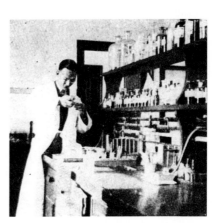

圣约翰大学医学院教学实习

追逐着"光和真理"，信仰着"医者仁心"，圣约翰大学医学院用科学与新知在中国点亮了一盏进步的明灯，并在历史的潮流中不断书写着人文关怀的新篇章……

（李剑、雷禹）

2 | 圣约翰医科：
困境之中谋发展

医学院的开设需要大量资金与人才，任何单一的团体都难以凭一己之力办好一所医学院。同时，在科学化的西医学科发展观念以及庚子之乱的社会大环境影响下，联合教育的主张逐渐彰显。要继续兴办医学教育，"合作"是摆在中国医学教育界面前的最佳选择。

联合办学风潮的兴起

20世纪之初联合办学的风潮掀起，教会合办的医学院校相继出现：北京协和医学堂、共和医道学堂、北京协和女子医学院、大同医学院、中国东方医科大学、华西协和大学医学院、福州协和医学校等陆续成立；除教会之间合办医学院校外，美国宾夕法尼亚大学与岭南大学合办广州医学预科……然而，各教派联合医院和医学院在北京、天津、沈阳、成都、杭州、广州等大城市蓬勃发展的新局面下，圣约翰大学医学院的发展却遇到了难题——文恒理的身体健康状况不佳返美，直至辞世未再来华。这对圣约翰大学来说是一个巨大的损失——学校失去了一位主要的推动者。但是，也正因陷入发展困境，为获得更好的办学支持，寻求医学教育的主动权，圣约翰大学开启了合作办学之路，学校先后与上海哈佛医学院、广州宾夕法尼亚大学等进行了合作办学。

哈佛之缘

　　第一段合作办学始于 1912 年，当年 5 月 27 日，圣约翰大学医学院与上海哈佛医学院签署了合作办学的协议。但实际上，这段合作仅短暂持续了一年的时间。

　　这项合作始于一段"缘分"，却并不是圣约翰的"理想合作"。成立于 1911 年 5 月的上海哈佛医学院与哈佛大学并没有正式关系，也不归属于任何教会管辖，它由一些哈佛医学院医科毕业生酝酿发起，学院董事会由哈佛大学老校长查尔斯·W. 埃利奥特（Charles W. Eliot）出任主席，成员包括当时哈佛医学院最著名的三位医学家：医学院院长亨利·A. 克里斯蒂安（Henry A. Christian）、著名生理学家沃尔特·B. 坎农（Walter B. Cannon）和病理学家康寿曼（William T. Councilman）。当时哈佛医学院方面曾向文

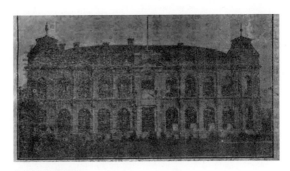

上海哈佛医学院

恒理问询在上海建立一所医院会不会成功，文恒理曾回复道："上海的现存医院需要的是大量资金来维持教学医院，而不是建立新的医院。"同时强调，圣约翰大学医学院现在需要"一座高质量的医科教学楼"，以有利于教员们开展教学工作，他建议哈佛医学院能加入圣约翰的医学教育事业。

　　然而，哈佛医学院方面并没有接受文恒理的建议，他们建议圣约翰大学向上海哈佛医学院提供接受过两年预科教育的医科生，还需要圣约翰大学提供教学医院设施用以科学研究；作为回报，上海哈佛医学院将为圣约翰大学医学院建造一座用于医学教育的建筑，并提供医科教员。

　　双方的提议引起了对方的兴趣，也引发暗地里的博弈——橄榄枝已经伸

出，如果拒绝，那么上海哈佛医学院与圣约翰大学医学院就会成为强劲对手；如果按照这些条件，圣约翰大学医学院又有可能"流失"学生。

待到1912年，双方签署协议时，协议规定圣约翰大学向上海哈佛医学院提供接受过两年医学预科教育的学生，这些学生仍然保持与圣约翰大学关系，即仍为圣约翰大学的学生，当学生上完所有课程之后，被授予圣约翰大学与上海哈佛医学院联合学校文凭与学位，学生在上海哈佛医学院上完两年医学课程后，可获理学学士学位，学完全部课程获医学博士学位。但由于两校在同仁医院管理权上的纷争，合作于次年结束。

成就辉煌的宾大合作

首次合作办学没有成功，却为圣约翰大学医学院积累了经验，也明确了方向。后来遇到在广州与岭南大学意见不合，仍然在寻找新伙伴的宾夕法尼亚大学基督教会，双方于1914年3月达成合作办学协议，联合成立"圣约翰大学宾夕法尼亚医学院"。

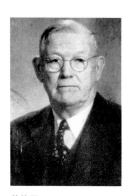

莫约西

宾夕法尼亚大学有"第一个授予医学学位的美国大学"的美誉。19世纪最后几十年的时间里，宾夕法尼亚大学的管理层对中国产生了浓厚兴趣，下决心到中国发展医学教育并成为第一所在中国开展医务工作的美国大学。1905年，宾夕法尼亚大学基督教协会决定向中国派出独立的工作组，当年10月30日，协会董事会开了一个专门会议，与会人员一致认为协会应该在中国传授先进的医学知识。随后，协会为进一步了解中国形势，于1906年派出莫约西（Josiah Calvin McCracken）到中国进行调研。

此番合作聚焦了三个重点：第一，圣约翰大学若在上海寻求更进一步的医学教育合作，宾州基督教会会同意并与圣约翰大学进一步合作；第二，宾夕法尼亚大学基督教会会尽可能地提供多的教员；第三，医学院由圣约翰大学直接管理。

1914 年 9 月 14 日，通过选举，莫约西当选为圣约翰大学医学院院长。莫约西是宾夕法尼亚大学医学院的毕业生，也是宾大来华办学的开拓者，他拥有出色的个人魅力和领导水平。一个有趣的细节是，在签署合作协议之后莫约西和文华大学（美国圣公会于 1871 年在武昌设立）医学院主任梅应时（E. M. Merrins）还礼貌地给上海哈佛医学院院长胡恒德（Henry Spence Houghton）写了一封信，信中写道："每所学校都有自己的特色。圣约翰此次联合办学，并没有将上海哈佛医学院视为不友好的对手看待，我们也急切地盼望圣约翰与哈佛之间的关系继续保持友好并互相帮助。"

经过莫约西的努力，圣约翰大学医学院吸引了不少优秀的专业教师。自此，圣约翰大学的医科教育开始步入标准化发展道路，虽然在这之后因建立联合医学院而出现了不少波折，但这种良好的办学根基使得圣约翰大学医学院逐步迎来其医学教育的辉煌时期。

被寄予厚望的基金会

医学教育需要巨大的资金投入，以保障人才和办学硬件。受制于教师和设备上的严重不足，特别是缺乏自然科学老师和先进试验设备，圣约翰大学医学院的预科教育很薄弱；同时，一个理想中的医学教育中心也是圣约翰大学医学院一直以来期待建设的。

莫约西在广州的时候就听到了洛克菲勒基金会要在中国发展医学教育事业的消息，他迫切希望圣约翰大学医学院能够成为洛克菲勒基金会在上海的合作者。为此，莫约西和圣约翰大学校长卜舫济不放弃任何与洛克菲勒基金会联系的机会。

洛克菲勒基金会对中国医学教育事业的兴趣由来已久，甚至在基金会成立前就曾派出"东方考察团"来中国进行医学考察，并准备在中国的北京和上海分别建立医学院。但出于种种原因，基金会放缓计划，并最终改变了其在上海建立医学院的计划。但其间与之后一段时间，基金会对圣约翰大学医学院进行了资助，支持了新建科学馆的建设，促进了医学预科生的培养，圣约翰大学也购买了不少先进的医学设备，并聘用高级的教授，这对圣约翰大学的医学教育起到了很大的促进作用，也使得当时其他医学院很难超越圣约翰大学医学院。

建立一所联合医学院的艰辛探索

在种种尝试均未有预测效果的情况下，圣约翰大学开始尝试与其他教会学校共同建立一所联合医学院。1920 年 6 月 18 日，圣约翰大学校长卜舫济召开了一次会议，出席会议的除了来自圣约翰大学的代表外，还有来自金陵大学、东吴大学、之江大学、沪江大学等教会大学的代表。在会上，卜舫济

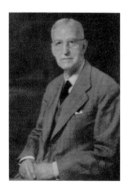

卜舫济

和莫约西表达了在上海建立一所以圣约翰大学医学院为核心的联合医学院的强烈期望。次年 11 月 9 日，教会大学的代表们召开第二次会议，通过了联合计划，并成立了组织委员会，卜舫济被选为组织委员会主席，莫约西被选为组织委员会秘书，会议还通过了允许中国机构和个人参与联合医学院建设的决议。然而在后来的会议上，各方虽然口头上都表达了联合意愿，但在各方资金资助、联合医学院归属权等问题上却出现了不一致的意见，加之美国方面也不提供资金资助和教师支持，这次的联合计划宣告失败。

与教会大学联合举办医学院的计划失败之后，与中国境内的国立医学院

校合作办学的想法开始浮现。首先进入视野的是位于湖南长沙的湘雅医学专门学校，创始人是圣约翰大学医学院的校友颜福庆和美国人胡美（Edward H. Hume）博士，至1915年，该校已经形成了湘雅医学专门学校（医学校）、湘雅医院（医院）、湘雅护士学校（护士学校）"三位一体"的管理体系，并被北洋政府核准立案，但受到1926年国民革命和湖南学生运动影响，湘雅医学专门学校所属的雅礼会拒绝参与联合医学院计划。

　　1927年，颜福庆受邀参与筹集"国立第四中山大学"医学院并出任院长，该校接收了不少来自湖南湘雅的学生。当时该医学院没有教学医院，于是颜福庆提议与圣约翰大学医学院联合筹建上海联合医学院并建立教学合作计划，提供资金作为使用教学医院的费用。这项合作计划得到了圣约翰大学医学院院长莫约西和多数医学院教员的支持，但是圣约翰大学校长卜舫济和圣公会上海主教郭斐蔚对此并没有表现出多大的热情，甚至在美国的圣公会还派出调查团专门调查当时上海

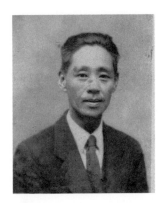

颜福庆

的教育形势，并召开会议专门讨论。尽管莫约西等人在会上竭力争取与国立医学院合作，但是卜舫济等教会方面人士认为圣约翰大学等教会大学与国立第四中山大学等政府教学机构没有合作基础，且会失去对大学的控制权，学校不会得到更好发展，因此，相关计划以失败告终。

　　圣约翰大学医学院谋求建立联合医学院的努力终告失败，但这一切都不影响其在上海乃至中国医学教育中的独特地位和重要作用。

（李剑）

3 独树一帜的医学创新教育模式

在文恒理改"带"为"教"以及莫约西对接国际的持续努力和耕耘下，圣约翰大学在医科教育上逐步实现了教学体系的国际化和标准化，并步入快速发展期。其形成的以教学模式创新、医研结合拓展以及师资人才培育为主导的"英美模式"，也成为中国近现代高等医学教育史上的一个典型先驱和样本。

独具特色的教学模式

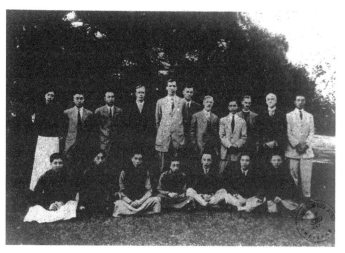

医学院师生合影

圣约翰大学作为中国最早设立医学学科的大学之一，无论在历史发展还是办学模式上均以"英美模式"作为基础，并在长期与所处的中国社会环境不断互动、创新、磨合、调适的过程中，逐步形成了特色的"圣约翰模式"，更成就了其在教会教育界乃至中国高教界中独树一帜、难以复制的办学模式。

该模式主要有八项特色：一是推崇英文教学，形成独树一帜的英文教育模式；二是在生源培养上注重发展自己的预科教育或附属中学制；三是在办学思路上走书院、大学、大学院逐步拓展的道路；四是在学生的教育和管理上注重品德、学识、身体素质等多方面的培养；五是全面和美国接轨，移植

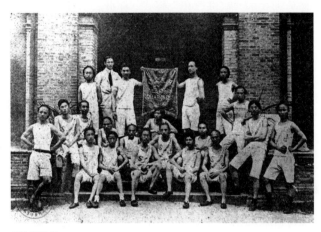
学生运动队

其先进的学校制度；六是积极发展多元化的社会支持体系；七是创设同学会，强化圣约翰学生与母校的联系；八是宽进严出，管理严格，奖优汰劣，培养学生竞争意识。此外，学校还形成了具有"一会专制"的管理体制和文理通识的教育特色。

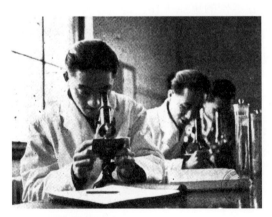
圣约翰大学医学院教学实习

这些特色当中，圣约翰大学推崇的英文教学始终备受称道。学校着力将英语作为教学语言，运用于课堂学习中，营造活学活用的交流氛围。这也促成了当时人们把能说一口纯粹的英语视为圣约翰学生的一个典型标志。更重要的是，英语教学使得医科学生能够及时接触国际先进医学知

识，紧跟世界医学发展趋势。同时，良好的英语基础使得学生在前往国外深造时更具优势。

此外，在教学管理上，圣约翰大学依托公开透明的校章校规，形成了一套美国式的"宽进严出"模式。在此模式下，医科学生完成两年的预科学习后，必须在考核中所有科目达到 85 分以上，才有资格进入本科阶段继续学习。否则就只能被淘汰，改读其他学系。这也让这所创办时间早、学制长、强调"重质不重量"的医学院毕业生成才率变得非常之高。

历史悠久的医研结合

"英美模式"注重理论与实践结合的特点在圣约翰大学的医科教育中体现得淋漓尽致。圣约翰的医科教学起源于医院，所以学生们均要在大学所属的教学医院内接受三年的临床医学教育，课堂授课和观察、示范临床病例相结合的模式，让学生在亲身实践中更快掌握课本知识。在最后一学年，学生都会在教学医院内进行实习。

圣约翰大学医学院的三所教学医院（同仁医院、宏仁医院、仁济医院）虽然都是独立个体，但相互之间也存在合作。1951 年，上海市政府作出指示，圣约翰大学须把发展医学院作为今后本校的重点工作。围绕该指示，圣约翰大学决定深入推进医学院与三所教学医院的合作。此后，在圣约翰大学医学院院长、三所教学医院院长、医学院校友会主席以及各科主任教授的策划和

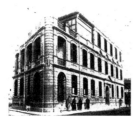

同仁医院

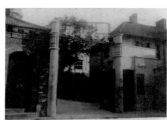

宏仁医院

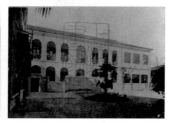

仁济医院

决议下，各单位均成立了"圣约翰大学医学院暨仁济、同仁、宏仁医院临床教学委员会"，并设立各科小组，开展合作交流。通过医研结合，更好地将

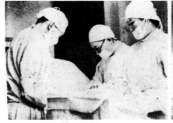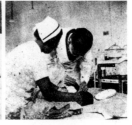

圣约翰大学医学院学生临床实习

医学理论和临床实践有机结合起来，以培养更多优秀的高级医务工作者，为新中国医疗卫生事业的发展作出贡献。

成就卓越的名师高徒

圣约翰大学医学院之所以能够成为当时上海乃至全国一流的医学院，除了先进的管理模式和医研结合的教学理念外，还有一个重要原因便是学校拥有一批优秀的师资，名师又出高徒，直接促进了近现代中国现代医学的发展。

圣约翰大学医学院在师资队伍建设上经历了逐步专业化和本土化的蜕变过程。医学院创办之初，由文恒理主持工作，相关教员以教会派遣的外国人

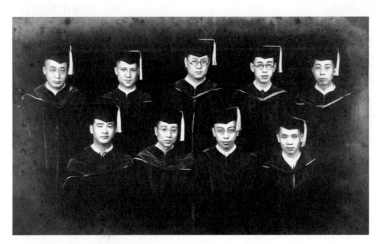

1925 年圣约翰大学医学院毕业生合影

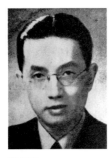

黄铭新

为主,他们通常身兼牧师、传道人、医生、教员、管事等数职。随着医学院在本土的不断发展,师资队伍中,国内教员的比例越来越高。同时,随着学有所成的归国留学人员和其他人才的陆续加盟,中国教员在医学院内逐步取代西籍教员成为中坚力量,整体教学和学术研究水平也不断提高。如刁信德、牛惠生、牛惠霖、陈邦典等一批名医从圣约翰大学医学院毕业,在国外深造后又返回母校担任教师。早期毕业生中如骨科的胡兰生、眼科的张福星、内科的黄铭新、肺科的刁友道、胸外科的邱少陵、儿科的郭迪、皮肤科的李家耿等也都成为医学院教师。

此外,圣约翰大学医学院的很多教师,在上海第二医学院成立后,继续作为学校教学的中坚力量,不断发展。例如黄铭新教授,被评为一级教授,并兼医疗系二部主任。而作为圣约翰大学医学院最后一任院长的倪葆春,则担

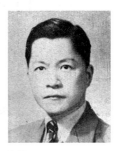

郭迪

任了很长一段时间的上海第二医学院副院长。为了把我国烧伤医学成就推向世界,年迈体弱的他将杨之骏等编著的《烧伤治疗学》译为英文,1982年该书在西德出版,为国际学术交流作出了贡献。另外,他还和妻子王淑贞共同设立医学奖学金,支持青年人才培养。

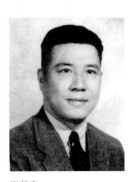

倪葆春

在师资队伍实现专业化以后,"自由教育"之学风在医学院也蔚然成风。基于圣约翰大学实行的分科制和学分制,医学院的教员们在授课和考试时也洋溢着自由的氛围。例如有的教师授课从来不用讲稿,全凭记忆,考试时全部口试,被考的学生坐在老师对面,其他学生可以旁听,当老师提出考题时,学生如能顺利地回答前一部分,老师立即叫停,并转向第二个考题,问过两三个考题后即评分。

师资专业程度高、师生关系和睦、学术气氛活跃的整体环境使得圣约翰大学的医学教育在当时的中国处于领先地位，更培育出了众多医学人才。在 1896 年至 1952 年间，共有 466 名学生从圣约翰大学医学院毕业，他们中很多成为我国医学界的高级人才，极大地推动了我国医学的发展。如学校建立大学部后的第一批医科毕业生中，就有中国近代著名的医学教育家、公共卫生学家颜福庆。他于 1903 年毕业，1906 年被选送到美国耶鲁大学医学院进修，1909 年获得耶鲁大学医学院医学博士学位。回国后，他成为中华医学会和上海医学院等机构的重要创始人，为我国医学教育事业作出了卓越贡献。

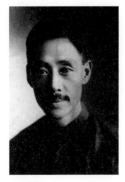

颜福庆

圣约翰大学医学院所代表的"英美模式"，在管理理念、教学实践及人才培养上，对我国近现代医学发展影响深远，也为我国医学教育在未来的百花齐放夯实了基础。

（王星）

4 | 震旦大学医学院：
在中西文化冲击中诞生和发展

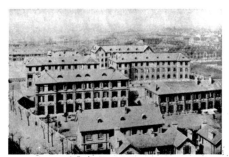

震旦大学

震旦大学是法国天主教会在上海支持创办的一所全西方化管理模式的新式大学，它因先进和严谨的教学管理模式在中国的土壤上开创了独特的发展道路。

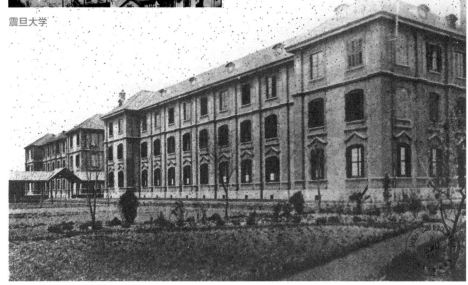

医学院大楼

震旦大学从校名被赋予的意义开始就彰显着中西文化共同的期盼和羁绊——"震旦"是公元前印度对中国的旧称"cinisthana"，佛经译为"秦坦"，谐音"震旦"；"震"表示东方，"旦"象征太阳从地平线升起，二字亦有"中华曙光"的意思；法、英文校名"L'Aurore"和"Aurora"意义相同，也为曙光之意；校训为拉丁文"Per Auroram ad Lucem"，意为从震旦到光明。

1900 年，爱国人士马相伯把在松江和青浦的 3000 亩良田捐献给天主教江南司教，作为创办学校的基金。他原本要在北京开设编译学堂，但维新运动失败等种种原因，机缘巧合下其办校的计划重启，并且决定落户上海。法国天主教会早就想在华创办教育机构，也决定抓住这次机会。当马相伯请求教会协助，教会遂拨出徐家汇老天文台附近一块区域作为震旦学院（震旦大学前身）的校舍，至此，震旦学院正式创立。

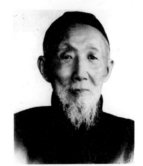

震旦大学创始人马相伯先生

1903 年 3 月 1 日，震旦学院正式开学，首届入校学生 20 余名，校舍设在徐家汇气象台遗址。成立之初，学制为两年，分文、质（科学）两类，各科均以外文（主要是法文）教授。开学典礼上，马相伯在演讲中表达反对八股和科举制，反对秦汉以来的"奴隶""为人"，提倡"格物致知"，力求"自主"之学，宣布了震旦学院"崇尚科学、注重文艺、不讲教理"的办学原则和"广延通儒、培养人才"的办学宗旨。

很快，这所标新立异的学校声名大振，全国各地真心求学的学生纷纷慕名而来，第二年学生已增加到 80 人，其中有翰林 8 人、举人 20 余人。马相伯还收容了不少年轻激进的革命青年，包括革命党人马君武、刘成禺、邵力子等。就连当时因讥讽清廷被追捕逃亡的青年举人于右任，也被震旦学院化名招入，而且因其经济困难特免学、膳费用。

但是，西方教礼与中国文化认同之争，法文与英文授课背后代表的英美法教育认同之争，中国人还是外国人主办管理之争等种种冲突，始终萦绕和困扰着这所年轻的学校。1905 年，天主教会接管震旦学院，马相伯办学时代宣告结束。此后，在"法式"教育的主导和贯彻下，震旦逐渐从一所"学院"变为综合性的大学，提供系统职业教育。震旦大学也被誉为"东方的巴黎大学"，被法国政府和天主教会视为彰显法国文化的一面镜子。

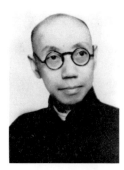

震旦大学校长胡文耀

后来，在收回教育权运动中，为了更好地保证震旦大学的稳定发展，1932 年 12 月，震旦大学向国民政府教育部申请立案得到批准，聘请了原震旦校友、留学比利时的胡文耀任校长。

震旦大学医学院的起源

今天上海交通大学医学院所在的重庆南路 227 号与 280 号，便沿袭自震旦创始人马相伯当时建立的校区。1908 年，震旦学院在法租界卢家湾扩建新校舍时，马相伯不计前嫌捐现洋 4 万元，以每亩 400 洋元的价格在吕班路（今重庆南路）购买了 103 亩土地，还把他在英法租界拥有的价值 10 万银圆的 8 处私人地产全部捐献给了学校。1909 年，学校迁吕班路新校舍后，把预、本科共 4 年的肄业期改为 6 年，设文、理两科，毕业生授予学士学位，开始步上正式大学的办学轨道，也表达了开办医学院的意向。

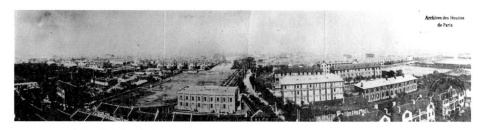

1928 年震旦大学医学院全景鸟瞰

震旦大学医学院的成立离不开法国里昂医学院的资深教授、里昂科学院院士文森特博士的推动。1913年他来中国考察，曾写了一篇文章，反复强调了法国在中国

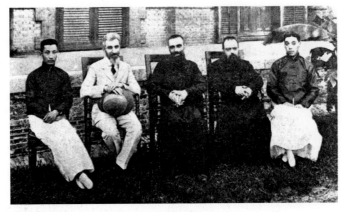

1917 年震旦学院首届医科毕业生与院长合影

建立医学院的重要性，并强调了震旦作为"唯一以法语为主的大学"的重要性，他的呼吁对震旦大学医学院的创办起到了积极的推动作用。1917年法国公共教育部决定拨款5000法郎给震旦大学医学院购买图书设备。在1919年至1945年，法国政府每年给震旦大学的拨款从12.8万法郎增长到160万法郎，用于学校发展建设，其中当然也包括医学院。

1912年，法籍传教士孔明道（Joseph de Lapparent）任震旦学院院长后即着手建立医科，先设医学先修科，请广慈医院法籍医师李固（Dr. Picou）和柏赉（Dr. Pellet）担任临床指导教师，每周一、二、六，学生前往广慈医院做临床实习。不过，震旦学院的生物理化科是韩绍康院长在1909年开设的，医科正式设立时，仅有2名学生就读自然理化科，他们随即被纳入医科，在广慈医院进行临床实习四年，经过考试于1917年毕业，成为震旦医科首届毕业生。

1914年，南道煌任院长时正式设立医科，学制四年；1915年姚缵唐（Hery）院长（1915—1923）聘请法国医学方面的教授来校任教，并把学制由四年改为六年，教学上参照当时法国医学专业的课程设置和教学大纲，教材亦以法国医学院教材为准。1916年，薛佩礼博士被法国政府委派到震旦学院，主持医科的发展工作，从而使震旦学院的医科向着创办正规医学教育的方向前进

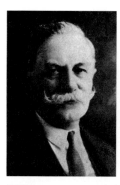
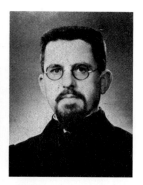

贝熙业　　　　　富莱梅

了一大步。

　　1927年南京国民政府成立后，加强了对私立教会大学的管理，1928年，震旦学院依据国民政府章程，改震旦学院为震旦大学。1932年，国民政府教育部批准了震旦大学的立案申请，将医科升格为医学院，聘请驻华使馆医师贝熙业（Dr. Bussiere）兼任震旦大学医学院院长。贝熙业院长离任后，1938年法国耶稣会神父富莱梅（Flamet）接任医学院院长。

　　一个有趣的细节是，震旦大学医学院是上海地区设立牙医学系最早的教会学校。1932年，学校的管理者认为牙医教育具有广阔的前景，中国地广人多，而牙医教育只有华西大学一家牙医学院，因此决定设立牙医学系。当年秋天便以高薪聘请在天津工作的法国牙医学博士勒乔爱（Dr. Le Goaes）来主持震旦医学院牙医学系的筹建，并且在广慈医院开设牙医系附设门诊部。

　　牙医学系学制四年，分前期、后期，每期两年。凡修完医学系所有课程者，只需要再修牙医系最后一年的课程即可毕业，毕业生授中法文凭各一份，得到法国政府认可。毕业生若想继续深造，经复试合格后可到法国牙医学院进修。

　　牙医系一度聘请英、美、加、法、日等国一流大学毕业的颜遂良、叶景甫、卢佳、方连珍、梁北和、贾维霖、徐少明等教授，基本上实现了各分科均有专门教师。之后又陆续聘请到席应忠、陈绍周、沈鹤臣、周继林、桑德斯、培福特、昆德奈、朱学灵、司徒学等教授。中华人民共和国成立初期，又有张锡泽、张涤生任教。

　　1938年，勒乔爱合同期满回国，1940年沈国祚回国，被任命为系主任。沈国祚根据牙医学科发展趋势以及震旦牙医事业必须本土化的要求，把牙

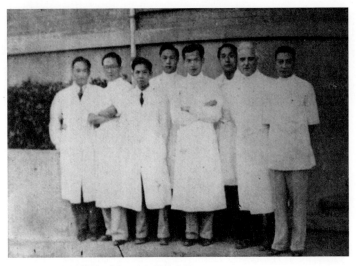

牙医系主任沈国祚教授（右一）与学生合影

医学系的教学逐步建成以汉语为主体，法语和英语同时作为教材教学用语的新体系，从而奠定了震旦乃至上海第二医学院口腔医学队伍学术流派的基础。

（雷禹）

5 | 医教研三结合的共赢发展

医学的发展离不开临床的土壤，有了广慈医院作为教学医院的震旦大学医学院如虎添翼，不仅为医学生扩大了真实的学习环境，也令许多法国医生愿意来此工作成为教员。而另一方面，法国巴斯德研究院在上海建立分院，也与此相关，而且研究院在研究、检测等方面与医学院交流合作，实现了"双赢"发展。

师资优秀 教学严格

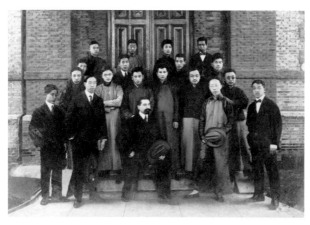

1921年震旦学院医科全体合影

师资是大学发展的基石之一。1932年震旦大学不惜重金从法国招聘有真才实学的教授来校任教。同时吸收从法国名牌大学留学回来的中国医师任教。20世纪30年代后期起，师资从本校医科毕业生中选拔，凡担任临床学科教授的基本上都兼广慈医院科主任。

震旦大学医学院在办学的40余年间共有华籍教员45名，外籍教员27名，外籍教员中大部分是法籍（也有少量白俄籍）。在医学院先后任职的中国教授有：邝安堃、徐宝彝、胡廷黻、宋国宾、

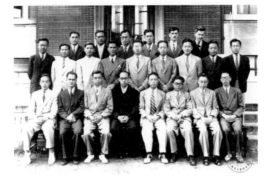

1933年震旦大学医学院毕业生合影

吴云瑞、刘永纯、杨士达、许日东、唐士恒、刘焘、沈永康、聂传贤、傅培彬、程一雄、沈锡元、朱仲刚、郭成周等。

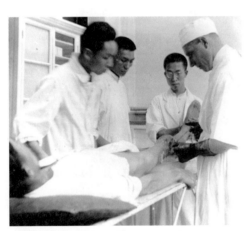

外科实习

作为教学医院，广慈医院也吸收了大量优秀医生。抗战胜利后，广慈医院先后聘请了法国巴黎大学医学院外科学博士司比利特、儿科学博士米雄、法国资深传染病专家魏利奥、放射学专家载霞、留学比利时的外科学专家傅培彬、妇产科专家唐士恒、泌尿外科专家程一雄、耳鼻喉科专家刘涛、留学法国的皮肤科专家朱仲刚等，同时一批年轻的医生陆续加入，为医学人才培养发挥了重要作用。

当时，震旦大学的学生可谓"非富即贵"，包括当时国民党政府要人和财阀、资本家的子女，具有法语基础的职员家庭子女，侨居在上海的外国人的子女和少数华侨子弟等。不过，震旦的学业抓得很紧，淘汰率很高。除了用巴黎大学教材、全部用法语教学，还有数不清的考试。当时还没有法语医学中文字典和各专科的专业词典可查，语言与专业上的学习压力非常大。

注重实践 关注现实

广慈医院于 1907 年 10 月 13 日开院，由天主教江南教区主教姚宗李（法籍）购买上海法租界金神父路（今瑞金二路）东侧 165 亩土地建设，建筑面积 7386 平方米，分内外两个科，医生 2 名，管理医院修女 8 名，另有工人 15 名，共设病床 55 张。

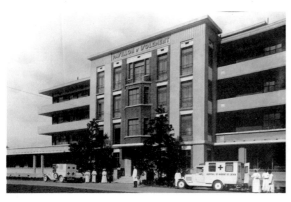

广慈医院

1914 年震旦学院设立医科，广慈医院成为震旦学院的教学医院。到 1932 年，已发展到内科、外科、产科、眼科、耳鼻喉科、皮肤科和电疗科等 7 个科室，床位 500 张，法国医生 8 名，中国医生 3 名，外籍护士 7 名，修女 24 名（其中 14 人持有护士执照）。

1932 年震旦大学医科增设了牙医专业后，广慈医院专门建造了一幢牙医门诊部作为牙医系的临床教学基地，成为上海牙医疾病治疗中心。1948 年，广慈医院开办护士学校，定名为震旦大学医学院附设圣心高级护士职业学校。

早期医院内设专供法国在华高级官员使用的特等病房，传教士病房，男女头等、二等病房，平民病房，以及产科病房和隔离病房等，此外还设有法国陆空军人专备病房，安南（越南）巡捕专备病房和"罪犯病房"（属法租界警务管理

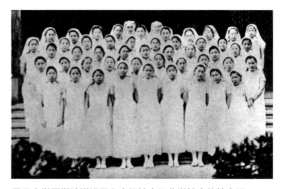

震旦大学医学院附设圣心高级护士职业学校全体护士照

处）。发展至 1949 年，病床已达到 780 张，全院共有医生 50 多名，完成了学科齐备的综合医院的规模始建，逐步踏入国内一流医院之列，并成为当时远东规模最大的医院。

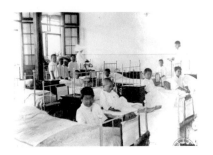

儿童病房

广慈医院患者甚多，是因为它规模大、收费低，还有慈善性质。这为医学教育人才培养奠定了很好的基础。当时作为震旦大学医学院的教学医院，住院医师实习制度是由医学院和广慈医院共同建立，针对在震旦大学医学院完成第五年医学学习的学生进行一年的培养，实习学生必须遵守住院医师实习规则，去医院实习是医学院学生完成学业不可缺少的一个环节。

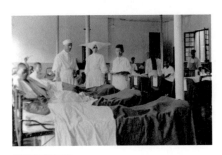

男子普通病房

建于 1936 年的上海巴斯德研究院位于瑞金二路 227 号，原作为法工部局卫生实验所，分为研究、检测及制造三部。作为巴黎巴斯德研究院在上海的一个分支，其宗旨是服务所在地区，使社会受益。因此，当时研究院的科研主要围绕上海地区的重要流行病，如伤寒、斑疹伤寒、霍乱等极强传染病展开，为上海地区的公共卫生建设作出了重要贡献。在科研方面，震旦大学医学院与上海巴斯德研究院深度合作，实现了研究所和医学院的"双赢"发展。

与广慈医院、上海巴斯德研究院两家机构的深入合作对震旦大学医学院的发展起着至关重要的作用。震旦大学医学院不断发展进入成熟阶段后，拥有了较为完善的教学人员和设备，并形成了教学（震旦医学院）、医疗（广慈医院）和科研（上海巴斯德研究院）三结合的体制，促进了教学和医疗的深入开展。

（陈挥）

6 一家讲法语的医学院

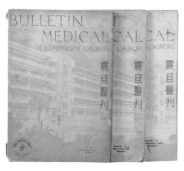

震旦医刊

在中国土地上诞生的震旦，带着天生的不同基因持续博弈谋求发展。马相伯创建震旦的初衷是革新教育，"格物致知"，为中国培养实用人才。而法国天主教会办学的主要目的，是在中国弘扬和传播法国文化。但是，两者在人才培养方面有着共同的目标。

"院长"主政的"校董"制度

由于马相伯创建震旦的初衷与法国天主教会办学目的不同，震旦大学医学院在持续博弈中谋求发展，这从当时学校行政机构设置上可见一斑。震旦大学最高行政组织是校董会，其中董事成员分中法两籍，法籍者为驻华大使、法驻沪总领事、天主教江南教区主教、天主教耶稣会会长、沪泾浜教堂司库等，华籍者也均为政府及商界中的亲法派。

教会学校虽然在教育部立案、聘请中国人当校长，但实际上仍是教会掌握实权。原本校董会制度下，校长应为最高权责人，而在震旦设了"常务校董"一职，有时权力甚至在校长之上。握有处理全校事务之权，但实际行政工作则在教务长之手，教务长也是外籍教士，集总务、教务、训导于一身，总揽行政大权，教务长之下还有医学院院长。当时常务校董长期在校，相当于校长，却又与实际上的校长不同，学生和

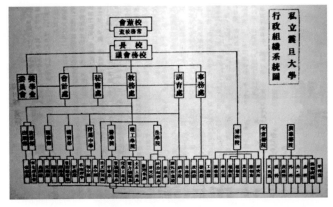

震旦大学组织架构

教职员均呼之为"院长"以作区分。例如胡文耀担任校长时，并非专任。他还同时兼任市立英士小学（前法租界时代萨坡赛小学）校长之职，而且大部分时间均在英士小学，仅在本校典礼或对外应酬时代表本校出席，对学校的一切内外行政均不加过问，校内一切行政大权均掌握在常务校董才尔孟手中。

不过，在教会的连结下，震旦的发展获得了法国政府的大力支持。1918年学校所需费用急剧增加，单凭教会和学校自身的力量很难继续发展经营，所以院长姚缵唐不得不致书中国传教区各主教，告以处境。获得巨额战争赔款的法国政府决定给震旦拨款，包括建设图书馆、支付教师薪水、提供赴法奖学金、聘请新教授、实验室开销、提供助学金等。法国政府的支持是震旦大学继续发展壮大的重要一环。

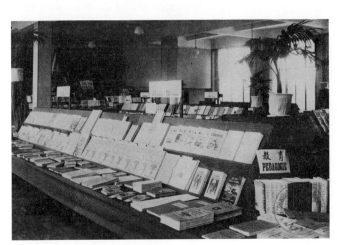

1936年新校舍落成举行法国图书展

"东方的巴黎大学"

与其他同期在华办学的教会大学相比，震旦大学相对获得更多西方政府支持，也是近代中国第一所用法语教学的高等学校。尽管这是在当时特殊的社会政治环境中成长的结果，但也成为震旦大学最为显著的办学特色之一。

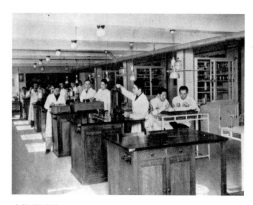

生物学试验

当时法方骄傲地将震旦大学称为"东方的巴黎大学"，不但效仿法国办学机制，而且当时震旦校园里的教员大多是法国人或者从法国、比利时留学归来的，流利的法语成为传播知识和文化的桥梁。直到20世纪20年代末，国民政府要求教会大学的教学语言改为中文时，震旦仍坚持法语教学。

法语环境并不是震旦声誉的唯一来源，严格的教学和优质的教学质量才是固校之本。1915年，震旦大学医学院学制改为六年，一、二、三年级为基础课，四、五、六年级为临床课；课程设置、教学大纲皆参考法国医学专业，从一年级开始，所有

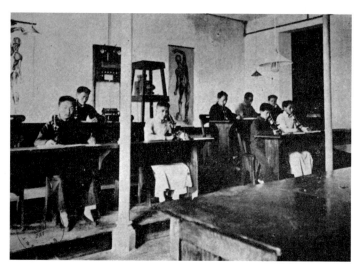

博物科实验室

学科除每周一、二课时的国文课是用古汉语外，其余的均用法语教材，法语授课；前两年专习博物，课程包括法文、哲学、化学、物理学、动物学、植物学、心理学、

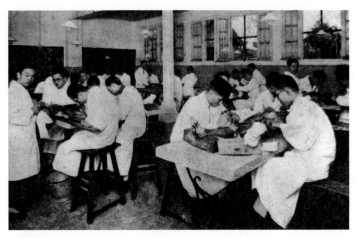

大解剖室

组织学通论；后四年学医科，课程为人体解剖学、病理解剖学、精神病学、眼科学、耳鼻喉科学、皮肤病学、妇产科学、儿科学、外科学等共40余门。

　　医学教育是"精英教育"，当时的学生规模并不大。1920年前每届新生数仅有2~10名，1920年后每届突破10名，到30年代初才有30名以上。但是，因学习任务重、压力大，教学严格，淘汰率很高，各届毕业生数从未超过10名。

　　1936年新教学大楼落成，医学院的实验室和仪器设备得到充实和改善，入学的学生数也逐年增加——1935年入学新生47名，1940年57名，1944年67名，1949年104名。由此，震旦大学医学院步入国内著名医学院行列。

　　医学面对的对象是人，因此医学教育注重实践。为提高教学效果，震旦大学在教学中特别通过观摩实习、实地考察、社会调查等方式，提高学生的动手能力和分析能力，引导学生养成独立观察和思考的习惯。震旦大学的解剖实习课安排在第二、三年，三个学期中要完成270个小时的课时，平均每天都要完成2课时的尸体解剖，以保证每个学生完成两次全身解剖的实习。

　　考试制度也模仿法国医学院校，有周考、月考、学期期终考、学年年终考等规定，在校六年间，每周六上午规定必有一门学科的考试。每年有一门学科的大考，发给一张证书，科目证书考试是学年年终考试的一种，六年间

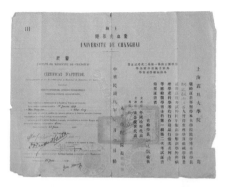

震旦大学院医学博士科第一级第二次考试证书

要考得六张证书，才能参与最后的毕业考试。第三至第六学年就有六组科目证书考试，从医学基础到临床各科目共有 27 门，分期举行考试，主要科目还规定进行笔试与口试。每项科目第一次考试不及格可补考，补考不及格则须留级。笔试试卷由两位教授分别阅评，口试由考试委员三人分别考问。有些重要的考试，由国民政府和法国使馆医官参与监考，考试合格后，发给法国政府认可的医学学位证书。

震旦大学医学院的学生在后期进入安当医院（后并入卢湾区中心医院，今为瑞金医院卢湾分院）和广慈医院（今

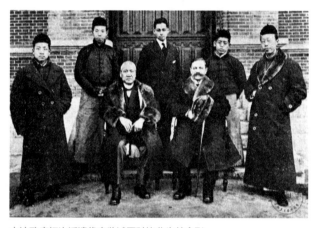

中法政府初次派遣代表监试医科毕业生并合影

瑞金医院）实习。广慈医院有病床 700 张，安当医院有病床 100 张，两所实习医院设备先进，病床多、病种多，学生能够获得的临床实践机会也就多了。当时在震旦大学医学院，学生从第三学年开始，每天上午去安当医院实习诊断学及小手术；第四学年每天上午在广慈医院各个病区及门诊见习，并学习临床课；第六学年是临床实习。

医德教育在当时也十分重视，震旦大学医学院开

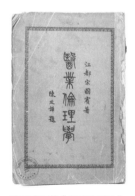

宋国宾所著《医业伦理学》

设了"医业伦理学"课程，教授正式成为执业医师后必须恪守的医师人格、医师道德和医业秘密等。当学生完成学业时，必须在毕业典礼上当众宣读医学誓言。

震旦大学的医学教育是法国本土的医学教育在中国的移植，震旦大学医学院体现了法国医学的办学理念和教学目的，填补了近代中国现代医学教育的空白。震旦大学专业而独特的医学教育理念和机制，以及严格的考试制度，使得震旦大学的学生淘汰率极高，这也有效地保证了震旦大

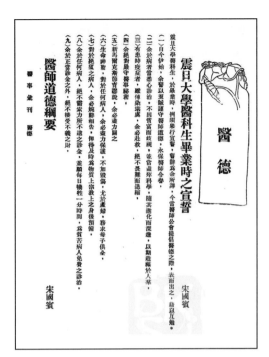

震旦大学医科毕业生毕业誓词

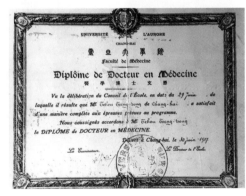

震旦大学首届医科毕业文凭

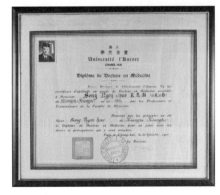

震旦大学毕业证书

学高水平教学质量，这些医学人才毕业后对新中国医学事业的发展起到了不可估量的作用。震旦大学医学教育在中国近代教育史上存在了41年，共培养了581名医学人才。

7 同德医学院："同心同德"的学医报国之路

1918 年创建的同德医学院，是由国人在上海自办的一所私立高等医学院校，也是近现代中国医学教育中"德日模式"的典型代表。学校取名"同德"，寓意"同心同德"。当时其校徽上印有一颗凸出的心脏，正代表着学医报国的远大之心……

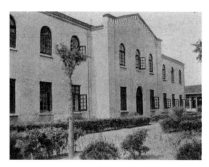

同德医学院

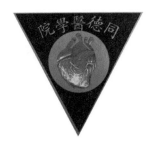

同德医学院校徽

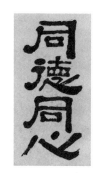

同德医学院院训

校，起于青萍之末

20 世纪初，国民政府颁布了一系列鼓励兴办私立学校的法规，私人兴办大学之风开始盛行。在经济上，民族资本主义得到迅猛发展，出现了一大批民族企业家。他们大多抱有教育救国的观念，因此来自民族资本家的财力支

持为当时私立大学的快速发展提供了重
要动力。同德医学院也在这样的背景下
应运而生。

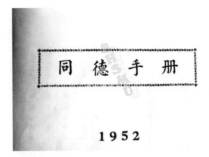

《同德手册》封面

彼时，毕业于上海同济德文医学堂
的沈云扆，曾在宝隆医院（今同济大学
附属同济医院）担任代理院长，并曾回
乡创办过小型医院，后成为南通医学专
门学校的主任，因为不满当地官僚过多干预学校管理而愤然辞职。当时还有
10多名学生与其同行回沪，为了帮助这些学生继续完成学业，当时是中华德
医学会会员的沈云扆向该会求助，希望能建一所医科学校。

中华德医学会是同济医工学堂的医科毕业生成立的校友会性质的团体，成
立于1916年，首任会长为陈任民和江逢治。同济医工学堂脱胎于德国驻上海
总领事馆医生埃里希·宝隆（Erich Paulun）于1907年创办的同济德文医工学堂，
这也使之后成立的同德医学院在办学管理上继承了"德日模式"的育人理念。

此后，中华德医学会积极协调人力、募集资金筹建学校，同时租用了麦
根路（今淮安路）19号作为校舍。学校最初定名为"同德医学专门学校"，
并于1918年9月16日正式开学。推举发起人之一、中华德医学会会长、同
济医工学堂首届毕业生江逢治任校长，沈云扆任教务主任。学校初创时设学
制五年（预科二年，正科三年），首批学生共40名，
教员16名。

在初创时期，学校在经费和师资等方面都十分紧
缺，为了解决资金上的困难，校方四处奔走，游说社
会名流资助，并得到康有为等人的支持。康有为为了
表示对学校的支持，以书法条幅对联捐赠学校。此外，
为了解决师资困难，学校还聘请了许多毕业于同济医
科的校友作为老师授课。

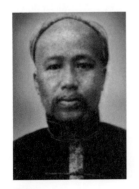

康有为

学，成于微澜之间

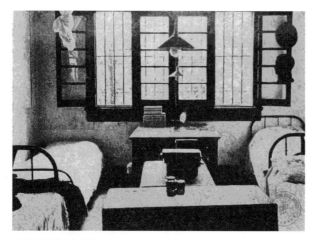
同德医学院寝室内景

同德医学院（简称同德）创立之后，尽管初期条件艰苦，但校方对于管理和办学上的提升一直不遗余力。在为学员创造更好学习环境的同时，也为国内私立医科学校的发展提供了宝贵借鉴。

在学校管理方面，因为资金和校舍有限，无法大量增添学额，校方一直"引为憾事"。为了解决这些问题，校方通过邀请沪上名流担任校董，募集资金。另外，学校又租赁麦根路22号添置校舍，并增聘德国教员负责德文教学。

为了学校的可持续发展，1920年2月，中华德医学会决定废除推举办法，设立学校委员会，由江逢治、沈云扆、张近枢、黄钟等9人组成学校委员会，主持校务。同时江逢治聘请社会名流康有为、钱新之、陈光甫、周宗良、江上峰、黄季植、袁履登、袁观澜等组成董事会，康有为为主席董事，呈北洋政府教育部备案。

1920年秋天，同德再立创新之举——校董会正式通过男女同校的决议，并招收女生12名。

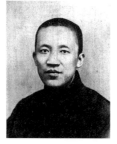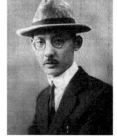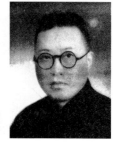
历任院长：黄钟、庞京周、顾毓琦

此项决议通过后，同德在社会上名声大震，吸引了大量投考者。其中不仅有高中毕业生报考，甚至还有省立医学学校三年级学生要求转学至此。因此，学校一方面扩大招生规模，另一方面四处筹措资金，扩充校舍，增加师资。尤其在募集资金方面，学校除了向当时的社会名流募捐，还另辟蹊径，由校董会于当年6月决议组织金石书画展览会，出售门票以补贴学校之用。

在教学提升方面，由于医科专业重视实习的特点，同德医学院在1919年2月于青岛路开设

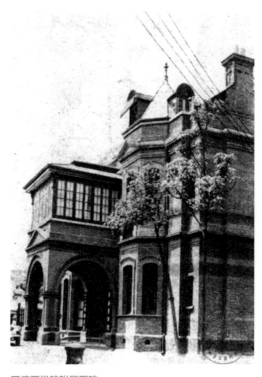

同德医学院附属医院

附属医院，由张近枢任院长。而为了解决当时学生做试验缺少设备的问题，学校花巨资于同年6月添置了化学实验室、病理实验室与尸体解剖室，并采购了大量教学仪器。

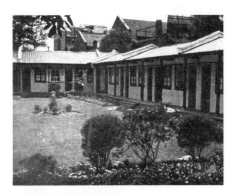

同德医学院附属医院病房

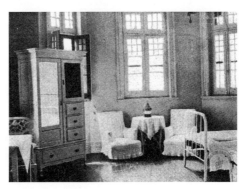

病房内景

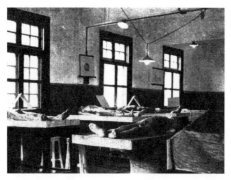
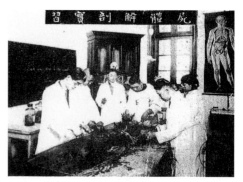

同德医学院解剖室　　　　　　　　　　　　尸体解剖实习

　　在学校规模扩大后，"德日模式"注重基础研究、严谨求实的特点在同德办学的过程中得到充分体现。1922年，学校添设了细菌研究室，并且扩充解剖实验室与病理研究室，添聘了教授等。当年由解剖学教授庞京周解剖成人尸体，学生实地观察人体结构的举动，创造了学校的一项纪录，也使同德声名鹊起。

心，聚于艰难之时

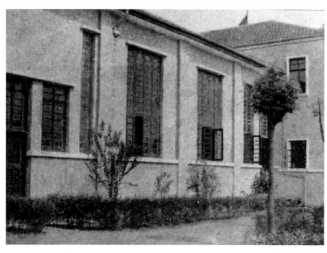

同德医学院图书馆

　　一场突如其来的"校长风波"，让当时正步入正轨的同德医学院一时间四分五裂、元气大伤。但也正是"同心同德"的文化传承，让同德的发展又柳暗花明。

　　1924年，因校

委员会商议废除校长制一事，引发时任校长江逢治的不满，后经校董会调解，又恢复校长制，并改组委员会，选举新校长。根据选举结果，黄钟当选校长，庞京周担任校事务长，郑邦彦担任附属医院院长。但房租、债务等问题，导致日常校务工作难以维持，故黄钟选择了辞职，校委员会和校董会也同时宣布解散，由庞京周一人全权负责学校事务。

庞京周立即重组校董会，修改了原有校董会章程，重新选举董事并转报教育厅备案。黄楚九任校董会董事长，庞京周任新校长。为尽快恢复正常教学，新任董事们纷纷注资捐款，新校舍也于1927年6月落成。与此同时，学校扩建了细菌、病理、生理、化学实验室并新增了众多的仪器标本。庞京周和新任教务处主任曾立群还捐助了中西书籍若干，建起了图书室。经此变故，同德变得更加团结，也吸引了众多学生以插班生与转学生的名义来此报考，一时盛极。

1930年，学校向教育部申请升格为医学院，但因校舍不符要求未予批准，1932年2月，庞京周无奈辞职。在"一·二八"事变后，校董会再次重组，邵力子为主席董事，原校委员会主任委员顾毓琦任校长兼附属医院院长。顾毓琦上任之后马上就做了一件

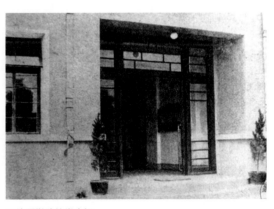

同德医学院礼堂大门

大事——成立新校舍建筑委员会，负责新校舍的筹建工作。在大家的苦心筹划下，学校于1934年购得市郊江湾翔殷路2131号的房屋基地共五亩八分地，并配有楼房12间，平房5大间作为学校新校舍。在此基础上，学校又新建了大礼堂1所，教室6间，宿舍32间等，扩建了细菌研究室、病理研究室、化学实验室、解剖实验室、生理实验室、组织实验室、药物研究室、物理实验室、

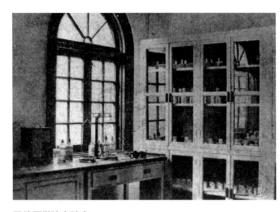

同德医学院实验室

生物研究室等。

新校舍于 1935 年 1 月奠基，4 月落成，这标志着同德拥有了自有校舍。此后，学校将一、二、三年级学生移入新校舍上课，四、五年级学生依然在同孚路原校址上课。同年 9 月，教育部派员视察，认为同德新校舍符合规定并核准立案。至此，同德医学专门学校正式更名为同德医学院。

1949 年之后，学院经过一番商讨，新董事会正式成立。由邵力子、荣毅仁、吴蕴初、郑定竹、庞京周、沈谦、曾立群、顾毓琦等 24 人组成，推邵力子为主席校董。华东教育部还拨款给学院，用以购置教学设备、药品、器材和图书，以改善教学条件。改造后的学院面

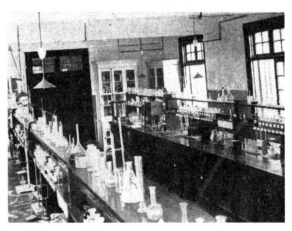

同德医学院化学实验室

貌焕然一新，学校师资与设备均得到了有效补充，教学实力得到进一步增强。

一路风雨，同德医学院始终初心不改。用"同心同德"培育医学之才，用锲而不舍书写爱国之志。

8 与时俱进、重才成长的同德教学之创新

同德医学院作为私立学校，与当时具有教会及政府背景的医学院相比，在管理经验、教学资源等方面存在一定的局限性。面对这些挑战，同德医学院敢于创新，与时俱进地推进教学模式改革，帮助学员更快、更好地成长。

入学灵活，重数量更重质量

在学校管理上，同德医学院践行的是"宽进严出"的管理理念。这种模式降低了入学门槛，使得更多人能够进入大学学习。而在学习过程中，一方面，学校可以通过各种形式的考核，实现学生的优胜劣汰；另一方面，学生也得到了一次能够改变自身命运的机会。

同德在"宽进严出"理念下的入学制度颇具特色。其在严谨公正的基础上，更富灵活性。其入学形式包括了考试、试读、转学、插班等。校方认为，考查学生学业水平不是通过一次入学考试就能完成的，所以他们希望通过灵活多变的入学方式来吸引更多的人才来校就读。同时，灵活性并不是以牺牲入学学生的质量为代价。相反，学校十分重视学生的质量，认为入学学生的水平将直接影响未来毕业生的水平及学校的声誉。

同德的入学制度中规定，凡投考一年级的人员须参加学校的入学考试。

考试一共有 7 门科目，分别为党义、国文、外国文、物理、数学、化学和生物，再加一项体格检查。通过这些考试的人员才可正式入校。

对于那些在考试中有一科或者两科不及格的人员，学校规定可以先以试读生的身份在校学习。试读期限为 2 年，在此期间学生如果在会考补试中考试及格，就可转为正式生，但是期满后还未能转为正式生的，则必须退学。

对于插班生，学校规定其在报名时除了要提供高中毕业证明外，还须将以前所受医学教育等情况和以前学校的修业证明书与转学证书向学校报备，以便查验。

对于转学生，学校则要求其通过一系列的入学考试，根据其考试成绩进行编级。考试的科目与新生考试相似。

课时优化，注重新生健康成长

课时优化是同德医学院在发展过程中作出的一项重要改革。学校在早期安排的课时数非常多，平均每周达到 40 个小时，每天有近 7 个小时的课时。如此密集的课程安排虽有利于学生钻研学识，但将他们大部分的时间封闭于学校之内，也使其丧失了学习的全面性与开放性，不利于学生的全面发展。早在 1928 年，校方就发现了这个弊端，并对课时量做了适当调整，减轻一、二年级学生的学习压力。

1935 年，同德升格为医学院之后，学制从五年制变为六年制，这也让校方开始重新思考其培养学生的意义所在，而课时改革是首要考虑的。与之前相比，一、二年级学生的课时数大为压缩，基本在 31 课时。同时，整体课时数随着年级的提升而呈阶梯式增长。学校这样做充分考虑到了学生的学习特性和学习习惯。刚入学的学生还处在适应阶段，让他们立刻接受高强度的学习，会使他们有所不适或心生反感。"由松到紧"的学习过程，使低年级的预科生有较多时间来适应学校的学习环境和个人兴趣的培养。

课程改革，与时俱进融各家之长

同德医学院在早期办学时，其治学理念秉承的是典型的"德日模式"。随着国际医学发展不断向前，"破门户之见、融百家之长"成为趋势，这也推动了同德在课程设置上的改革。

其一，增加了大量新课程，体现了与时俱进的特点。在医学专门学校时期，学校共有 24 门课程，大多侧重于理论。升格为医学院后，学校对一些实践性较差的课程如拉丁文、卫生学、显微镜学等进行删减。同时，增加了公民、胚胎学、热带病学、矫形外科学、战时救护学等具时代特色的新课程。这也使学校的课程内容更加丰富，学科范围更加广阔。

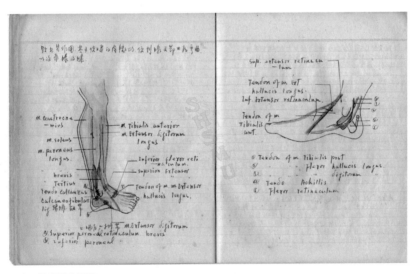

同德医学院学生笔记

其二，课程分类更加细致与专业。同德在专门学校时期的专业课程科目主要有内科、外科、小儿科、皮肤花柳科、妇产科、耳鼻喉科等，这些课程从严格意义上来说，不能完全涵盖当时医学学科的分类。而到了医学院时期，学校新增了热带病学、眼科学、战时救护学等专业学科，并且将原来的妇产

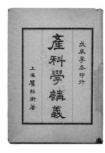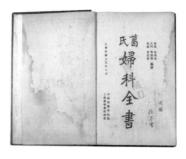

同德医学院教材

科分为妇科学和产科学两门课程来讲授。此外，随着新专业课程的增加，亦使学校的基础理论与应用性课程的数量配比更加科学和完善。

其三，提倡多场景教学。除了课堂教学外，学校每学期还会举办一些医学演讲、医学研讨会等活动，以活跃学习氛围。同时，为增进教学效果，校方还经常组织学生参观团，去各个医学场所进行参观学习。

考核严格，宽进严出方成才

相比同德较为宽松的入学制度，其入学后的升学制度与毕业制度却十分严格。

首先，试验和出勤是考核重点。在专门学校时期，同德规定每学年要有一次年终试验考核。如学生首次考核不及格则以留级处理，若第二次考试不及格，则要以退学处理。到了医学院时期，早期的年终试验又扩增为多阶段试验，包括临时试验、学期试验、学年试验以及前后期毕业试验等。

同时，学校对学生成绩的评定标准也"水涨船高"。在专门学校时期，同德规定 80 分以上为甲等，到了医学院时期，

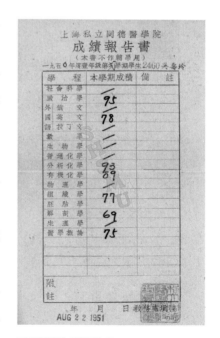

同德医学院成绩报告书

90 分以上才为最优等。学校还将考试成绩与平时出勤联系起来，鼓励学生认真对待平时的学习。在专门学校时期，学生如果平时缺勤超过三分之一，就将无法晋级。在医学院时期，校方又规定如果学生"各科缺席时数苟逾六倍于各该科每星期授课之钟点数"，则其试验成绩做零分处理。

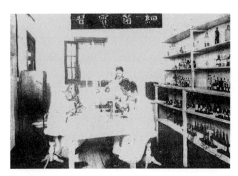
细菌学实习

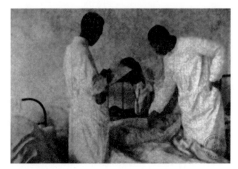
内科临床实习

其次，重视实验和临床见习。同德为各年级学生都安排了大量实习及实验，以满足学生动手操作的需求。早在建校伊始，同德就设有解剖、化学、病理等实验室，各种实验仪器设备也比较齐全，保证了各类密集实验课都能成功开展。除了实验，全年级教学中都贯穿了各种实习。一到四年级分小组见习，五年级每天上午实习，六年级全日在医院见习。

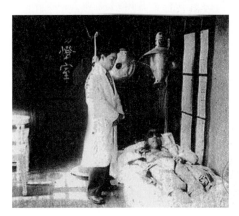
太阳灯实习

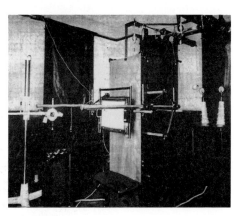
X 光诊疗室

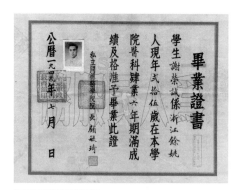
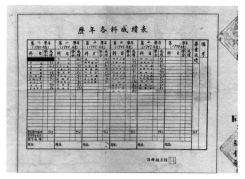

同德医学院毕业证书　　　　　　　　同德医学院各科成绩表

　　最后，设置严格的毕业考核制度。同德医学院规定所有学生第六学年需要临床见习一年后才有资格获得毕业证书。见习的医院可以是附属医院，也可以是外部的其他医院。如去他院见习，学生要得到学院的批准。在见习期满一年后，由该院出具书面证明文件及其实习成绩，方可视为有效。此外，学生在内科的见习时间不得少于 3 个月，而若因假缺勤导致见习期短于 10 个月，学生须重新见习。

　　见习期满后，学生方可进入毕业论文写作阶段。同德对毕业论文的要求比较特别，学生不得自拟题目，而是先由教授向教务处提交若干题目，再由教务处召集学生进行抽取。学生完成毕业论文后，先提交论文委员会审核，通过后再由校务委员会审核。经两轮审核通过后，论文方可被认为合格。此时，各科主任教授必须再次审核该生的学业成绩，如果全部及格，才能毕业并被授予医学士学位。

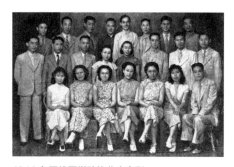

1940 年同德医学院毕业生合影

　　同德医学院一路走来，共培养医学毕业生 1055 人。桃李满天下的同时，其在制度创新、教学改革等方面做出的探索和成就，更为我国医疗卫生事业的发展作出了巨大贡献。

9 | 爱国运动中的
青春赞歌

中国近代高等教育的发展，在伴随着中西文化快速交融的同时，也经历着反侵略和反压迫的残酷过程。1919 年，震惊中外的五四运动在北京爆发，并迅速遍及全国。圣约翰大学医学院、震旦大学医学院、同德医学院的师生们也投身于这场声势浩大的爱国运动中：圣约翰大学的学生们积极发声抗议；震旦大学学生会组织学生进行罢课，遭到了学校当局的阻挠，165 人集体离校以示抗议；同德医学院的学生则踊跃参加游行，表达自己的爱国热情……从此，

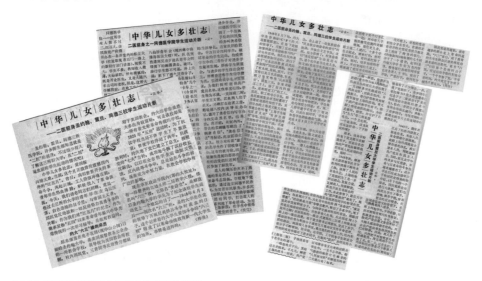

《上海二医报》连载《中华儿女多壮志》报道

满腔热血的医学青年，不仅希望能学有所成，救死扶伤，更以无畏勇气和实际行动，来唤醒和激励同胞们站起来一起保家卫国。

"六三"事件的赤子之心

对于圣约翰大学来说，1925年是其历史转折的一个重要时间坐标，当年发生了著名的"六三"事件，展现了中国学生的一片赤子之心。

1925年发生的"五卅惨案"掀起了全国范围内的革命风暴，圣约翰大学的中国师生们也参加了这一爱国运动。他们致函校方，提出了全体罢课、

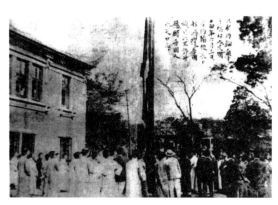

1925年"六三"事件

宣誓、每天早晨聚集向国旗行礼并唱国歌等要求。在6月初举行的圣约翰大学及中学教员联席会议上，中国教员孟宪承、钱基博等恳切陈辞，呼吁支持学生的要求。之后校方以不介入校外活动为条件，同意学生住校罢课一周。6月2日晚，圣约翰大学童子军副团长潘志杰代表学生会，向校长卜舫济提出升半旗行礼的请求并最终获得允许。

然而，圣公会上海教区主教郭斐蔚见状，以圣约翰是美国学校，不应介入当前事件为由，指使卜舫济于6月3日清晨将国旗取下，结果与学生发生冲突。学生们当时高呼"打倒帝国主义"的口号，纷纷签名宣誓离校，表示"永远脱离该校，誓不再来"。当场签名者达到了553人。6月5日，包括孟宪承、钱基博、伍叔傥、何仲英、黎观明等10多名中国教员则登报声明辞职。这就是上海学生运动史上著名的"六三"事件（又称"国旗事件"）。随后，

圣约翰大学的离校师生们在社会各界的支持下另建"光华大学"，校名即"光我中华"之意。

始终不变的爱国之情

1948年初，中共地下党策划在上海学生中掀起反对美国扶植日本的运动，圣约翰大学被确定为此次运动的重点学校之一。5月4日，上海各校学生1万余人在交通大学集会，圣约翰大学学生300余人以及教职员工陈仁炳、潘世兹、王宝元等三人参加了该活动。陈仁炳在会上发表演说，强烈反对国内外法西斯主义的复兴，呼吁大家在被国民党当局禁止的学联旗帜下顽强团结起来。

此后，圣约翰大学学生会也积极行动起来，他们组织举行"日本问题座谈会"；配合"上海市学生反对美国扶植日本抢救民族危机联合会"在校内举办"民族展览会"，但此举遭到了校方阻挠。6月2日，学校召开紧急校务会议，

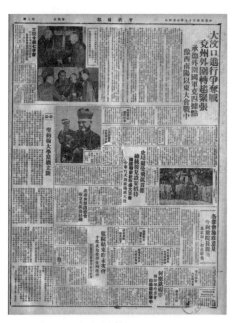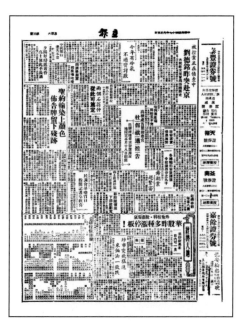

记载圣约翰大学学生爱国运动的报道

宣布停课一周，并以"违反校规"为由，给予学生会主席史久余、联络部部长陈文涵停学一学期的处分。6月3日，学生会进行集体抗议，但会场遭人扰乱，史久余等多名学生被打伤。这是圣约翰大学历史上第二次"六三事件"。就在当日，身为校长的涂羽卿公开宣布辞职，这让校董事会成员感到非常震惊并予以挽留，但涂羽卿去意已决。至此，校长之职一直空缺直到翌年年初。

1949年5月，圣约翰大学的学生热情地把解放军战士请进校园，安排他们入驻男生宿舍，并指引解放军消灭盘踞在苏州河北岸的残余敌军。5月26日凌晨，正在指挥淞沪战役的第三野战军司令员陈毅进驻上海的第一宿营地——圣约翰大学交谊室，并于当日下午正式接管上海的工作。

斗智斗勇的果敢青年

1925年"五卅"运动中，共产党人恽代英曾两次借同德医学院开会发动工人罢工、学生罢课，抗议日本帝国主义的暴行。残酷的斗争也练就了同德学生们处事不惊、有勇有谋的素质。

1946年全面内战爆发，爱国人士接连被暗杀，激起了全国人民的愤慨。为此，同德学生自治会积极行动，开展起各种形式的斗争，包括创办《同德之声》杂志；进行义演、义卖、游行等活动，表达对国民党反动统治的不满。当时，在中共地下党的领导下，上海学生界成立了学团联。当时，国民党反

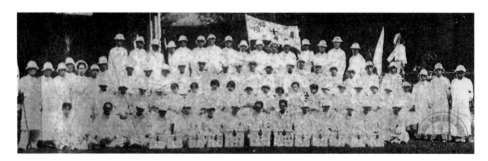

1928年组织救护队救治五卅惨案时学生军大检阅中暑晕倒人员

动势力三青团也成立了所谓的上海市学生总会。当时同德医学院的很多学生愿意参加学团联，也有少部分人希望参加学总，双方争论很激烈。为了让学生们明白真相，平息争论，同德自治会派了两名学生到两个团体实地考察。经过一番争论之后，学校终于以压倒性多数通过了加入学团联的决议，从而粉碎了三青团笼络学生自治组织的目的。

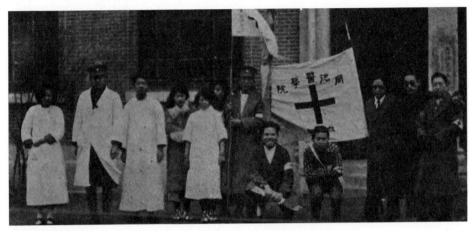

同德医学院救护队

1948 年 1 月，同济大学学生因校方不承认该校学生自治会民主权利而组织请愿并向全国呼吁，上海各大学派员前往支援。同德医学院亦有 20 多位学生代表参加，其中半数是共产党员。集会现场，当局派马队冲散学生队伍，很多人被殴打和抓捕。其中，同德学生瞿宇平逮捕后被非法判刑。同德进步师生闻悉后极为愤慨，许多学生到法庭作证，为瞿宇平辩护。他们言词严正，针锋相对，揭露反动派对学生的迫害，这也引发了社会舆论的强烈支持。最终，经多方营救，瞿宇平被保释出狱。

学生运动虽然没有烽火硝烟，却同样有着战争般的残酷。青年学生们不畏艰险，用青春和热血谱写着一曲曲爱国之歌，用行动和奉献捍卫着祖国的尊严。

（刘宇翔）

10 ｜ 烽火硝烟里的 热血担当

凡为医者，遇有请召，不择高下远近必赴。此为医者的初心。而在烽火连天的战争年代，不畏战火生死必赴，更是医者的使命。为了同胞、为了国家，他们肩负责任，尽显本色……

守护滇缅公路的白衣卫士

抗战爆发后，日军先后占领了我国沿海大部分的港口城市，以此控制国内物资的运输和供应。连接云南和缅甸的滇缅公路成为中国与国际社会对接的唯一通道。1938 年冬，圣约翰大学医学院教授倪葆春闻悉，因为地处偏远山区，滇缅公路瘴气盛行，为确保运输人员的健康急需良好的医疗服务，政府希望医学院能够承担起这个艰巨任务。在这种情况下，以倪葆春为代表的爱国知识分子毫不犹豫地加入抗战医护的工作中。

为此，一个由校方、院方和医科校友会组成的委员会很快成立。校方

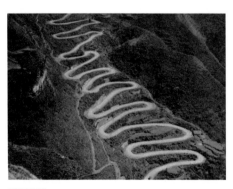

滇缅公路

代表为卜舫济和沈嗣良，院方代表为莫约西和倪葆春，医科校友会代表为刁信德和王以敬。卜舫济任主席，倪葆春任秘书。之后，倪葆春便着手招募医生护士等工作人员。由于当时上海已被日军占领，招募工作只能秘密进行，但是医学院的很多师生依然积极报名参加这一爱国行动。在一年半的时间里，倪葆春先后招了7批医护队去往云南。同时，自1939年起，他多次率工作队亲赴战区提供医疗服务并为滇缅公路医院的开设和运营出谋划策。

　　1942年6月，倪葆春再次来到昆明，出任公路总局昆明分局的医务顾问。此后，他又任救护总队副队长兼昆明办事处主任，其主要任务是在云南领导民众医疗队配合军医工作。倪葆春将众多医疗队布置在几百里长的怒江前线。这些医疗队把当时先进的医疗技术、设备带到了滇缅公路。他们不仅热情地为战斗在公路运输线上的广大官兵服务，及时医治了他们的伤病，还为沿线居民进行医疗卫生知识的宣传教育和必要的紧急治疗。医疗队的努力取得了显著的效果，为保障人员健康和运输安全作出了贡献。直到抗战胜利后的1945年11月，倪葆春才回到上海。

建立伤兵医院的无畏团队

　　战争无情人有情。救死扶伤永远是医者的天职。1926年，孙传芳与张作霖战于徐州，后方医院都靠近蚌埠一带，因为伤兵多而医生少，红十字会便求助于震旦大学医学院。医学院急派医科高年级学生前往救助，同行

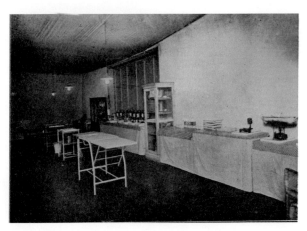

临时手术室

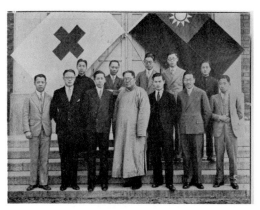

第二十八伤兵医院临时医院全体医务人员

者还有薛培礼教授、蒲鲁亚（P. Barmaverain）医师。虽然医院药品及物资比较匮乏，但震旦医师仍把病房、手术室安排得井井有条。救护工作持续几个星期后，震旦学生开始返校，前线伤员闻之无不戚然。

1932年"一·二八事变"后，震旦学生20多人自告奋勇奔赴前线，在临时军医院抢救伤员。但随着战争的持续，伤患越来越多，临时军医院床位有限，许多伤员得不到妥善安置。于是震旦大学迅速做出了利用学校和教学医院的空间改建伤兵医院的重要决定。此后，校方把大礼堂、西宿舍临时改建为第二十八伤兵医院，共收治伤兵300余名。此外，医学院宋国宾教授另在教学医院安当医院设立第十八伤兵医院，热心诊治伤员。上海市长来震旦慰问伤兵时，对医学院师生们给予了高度评价。

1937年，"八一三"事变后，震旦大学医学院毕业同学、在校师生及法医研究所在校内共同筹建"中国红十字会上海市救护委员会第三救护医院"并推选校友孙逵方医师任院长。救护医院成立伊始，所需医药材料（绷带、纱布、药棉，药品及医学设备）由震旦大学医学院自备，此外还有学校校友、红十

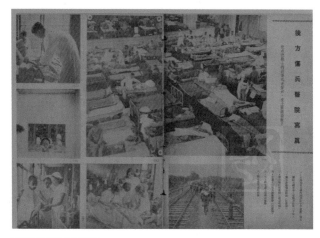

第三救护医院鸟瞰图

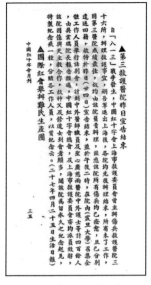

字会及社会团体的捐赠，如 X 光室是由校友陈香泉医师提供的,配药室由校友主办的四孚公司捐赠。此外,社会各界还捐助了大量的生活用品和慰劳品,以保证伤员能得到较好的休养。

1937 年 10 月 1 日，生理学教授吴云瑞接任第三救护医院院长一职，院内共设床位 200 余张，另有广慈医院 50 余张，医生基本上由本校教师和五、六年级学生担任。然而随着战势扩大，面对伤员的激增，院方决定再增加 100 张床位、安当医院另设 20 张床位。据统计，第三救护医院存在期间，共设有床位 370 张，实施手术 1629 次，收容伤病1400 余人。

第三救护医院宣告结束报道

开设贫民诊所的莘莘学子

医者的爱国救民之心都是相通的。抗战期间，虽然同德医学院翔殷路校区毁于日军炮火之下，但师生们依然奋不顾身地投身于这场战役中。他们加入上海市救援委员会，以医术服务于抗战事业。据统计，从 1937 年 8 月 21 日至9 月 9 日不到 1 个月的时间里，同德共接收了 819 名伤兵，181 名伤民。另外，还有抗日军队也在同德休养。

战争中最易受伤的，还有很多的无辜平民。为了解决当时社会上贫民看病难的问题，同德医学院的学生自发在同德医院内筹办了同德贫民诊所，并募得了一些资金与药品，免挂号费，自己配药，酌收成本，对个别困难者酌情减收或免收医药费。同德贫民诊所开办之后，受到了周边百姓的欢迎和好评，门诊人数甚至超过了自己学校的同德医院。由于校方担心贫民诊所影响自家医院的收入，便通知诊所另迁他址。对此，学生们并不为所动。而是托

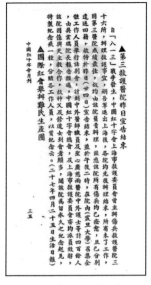
栉风沐雨 源远流长

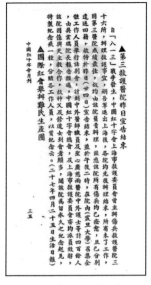
1896—1952 老三校追溯

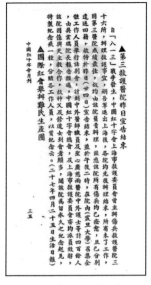
057

人在新闸路附近找到了一所房子，并成立一个独立诊所用于贫民的疾病治疗。与此同时，在校学生们闻悉后也纷纷来帮忙。诊所的诊疗、配药、打针、换药都由学生担任。

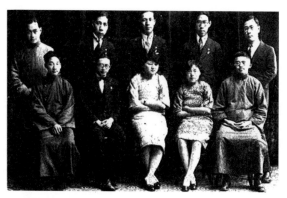

同德学生会卫生救护队

在同德贫民诊所成立一周年之际，一些毕业校友以及本市医学院、护校的学生代表受邀参加庆祝大会，同时还有患者代表与社会人士参加。主办方以入场券收入补充诊所资金。在同德学生们的共同努力下，贫民诊所的影响越来越大，吸引了上海各地的贫民来就诊，服务百姓的同时，更产生了巨大的社会价值。

生逢乱世，医者无畏。他们将医术奉献给百姓，更将自身命运与民族命运紧紧联系在一起，用青春服务社会，用激情实现理想！

11 | 白色恐怖下的
红色旗帜

上海是中国共产党的诞生地和初心始发地，这让每个医学青年的血脉里流动着"红色基因"。在笼罩着白色恐怖的艰难岁月里，他们在共产党的领导下，不畏艰险，积极投身于民族复兴的革命运动中，为共产主义事业和祖国医学事业奋斗终身。

用勇气追求民主的真理

1938 年，圣约翰大学成立历史上第一个党支部。1945 年，中共圣约翰大学党总支成立，这是当时上海高校中第一个党总支，吸纳培养了大批党员骨干，使学校成为上海学生爱国运动的重要堡垒之一。

1945 年 8 月 21 日，中共圣约翰大学党总支根据上级指示精神，组织校内部分学生连夜赶制了庆祝抗战胜利和要求惩治汉奸的标语、横幅和宣传品，并在校园内张贴，同时准备次日到曹家渡一带进行宣传活动。但当他们出发离校时，遭到了校方的阻拦，队伍亦遭解散。随后，校方突然宣布提前放假，并以行为不检、违反校规为由，开除陈震中、钱春海等 18 名学生，而施家溥等 3 名学生则被当局逮捕。由此也引发了学生们针对时任校长沈嗣良的"护校运动"。后来沈嗣良被迫辞职，学校临时成立"处理校务特别委员会"，

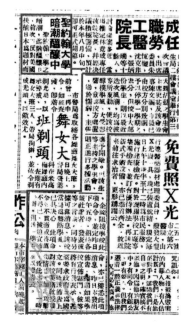

记载圣约翰大学学生爱国运动的报道

并致函被开除同学，恢复了他们的学籍。

解放战争时期，在"第二条战线"形成发展过程中，圣约翰大学党组织成为中坚力量之一，不断掀起如火如荼的爱国热潮。1948年初，中共地下党策划在上海学生中掀起反对美国扶植日本的运动，圣约翰大学被确定为此次运动的重点学校之一。于是，在学生党员的领导下，一场声势浩大的爱国运动在学校全面展开。此事引起校方的不满，学校召开校务会，以"违反校规"为由，通令提前进行学期大考，考完即放假；封闭全校所有会场、教室，规定学生集会活动须经校方同意；并责令学生会主席、联络部部长停学一学期。

当年6月3日，学生会在交谊室门口搭台抗议校方阻挠学生爱国宣传，无故处分学生、非法停课。其间，校内外特务分子冲击会场，暴力殴打学生，造成圣约翰大学历史上第二次"六三事件"。对此，学生们并没有被吓倒，连夜赶印告同学、家长、各界人士书和反映学校反美抗日运动的小册子，揭露事件真相，并积极参加随后举行的全市学生反美扶日示威游行。

用信念照亮黎明前的黑暗

1946年，震旦大学党支部建立。成立后的学校各个党组织积极投身革命运动。即使国民党反动势力实施了暴力抓捕，也始终未能阻挡学生的爱国热情和革命斗志。

1948年秋，中华人民共和国成立在即。中共地下党组织为了瓦解敌人，迎接新中国成立，积极开展发动群众的工作。在此形势下，震旦大学的"震声歌咏团"

诞生了。她作为党的外围组织，在校内起着串联团结进步学生的纽带作用。每星期六下午，大礼堂中传出阵阵嘹亮歌声，有《垦春泥》《康定情歌》《团结就是力量》等，吸引了各系学生。那时，地下党支部书记郑康林、党员丁永宁、葛福国等经常与震

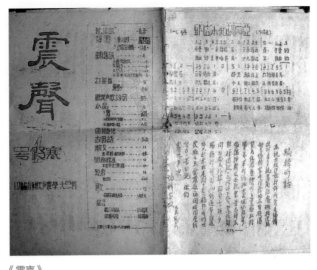

《震声》

旦进步学生通宵达旦地商议宣传革命道理、团结群众、揭露敌人等事宜。通过他们的辛勤工作，校内积极分子不断增加。医学院、法学院、工学院等学生联谊会的组织成员中都有了进步同学，校内进步出版物《震声》也有了不少知音。

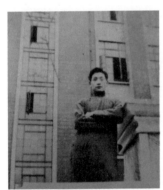

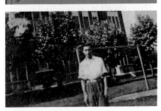

田厚生在震旦大学校园中

　　1949 年，解放军渡江南下的胜利捷报传来，上海人民革命情绪空前高涨，国民党反动余孽垂死挣扎，疯狂屠杀无辜群众，到处逮捕共产党员和民主人士。当时震旦大学医学院的地下党员田厚生与一批进步青年在震旦大学组织革命斗争。他们借助"震声歌咏团"，筹办了一场盛大"音乐晚会"，为壮大晚会声势，田厚生与同学楼乾贵商议，由楼乾贵出面邀请著名花腔女高音歌唱家周小燕到震旦大学参加晚会，周小燕欣然应允。3 月 12 日晚，震旦大学大草坪上人头攒动、气氛热烈。"震声歌咏团"唱出《反饥饿》《活不起》等歌，周小燕的最后出场把晚会推上高潮，全场

开始沸腾。震旦学子与观看演出的市民高呼"反对内战"的口号，极大鼓舞了上海人民英勇反抗国民党反动统治的斗志。晚会结束后不久，国民党反动政府就以演唱革命歌曲罪逮捕了楼乾贵，田厚生则在地下党组织的帮助下，侥幸逃过一劫，及至终于迎来了上海解放。解放上海的战斗一结束，震旦大学的学生们又积极加入上海市人民保安队以及人民宣传队，一支斗志昂扬、朝气勃勃的佩带红色袖章的"人民保安队"在解放后的第二天就行动了起来，配合解放军进城时维护社会秩序。

用智慧粉碎敌人的阴谋

从 1940 年起，中共上海地下党学委为了开辟在同德医学院的革命工作，先后派吴涤苍、王希孟、沙济英、郑惠娥、刘文箓、林佳楣等多名党员入校，根据党的"隐蔽精干，长期埋伏，积蓄力量，以待时机"和"勤学，勤业，交朋友"的方针，团结同学，培养积极分子，为进一步开展工作打下坚实基础。

1944 年，在党员们的努力下，同德学生自治会成立。自治会领导同德学生们参加各种社会运动。1945 年初，同德医学院党支部正式建立。

1946 年全面内战爆发，爱国人士接连遭到暗杀，国民党政府一系列行为引发师生强烈愤慨。同德医学院师生积极开展了一系列的爱国斗争，创办《同德之声》杂志、开展义演、义卖、游行等活动，表达爱国情怀；在革命浪潮中，同德医学院很多学生参加了中共地下党领导下的"上海市学生团体联合会"等进步组织，与国民党反动统治进行坚决抗争。

被白色恐怖笼罩的至暗年代，中国共产党带领着无数人民向着自由前行。这一路上，爱国青年们愿化作一盏盏明灯，照亮前行的方向……

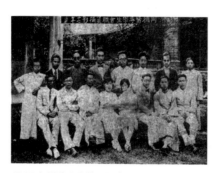

1928 年学生会全体职员合影

12

变局中的坚守：
老三校办学不辍谋机遇

时局的影响是任何一个个体、组织都无法摆脱的。20 世纪 30 年代，中国高校在动荡的战争环境中经历了大迁徙，在变局中艰难谋生，在困境中仍然坚定信念、坚持教学。随着中华人民共和国的成立，中国高等教育发展也在和平中走入新阶段，至 1952 年全国院系调整，圣约翰大学医学院、震旦大学医学院和同德医学院所代表的英美派、法比派、德日派也走向融合，"三派归一"的上海第二医学院成为新起点。

战争时期的颠沛流离

抗日战争时期，三校都受到战火不同程度的冲击。淞沪会战爆发的时候，严峻的战争形势令圣约翰大学医学院别无选择，只能搬迁，同仁医院也要撤离战区，一起撤到圣约翰大学苏州河校区。当时原本正准备回美国度假的莫约西夫妇也留了下来，学校动用包括救护车、卡车、大巴和私人汽车等在内的所有交通工具，莫约西还向租界消防队请求援助，先转移患者，再转移医疗设备和日常用品，当天持续了七个多小时。撤离工作结束没多久，同仁医院所在区域遭到日军猛烈轰炸，其建筑遭到毁坏，该区域也有不少平民伤亡。不过，医学院和同仁医院在苏州河校区只待了两周，

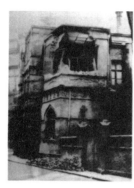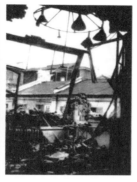

被日军炸毁的同仁医院手术室及内部

又再度撤离。同仁医院辗转至海格路（今华山路）英国女童公学、九江路英国男童公学。

同仁医院还另向中国政府租下毗邻圣约翰大学的兆丰公园（今中山公园）对面的前国立中央研究院（今长宁路中国科学院硅酸盐研究所）房屋，将其改建为"同仁第二医院"（又称"难民医院"），收治难民和伤员。圣约翰大学亦迁至此处，医学院与教学医院终于合为一处。当时医学院大部分课程在由圣约翰大学校友宋子良租到的南京路大陆商场大楼（后称慈淑大楼）里进行，一、二年级学生在苏州河校区上实验课，临床教学班则被安排在同仁医院和广仁医院。

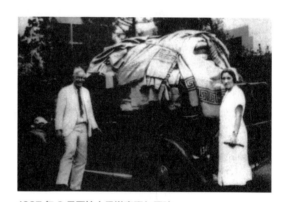

1937 年 8 月医护人员撤离同仁医院

直到 1938 年 11 月，圣约翰大学校董会决定把学校迁回未遭严重破坏的校园，整个迁校过程直到 1940 年 9 月才最终完成。尽管当时战事不断，但圣约翰大学医学院的学生数量却越来越多，次年 9 月重新开学时，960 名学生中 515 名回校园上课，而医学院的招生人数超过了以往历史上的任何一年，达到了 125 人。

1941 年 12 月 7 日，日军突袭珍珠港，太平洋战争爆发，随后，日军很快占领租界，上海"孤岛"时期结束。圣约翰大学方面被迫关闭同仁第二医院，并撤离中央研究院大楼。1942 年 1 月 16 日，校董会召开紧急会议，决定继

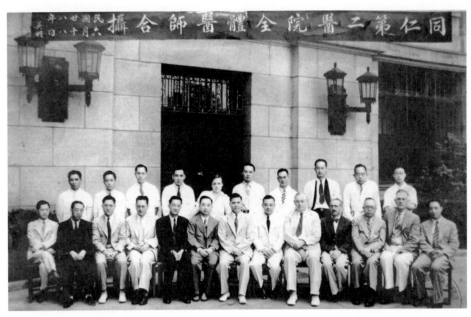

1939 年同仁第二医院全体医师合影

续在上海办学，并成立全部由中国人组成的紧急校董会，由陈宗良担任主席。一、二年级学生搬回校园，三、四年级的学生在广仁医院、同仁第二医院和九江路上的同仁医院上课。1942 年 1 月 5 日，莫约西辞去医学院院长职务并离开了中国，2 月，刁信德被正式任命为医学院院长，黄铭新为院长助理。6 月，医学院及其教学医院的所有医护工作被迫停止，教学一度陷于停顿。此时黄铭新受命于危难，担任圣约翰大学医学院代理院长。他另觅新址恢复开办教学医院"同仁第二医院"，并利用宏仁医院（今胸科医院）继续维持着医学院教学工作。为延续医学院教务，黄铭新一方面向社会筹募经费，另一方面将自己开业所得部分收入贴补上去，才得以使医学院在风雨飘摇中勉强维持，直至抗战胜利。

　　同一时期，震旦大学也处于被动中，由于地处沦陷区，学生曾一度被迫要求学习日文。当时校长胡文耀等斡旋于各种敌伪势力之间，加上震旦大学是法国天主教会控制的学校，所以一直没有被日军强行占领。抗战期间，震

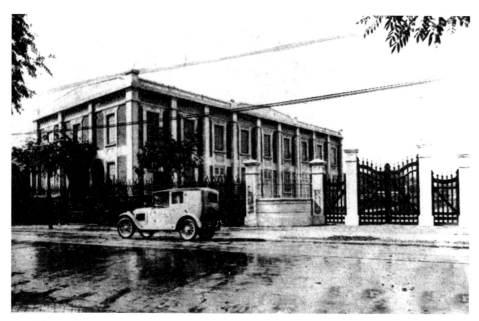

震旦大学大礼堂

旦大学非正式停课仅两次，第一次是 1937 年 1 月 1 日，战事在离震旦大学数百米的距离外炽烈展开，为安全需要停课 24 小时；第二次是抗战快结束时，日军鉴于太平洋战场失利，强行征用震旦大学的大礼堂、大厦以及操场，震旦大学决定停课 15 天，搬迁被日军占领的屋舍内的图书器材。

彼时，同一片天空下的同德医学院则是另一番景象——在沪高校部分内迁，同济大学和上海医学院等学校的一些教授、学生由于交通原因被迫留下，到同德授课、上学。国难当头，同德率先打破了门户之见，广聘各派名师来校，因此当时集各学派精粹的同德讲坛声名远播，吸引了全国各地的青年学子前来报考。

1941 年，同德医学院担负起沦陷区上海的医学教育任务。此时，沪上高中毕业生报考同德的也日渐增多，学校为了吸纳这些学生入学，尽量增加名额，并在教育部次长顾毓琇的主持下，购进附属医院房产，在同孚路 67 弄 1 号筑起 4 层教学楼，将爱文义路学校归并在一起，用于接纳这些学生入学。当年同德的在校生共 551 名，教师也是名人辈出，成为同德历史上最兴盛时期。

新中国新气象

中华人民共和国成立后，高等教育也迎来了新的发展机遇。在新旧交叠的时期，曾经做出极大贡献的有着西方教育背景的知识分子仍然参与到新建设中。

1950年12月15日，上海召开了医务工作者抗美援朝大会，成立了上海市医务工作者抗美援朝委员会，倪葆春担任常委兼研究计划组副组长，负责有关手术医疗队技术问题的研究计划及组织编制，药材配备，以及出发前政治、技术等方面的学习培训问题。1951年8月，圣约翰大学医学院组织医疗队赴朝鲜参加抗美

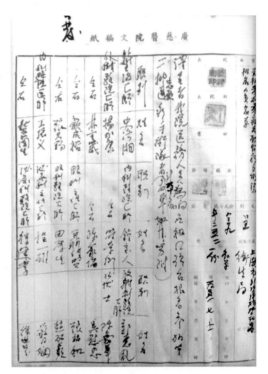

广慈医院报名参加第二批抗美援朝支援医疗队人员名单

援朝，倪葆春担任上海抗美援朝志愿医疗总队五大队大队长。当时，烧伤是战场上常见的外伤，为了推广治疗烧伤的经验，倪葆春和其战友刘仁麟合作撰写《烧伤》一文，刊登在沈克非主编的《抗美援朝战伤处理文集》中。此书亦成为当时处理战伤的主要参考文献。

1950年8月，教育部公布了《私立高等学校管理办法》，规定私立高等学校的方针、任务、学制、课程、教学及行政组织，均须遵照《高等学校暂行规程》及《专科学校暂行规程》办理。根据新规定，1951年1月同德校董会主席邵力子召开院董事会议，遵照华东教育部的指示，校董会仍决定由顾毓琦任院长，并改组行政机构，设教务处、总务处，取消训育处，由杨保俶

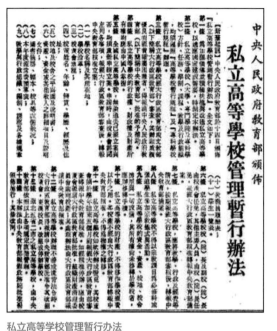

私立高等学校管理暂行办法

任教务主任，童致桉为副主任，谢大任为总务主任。

另一边，震旦大学也启动了学校行政管理模式的改组。1951 年 1 月中央教育部召开处理接收外资的高校会议，确定了处理接收外国津贴的学校的原则、办法和具体政策措施。出席会议并讲话的震旦大学校长胡文耀返沪后，按照会议指示启动改组。当时来自国外的物资补助金已全部冻结，一系列人员调整和机构调整后，所有传教士退出震旦大学，由人民政府支持办学，至此，震旦大学改为中国人自己办学的学校。

13 守望震旦续前缘
乱世艰辛育桃李

从一介寒儒到大学校长，从教书育人到爱国护校，原震旦大学校长、上海第二医学院副院长、一级教授胡文耀将其一生都奉献给了教育事业。桃李芬芳的背后，是他对人才培养的不懈追求，以及对国家和人民的无限热爱……

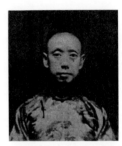

原震旦大学校长、原上海
第二医学院副院长胡文耀

与震旦结下不解之缘

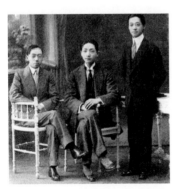

胡文耀（左）、翁文灏（中）和孙文耀三位震旦学子在比利时鲁汶大学获博士学位后回国，于北京留影

1905年秋，胡文耀考入震旦学院。在学期间，因学习优异，他与翁文灏、孙文耀并称为"震旦三文"。1913年，他带着博士学位留洋回国。

1932年，胡文耀的名字再次与震旦联系在了一起。他收到母校的邀请，出任学校首位华人校长。因为按照当局要求，所有在华教会学校必须到国民政府教育部"立案"并须聘请中国人担任校长一职。震旦大学于同年向教育部提出立案申请。毕业于震旦，既有海外留学经历，也有教学管理经验的胡文耀被认定是中方校长的不二人选。

然而震旦大学聘请中国人担任学校领导职务只是权宜之计，实际管理权依然掌握在校董会和外籍教务长手中。尽管施展空间有限，胡文耀仍然为震旦的发展作出了重要贡献。对于如何办好学校，胡文耀有着自己的想法。他曾这样感慨："我发觉震旦和我以往待过的任何学校都不同。在我以前的学校，教授们上完课就走了，不会再去管学生，而在这里，教育教学是时时刻刻存在的，我们都在这里等着你们，随时为你们答疑解惑。"因此，其任校长期间，震旦更加注重师资队伍建设。除保留原有的法语授课的特点外，对于教员人选十分注重，规定中国教授讲师要受过最新科学教育，外籍教授则要通晓中国国情。随着震旦在国内的影响力与日俱增，不少毕业于该校又出国深造的校友，在学成后也回校任教，如著名的内科医师邝安堃教授、外科医师傅培彬教授、耳鼻喉科医师刘焘教授等。

在医学教育方面，胡文耀亦倾注了大量心血。在他的倡导下，震旦特别注重医学生的医德教育，专门开设"医业伦理学"，传授学生在成为执业医师后必须恪守的医师人格、医师道德和医业秘密等。他一直教导学生们"必学识广博，手术精良，且视他人之病，如己之病，治之唯恐其不愈，愈之唯恐其不速，不论贫富，无不尽心诊治，则仁术而兼仁心，乃可称为仁医。"

生逢乱世，作为一校之长，胡文耀始终将人才培育放在首位，竭尽全力确保震旦教育的连贯性。即使在上海最困难的时期，震旦大学的大门依旧向学子们敞开。据统计，20世纪40年代，在天主教会的医院和诊所中，震旦大学医学院毕业生的比例占75%~85%。许多人医术好、医德高，成为当时的名医。

爱国护校勇担当

中华人民共和国成立后，胡文耀起初对政府会如何处置像他这样在教会大学工作的中国人略感不安，但中国共产党用实际行动完全消除了他心中的担忧。在正确认识党的政策的基础上，胡文耀带领震旦师生积极投身反帝爱国运动。

1951 年 1 月，中央人民政府政务院发布《接受外资津贴及外资文化教育救济机关及宗教团体登记条例》，正式启动接收外资津贴高校。胡文耀积极响应政府号召。他在某次全校大会上掷地有声地说："今天我这有名无实的校长也翻身了，站起来了，要开始做一个有名有实的校长。我虽然已 66 岁，但我还要尽我余生之年为建设新震旦效劳，为人民服务！"

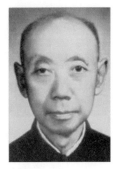

胡文耀

当时，震旦大学法籍教务长以闭校相威胁，拒绝学生扩大学杂费减免比例的要求。对此，胡文耀挺身而出，支持学生合理要求，并以校长名义宣布开学。1951 年 2 月，在耶稣会的授意下，所有传教士退出震旦大学，教会停止向学校拨款，同时外籍神职人员邀请以胡文耀为首的其余教师全家迁居法国，一切费用和手续都由教会负责，试图以此关闭震旦大学抵抗新成立的中华人民共和国。胡文耀严词拒绝，并团结其余教师力保震旦大学继续开办下去。

胡文耀虽然是天主教徒，但一直保持着爱国之心。1951 年 5 月，由南京开端的驱逐干预中国内政的教庭代表黎培里运动爆发。6 月 14 日，胡文耀与教务长杨士达等 170 余人出席华东宗教事务处召开的座谈会，会上，他带头对黎培里破坏中国天主教自立革新运动行为进行了揭露，并提出要求政府驱逐黎培里，并彻查天主教教务协进委员会。

同年 7 月，为支持抗美援朝战争，胡文耀顶住天主教会的压力，派遣震旦大学医学院副院长聂传贤等震旦及其附属广慈医院的 26 名医务工作者，参加了为期一年的支援抗美援朝前线的手术医疗队。

为学校发展鞠躬尽瘁

1952 年，震旦大学医学院与圣约翰大学医学院、同德医学院合并组建上海第二医学院，以震旦大学所在地为校址。胡文耀热烈拥护院系调整，他说："我不管老之将至，愿意无条件服从分配，人民要我做什么，我就做什么，人民要我到哪里，我就到哪里。"

1952 年 10 月 24 日，上海第二医学院举行成立大会暨首届开学典礼，胡文耀任副院长，分管行政工作。年届 67 的胡文耀既要做好三个学院合并后的协调工作，又要使学校的行政机构尽快运行起来。虽然任务艰巨，在他的努力下，学校实现了稳步过渡。

1956 年，当时地处上海市东北角的榆林区（今杨浦区）工人众多，但医疗条件落后，急需一所医疗水平高、学科门类齐全的医院来解决人民就医的问题。1958 年 1 月，上海第二医学院决定成立以胡文耀为主任的新华医院筹备委员会。在其主持下，筹委会立即投入新医院的筹建，先后 5 次召开有设计、施工、安装等单位参加的联席会议，并提出在 1958 年国庆开院收治患者的目标。1958 年 10 月 2 日，上海第二医学院附属新华医院如期开业，成为中华人民共和国成立后上海市自己设计、自己建设的第一家综合性教学医院，有效缓解了上海东北角地区人民群众看病难的问题。

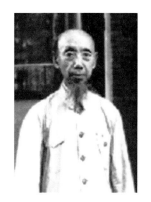

胡文耀

1959 年 6 月 9 日，胡文耀和倪葆春、邝安堃等人在上海市第三届人民代表大会第二次会议上作了题为"高举医学教育革命旗帜，以适应社会主义建设需要"的联合发言，介绍上海第二医学院不仅具体贯彻了教育为无产阶级政治服务的方针，还通过群众卫生运动的实践，有力地推动了学校的教学革命，提高了教学、医疗、科学研究的质量。下乡、下厂、下地段为劳动人民服务以及医药送上门等活动，不仅受到广大群众的欢迎，还让很多人学会了一些发动群众、组织群众的工作方法，培养了独立工作的能力。

20世纪60年代，年逾古稀的胡文耀依然奋斗在上海第二医学院的教学和管理岗位上，不断为学校如何采取积极措施搞好教学工作、提高教学质量提供建设性意见，为学校的稳步发展用尽毕生心血。

1966年1月1日，胡文耀病逝于上海。他曾这样说道："教师已不仅仅是简单从事的一份职业，而是一个个有奉献精神的引路者，以及精神道路上的激励者和培训者。"而他也用毕生之践证明了自己。

14 克艰辛办教育培育专才
历新生酬壮志保家卫国

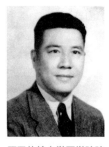

原圣约翰大学医学院院长、原上海第二医学院副院长倪葆春

他，是中国现代整形外科学的最早开拓者；他，也是穿越战火救死扶伤的白衣勇士；他，更是一位默默付出的医学教育工作者。他，就是原圣约翰大学医学院院长、原上海第二医学院副院长、一级教授倪葆春（1899—1997）。他用执着无私的拼搏和奉献，赢得了世人的敬仰。

学成归国开创新学科

作为20世纪20年代的留美医学生，倪葆春并不是被动学习，而是消化吸收知识后，融会贯通，并提出自己的新观点。在整形外科领域，他首创用目眶下神经麻醉代替通常的全身麻醉，提倡成人兔唇缺陷者可不必住院。学成回国后，他在《中华医学杂志（英文版）》发表《唇裂手术的眶下孔麻醉》论文，这是我国近代最早以整形外科名义发表的研究文章。他的著述《局部麻醉唇裂修补术》，在当时医学界也颇具影响。

倪葆春满怀赤诚之心，以自己的专业来报效国家和人民。1928年，倪葆春在上海圣约翰大学担任校医和人体解剖学的助教，通过引进美式教学方法和一丝不苟的精神，取得了出色成绩。为了发展整形外科，把临床实践与教学结合起来，他于1933年在医学院正式设置了整形外科并自编讲义，亲自授课。1936年，倪葆春在圣约翰大学医学院的教学医院——同仁医院建立了国内第一个整形外科。因此，中国整形外科在早期发展虽然缓慢，但是其诞生几乎和西方同步，作为学科创始人，倪葆春功不可没。

1947年11月，倪葆春正式担任圣约翰大学医学院院长。他充分发挥了自己的管理潜能，从教师的物色和聘请、课程的计划和安排、教授间的沟通和交谊、与教学医院的协调，到向社会各界争取支持，以及日常的行政管理，凡是医学院的校务工作，都安排得井井有条。

上任后不久，倪葆春发现学校的可用资金所剩无几，为了医学院的发展，倪葆春除了继续向教会寻求更多资金以及向圣约翰大学的校友募集外，他还争取到联合国善后救济总署（UNRRA）、行政院善后救济总署（CNRRA）和社会各界的支持，并在短期内建立了临时的同仁医院。与此同时，倪葆春还担任了一定的教学工作，甚至为经济比较困难的同学向外界争取资助。尽管受国内外局势的影响，在倪葆春的主持下，医学院总体上的教学一直未中断过。哪怕是在最为困难的1948年，当圣约翰大学已经无法举行其一贯隆重的毕业典礼时，医学院还是坚持在教职员办公室完成学生的毕业仪式。

多次赴火线救死扶伤

虽逢乱世，但倪葆春始终秉承着医者救死扶伤的初心和爱国主义精神。抗战期间，倪葆春与同道们一起，在沪上筹建同仁第二医院（又称难民医院），收治难民和伤员。

1938年，作为战时中国与国际社会对接的唯一通道的滇缅公路瘴气盛行，为确保运输人员的健康急需良好的医疗服务，政府因此希望圣约翰大学医学院能够承担起这个艰巨任务。倪葆春闻悉后毫不犹豫地加入抗战医护的工作，他即刻着手招募医生护士等工作人员。在一年半的时间里，他先后组织 7 批医护队前往云南。他多次率工作队亲赴战区，为当地提供医疗服务，为滇缅公路医院的建设作出贡献。

1942 年 6 月，倪葆春出任公路总局昆明分局的医务顾问。此后，他又任救护总队副队长兼昆明办事处主任，主要任务是在云南领导民众医疗队配合军医工作。医疗队把当时先进的医疗技术、设备带到了滇缅公路。他们不仅热情地为战斗在公路运输线上的广大官兵服务，及时医治了他们的伤病，还为沿线居民进行医疗卫生知识的宣传教育和必要的紧急治疗。医疗队的努力取得了显著的效果，为保障人员健康和运

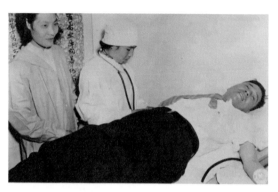

当时任红十字会救护总队副总队长、负责云南地区战地医疗救护工作的倪葆春为当地患者献血

输安全做出了贡献。直到抗战胜利后的 1945 年 11 月，倪葆春才回到上海。

1951 年 8 月，圣约翰大学医学院组织医疗队赴朝鲜前线。倪葆春担任上海抗美援朝志愿医疗总队五大队大队长，他不仅担负起救死扶伤的光荣使命，还和战友刘仁麟合作撰写《烧伤》一文，推广治疗烧伤的经验，成为当时处理烧伤的主要参考文献。

编译卓著传薪继火

1950 年 6 月，倪葆春参加了教育部召开的第一次全国高等教育会议，受到了毛主席等党和国家领导人的接见。党员干部艰苦朴素的工作作风和全心全意为人民服务的精神深深感动了他。

1952 年 10 月，圣约翰大学医学院与震旦大学医学院、同德医学院合并成

立上海第二医学院。倪葆春接受毛主席、周总理共同签名的任命状，出任医学院副院长。此后，倪葆春一直兢兢业业，为学校发展作出了重要贡献。

第一个五年计划期间，我国的高等教育主要通过学习苏联高等教育的经验，建立社会主义高等教育体系。为了适应这一时期医学教育发展的需要，倪葆春积极参与翻译苏联医学著作，包括《巴甫洛夫睡眠疗法在外科临床上的问题》与《正常和病理状态下神经类型在中枢神经系统高级部位的活动与机体内部环境状态之间的相互关系中的作用》等。此外，倪葆春还积极参与译著的校订工作，如《化学制剂与酶在灼伤的扩创应用》《用快速凝固液体塑胶薄膜作灼伤创面初期覆盖》和《放射性疾患中热灼伤的免疫疗法》等，为我国医学教育发展夯实理论基础。

晚年的倪葆春仍然关心着整形外科这一学科的发展。80多岁时，他还经常不辞辛劳、默默地为后辈逐字逐句地校阅、译述科学论文。1980年，年迈体弱的倪葆春将杨之骏等编著的《烧伤治疗学》译为英文，把我国烧伤医学的成就推广至国际学术界。1982年该书在西德出版，在国际学术的交流中传递着中国的声音。

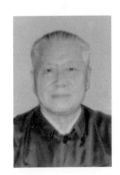

倪葆春

1997年10月28日，倪葆春因病去世，享年98岁。根据他的遗愿，用其住宅变卖后所得的资金，设立"倪葆春、王淑贞医学奖学金"，以支持中国医学教育的发展。

胸怀大志，为国奉献。倪葆春的一生，始终把自己的命运与祖国的命运联系在一起，用无悔年华践行医者使命，创新医学教育。

开疆拓土
砥砺奋进

（1952—1985　上海第二医学院时期）

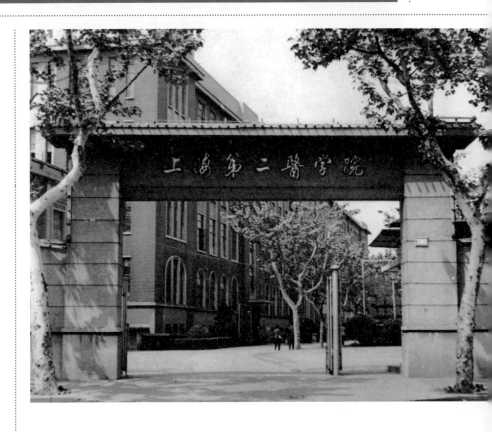

15 | 三支合一脉
应时而生建新校

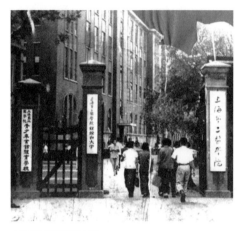

上海第二医学院校门

70 年前，圣约翰大学医学院、震旦大学医学院、同德医学院三江汇源成立上海第二医学院，群贤毕至，大师云集，开创了上海医学的一代盛景。合并前的这三所医学名校凭借其独特的办学风格和突出的办学成绩享誉全国，合并后各派抛弃门户之见，融百家之长，在"除人类之病痛、助健康之完美"的孜孜追求中不断前行。

老三校合并组建上海第二医学院

中华人民共和国成立初期，医务干部十分缺乏，党中央提出"新中国的文化教育事业要为国家建设服务"，要有步骤、谨慎地对过去的教育科学文化事业进行改造，主要内容就是教师的思想改造和高等学校院系调整。

1951 年底，中央教育部召开了全国工学院院长会议，拟定了全国工学院院系调整方案，拉开了 1952 年全国院系大调整的序幕。随着上海高校院系调整，圣约翰大学医学院、震旦大学医学院和同德医学院三所医学院合并，在震旦大学原址建立了上海第二医学院（现上海交通大学医学院），设医疗、口腔两个五年制本科专业和内科、外科、口腔三个三年制专修科。

1952 年初，中共中央华东局抽调 30 名党员干部前往圣约翰大学、震旦大学和同德医学院，与这些单位的党组织一起，开展以"改造思想、改革高等教育"为目的的政治学习运动，为此后进一步推动院系调整奠定了组织和思想基础。

1952 年 9 月，华东军政委员会卫生部根据政务院关于高等学校院系调整的指示，召集圣约翰大学医学院、震旦大学医学院和同德医学院代表，会上宣布由以上三所医学院合并组建上海第二医学院，校址定在震旦大学，成立建院委员会，华东军区卫生部副部长宫乃泉为建院委员会主任，周宗琦、江毅为副主任，成员由圣约翰大学医学院院长倪葆春、震旦大学医学院院长杨士达、同德医学院院长顾毓琦等 18 人组成。

1952 年 10 月 24 日，上海第二医学院成立大会暨首届开学典礼在学院大礼堂隆重举行，华东军政委员会教育部长孟宪承到会祝贺，并宣布宫乃泉为上海第二医学院院长，胡文耀、王乐三、倪葆春、杨士达为副院长。两个月后，经中共中央华东局、卫生部批准，中共上海第二医学院委员会宣布成立。宫乃泉为党委第一书记，王乐三为党委第二书记。

合并后的第一项挑战是如何将代表英美派

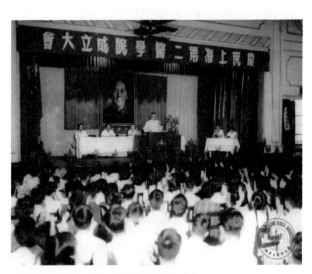

1952 年 10 月 24 日，上海第二医学院成立

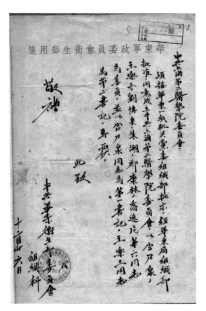

1952年12月26日，中共上海第二医学院委员会成立

的圣约翰、属于法比派的震旦和属于德日派的同德真正融合为一体。得益于党的领导，华东局，上海市委、市政府和市卫生局的党政领导经常邀集医药界名人、专家举行座谈会、报告会，对他们进行形势和政策教育，和专家们谈心，宣传国内外形势和党的方针、政策，定期组织医药人员学习政治理论，提高广大医药人员的认识，三个医学院的同志都能竭诚相待，团结一致，为人民健康事业服务，为建设新中国贡献力量。也因此，上海二医在医、教、研各方面都有所发展。

建校初期，筹备的时间非常紧张，面临着三所院校如何统一协调课程教务，建设师资力量，教学用具、场地、教室、住宿、食堂、实验设备等资源如何整合和调配的问题。眼前是应接不暇的任务与挑战，为此，建院委员会连续召开多次会议进行商讨，一致决定以"三校合并组建学院是为了更好地培养医务人才"为目的，在成立初期通过大力整顿、加强团结、统一力量，适应国家卫生事业发展的需要。

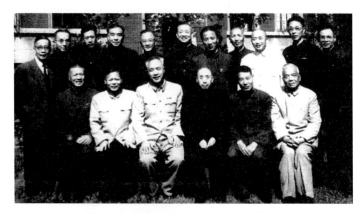

1958年上海第二医学院部分领导及教授合影（前排左起：倪葆春、王乐三、关子展、胡文耀、刘博泉、杨士达；后排左起：余㵑、黄铭新、刘涌波、邝安堃、曹裕丰、兰锡纯、聂传贤、魏指薪、王森、宋文生、洪明贵）

重视医学教学改革，三年为全国输送百余名医学骨干

上海第二医学院成立的前三年，学校投入了大量时间精力进行整顿巩固和改造工作。到1956年时，学校已有学生1362名，另有毕业学生899人，分配到全国各地担任教师等。

为解决临床教学基地的问题，学校在广慈医院、仁济医院、宏仁医院等附属医院开展后期临床课。各医院病床总数计1723张，其中，广慈医院932张、仁济医院500张、宏仁医院291张。另附设有护士学校，学生200名。

在学习了全国第一次高等医学教育会议的决议后，学校逐步明确"为了培养国家所需要的干部"，必须向苏联学习，进行教学改革，并明确了如何运用教学工作四项原则来进行改革，自1954—1955学年开始执行全国统一的教学大纲。为了正确地贯彻教学大纲，各教研组实行教案制，并开始编写实验指导书。在教学方法上，主要实行苏联的先进教学方法，即"大班讲课，小组实习、实验、临床实习用集中循环制"。教学过程中尽量做到用启发诱导来培养学生的独立思考能力。实行时期虽短，但效果显著，普遍提高了学生学习的自觉性和积极性，巩固了所学知识。在教学组织上，1955年6月成立了各专业教研组，9月成立调整了系（部）行政机构，逐步向二级制过渡。

（童宽）

16 | 宫乃泉：首任院长兼书记，我国军事医学科学奠基人

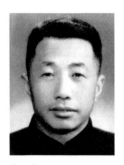

宫乃泉

1952 年 10 月，上海第二医学院成立，宫乃泉任首任院长。同年 12 月，中共上海第二医学院委员会成立，宫乃泉任党委第一书记。

宫乃泉是我国军事医学科学奠基人，祖籍山东省莱阳市，1910 年 8 月生于辽宁省营口市。1931 年"九一八"事变后，宫乃泉立志奋发学习医学知识，投身革命，学医救国。1935 年，他以优异的成绩毕业于当时英国教会创办的医科专门学校——东北奉天医学院。

为了实现理想，毕业后的宫乃泉只身到关内寻找革命道路。1938 年 2 月，在江西，他与沈其震一同组建了新四军军医处，沈其震任处长，他任主任。当时，军医处仅是一个"小诊所"，在这个 20 多人的团队中，相关工作主要由宫乃泉主持。

1938 年春，官乃泉随军部来到安徽云岭，与沈其震一起创办了南堡村前方医院和小河口后方医院，宫乃泉兼任南堡村前方医院院长。为了办好医院，宫乃泉因地制宜，制定了一整套严格的医疗、护理等规章制度，例如巡视制度、日夜值班制度、发药护理制度、消毒灭菌制度及伤患者的伙食制度等。他身体力行，每天巡视病房，为伤员换药、喂饭，甚至换便盆。南堡村前方医院

的患者不仅有战士、首长，还有驻地周围的群众、老乡，宫乃泉以精湛的医术和高尚的医德获得了大家一致的赞扬。

这年秋天，著名记者史沫特莱来到皖南新四军军部做战地新闻采访，政治部安排她暂住军医处。在皖南的日子里，史沫特莱切身感受到了我军的医护工作，她对宫乃泉表示，新四军的卫生工作是最好的。她说："这是我在中国见到的最好的军医院，我要向全世界宣传你们，呼吁人们来支持你们。"史沫特莱回国以后，曾写信给宫乃泉并寄来她的照片作为留念。

1939 年 9 月，党中央为了开辟和发展抗日根据地，坚持敌后斗争，决定成立江北指挥部，宫乃泉受命到江北指挥部组建军医处。宫乃泉审时度势，他认为，当务之急就是培养一支医疗队伍。经过紧张的筹划，同年 11 月，卫生训练班开学。除了每天大量的卫生行政工作以外，宫乃泉还制订教学计划并亲自任教，自编、自印讲义。他带领学生到荒野去挖骨头，制作人体模型；在教学中，他更注重理论联系实际，注重临床教学，言传身教。经过一段时间的培训，学员的医疗技术都有了很大提高。

当时正在新四军中的刘少奇对新四军第一支医疗队伍的诞生很重视，参加了训练班的毕业典礼。他说："宫主任要我来讲话，讲什么呢？你们的学习要在今后的实践中不断地提高，你们毕业后，要奔赴前线，同敌人作战，救治伤员。战争中会遇到很多困难，我们是共产党人，是为实现共产主义而奋斗的，为了幸福的明天，我们要克服困难，去夺取抗日战争的胜利。"刘少奇的一番话，使宫乃泉进一步认识到自己工作的重要性，也令全体学员备受鼓舞。

此后，宫乃泉随部队走到哪里，卫生干部培训班就办在哪里。1939—1943 年间，共创办 6 期卫生学校，另办高级医务干部研究班。经过 4 年的努力，所在部队卫生工作出现崭新的局面，各级医疗机构的人员和医疗水平上了一个新台阶。据不完全统计，第三野战军的 4 万多名医护人员，绝大部分都是宫乃泉培养起来的。不管是在战火纷飞的战争年代，还是在中华人民共和国成立以后的和平环境里，这些医护人员都是我军的栋梁之材。

之后，宫乃泉在淮南根据地创办了《医药生活》，并在艰苦的环境下创办了医学图书馆。1945年，他创办的华东军医学院（后改为"华东白求恩医学院"）正式成立，实现了他多年办高等医学教育、培养人民军医的梦想。1947年，根据中央整编部署，华东军区成立，军医学校也发展壮大起来，改名为"白求恩医学院"。宫乃泉任华东军区卫生部副部长兼华东白求恩医学院院长。济南解放后，宫乃泉兼任华东军区卫生部部长。

随着革命的胜利，1949年9月，宫乃泉调到上海工作，任华东军政委员会卫生部副部长。1952年全国高等学校院系调整时，他参加并领导了华东及上海地区各医学院校的调整工作，兼任上海第二医学院党委书记、院长。在圣约翰、震旦和同德三校合并过程中，他多次召开教师会议宣传党的政策，指明办学方向，要求师生员工团结一致搞好建院工作，并采取多种途径吸收社会人才组建教师队伍。在上海工作期间，他重视人才的培养和教育，并开办农村卫生教学示范区，为新中国培养了大批优秀的医学人才。

17

掌门人临危受命
迎难而上解难题

他们，是临危受命的交医掌门人；他们，在遇见困难的时候选择迎难而上；从他们的故事中折射出的交医精神，是交医师生医务员工的学习工作动力。数十载光阴，几代人耕耘，正是因为有了像他们这样把热情都奉献给医学事业，突破重重困难，走过每一个历史转折点的交医人，才有了今天的交医。他们为走出一条中国特色、世界一流、上海风格、交医特质的创新之路奠定了坚实的基础。

孙仲德：一位不破不立的司令员校长

孙仲德的一生经历了多次大的转折。年轻时，他从一个学徒成为国民党爱国将领。接下来，他又做出人生第二次转折，也是他人生中最大的转折，从一个国民党军官到一名共产党的游击队员，加入革命队伍。第三个转折，他出任上海第二医学院的院长兼党委书记。

对孙仲德来说，高等医学教育是一个完全陌生的新领域。当时陈毅市长指出：上海解放后，国家已从战争时期转入和平建设时期，必须有大批干部来充实地方建

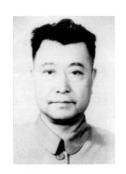

孙仲德

设，要有一部分有一定知识的人来从事教育管理工作。作为他的部下，老首长的命令，孙仲德肯定是服从的。

虽然念过私塾，也在保定军校学习过，但孙仲德对高等教育、医学教育、教育管理等并没有任何基础和概念，对他来讲，这是一项很不容易的使命和任务。但是，孙仲德还是比较快地适应了这个转变，并很好地融入院长和党委书记的角色之中。

1953 年 9 月，孙仲德任上海第二医学院院长兼党委书记，随即投入工作，他把刚完成合并的新学校，引上了迅速发展的轨道。据 1954 年调任上海第二医学院副院长的章央芬回忆，她清晰地记得自己在学校见到的第一个人就是孙仲德。她说道："我刚到孙仲德的办公室，他就立刻站了起来，自我介绍说：'我们是老战友。1938 年，我在谭震林副司令那里见过你。那时你在三支队司令部当医生，是个上海小姐。你医术高明，服务态度好，战士们可欢迎你呢。一晃 16 年了，想不到在这里又见面了。'说罢，孙仲德就双手握着我的手说：'盼星星，盼月亮，总算盼到了一个专家来当副院长。你知道我是当兵出身的，从未进过大学的门，要我来做院长，真难呀。你是内行，希望我们今后团结合作，认真执行党的方针政策，把上海第二医学院办成社会主义医学院。'"对于初来乍到的章央芬来说，遇见"老战友"简直是个意外。几句简单的欢迎话已让章央芬对孙仲德的治校理念佩服不已。

20 世纪 50 年代初上海第二医学院成立后，"抓什么、怎么抓"成为学院工作的基础与核心。孙仲德根据这些情况，指出重中之重是"要树立党委一班人和全体党员同志的信心和决心"。借着召开全校党员大会的机会，他提出"提高认识，统一思想，动员全体党员，下决心，树信心，加速向苏联学习，进行教改"的理念。

于是，根据党委决议，学校着手组织各种专题讲座，向党政干部讲解苏联的教学计划、教学大纲、教研组职责等，还结合学校的实际情况，制订新的教学计划。当时，大部分党政干部文化低，从未听过医学专业名词，大家硬是夜以继日地学习，弄懂了有关教改的各种教学文件，积极行动参加教改。党委会每月一次，党委常委会每周3次，讨论研究解决存在的各类问题。各级党组织也都围绕着工作中发生的问题进行研究、及时解决。全校形成一股教改热潮，各项工作开始大踏步前进。

孙仲德认为，办好上海第二医学院，首先要建立教师队伍。学校是学习知识和培养道德品行的机构，教师是教好学生的主要负责人。统一思想后，党委立即着手建立一支好的教师队伍。孙仲德带头做好教师队伍的建设工作，亲自登门拜访，聘请著名医师充实医学院教师队伍，甚至三顾茅庐说服兼职教师成为专职教师。他还组织所有教师学习马列主义经典著作，规定所有党委成员分工参加一个小组的学习，不准请假。

年轻的教师通过学习，思想认识有了更大的提高。学院为教师的工作创造了一定的条件，解决了生活中的实际困难，很多老教授很快由兼职转成专职，还有几位老师在1956年加入了中国共产党。随后，学校对专任教师进行定级。1956年，定为三级以上正、副教授的共有56人，教授数量之多为当时全国医学院之最。至此，一支具有较高专业水平的教师队伍形成了。

1958年，孙仲德奉命调任安徽省副省长。在上海第二医学院工作的四年多时间里，他带领党委班子运用马列主义原则，结合学院实际情况，抓住办学根本问题，采取了正确措施，切实加强了党的领导，坚持了社会主义办学目标，认真贯彻了党的知识分子政策。他大力组织学习马列主义，迅速提高了师生员工教改的积极性，为上海第二医学院迅速成长提供了极为良好的开端。他不仅为学院树立了优良的校风，发扬了优良的党风，更在党组织中发扬了部队中的"无私无畏，不怕艰难困苦，勇往直前，坚决保证完成党的各项任务"的战斗精神。

关子展："万金油"干部，发挥主心骨作用

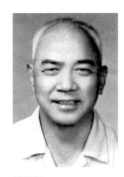

关子展

孙仲德调安徽任副省长以后，关子展从公安部调来上海第二医学院担任党委书记兼院长。关子展 1936 年参加革命，1938 年赴延安，先后担任八路军总兵站政治处技术书记、组织干事、兵站部政治指导员、分总支书记等职务。他常说自己是个"万金油"干部，党叫干啥就干啥。他在上海第二医学院的这段时间，正是学校全面开展教改，也是当时中国政治运动最多的特殊时期。

面对繁杂的工作，关子展头脑冷静，忙而不乱，发挥了主心骨的作用。他严格要求干部，许多干部都敬佩他原则性强、决策果断、善用马列主义原则分析和解决问题的作为与魄力。他在任期间，附属广慈医院成功抢救邱财康，鼓舞了全体医务人员，不仅使二医的教学改革大踏步前进，更使科学研究工作也很快赶了上来，一股团结创新的风气充满了整个校园。

1958 年，全国掀起了贯彻执行毛主席中医政策的运动。1959 年，卫生部举行会议，介绍了西安医学院发动师生编写中西医结合教材的经验，参加会议的同志回来向党委汇报，认为上海第二医学院也有能力编写中西医结合教材。关子展在听完大家意见后，认为毛主席对中医的指示是"中医是一个伟大的宝库要继承发扬，要用现代的科学方法，研究中医，去其糟粕、取其精华，全面继承、整理提高"，但绝不是说"把中医和西医合并在一起就算是中西医结合了"。于是，党委决定暂时不搞中西医结合教材，但要大力加强对中医的研究整理，加强中医教研室师资队伍的建设，加强对学生的中医学教学。在他的主导下，学校积极创立中西医结合的新医学派。

1958 年 7 月，中西医结合的上海市伤科研究所成立，关子展兼任所长，并聘请上海著名的中医伤骨科专家魏指薪和西医骨科专家叶衍庆任副所长。关子展时常和他们讨论如何把中医历来用之有奇效的古老方法传授给青年医

师，并要求西医用科学的方法来研究中医的治疗机理，做出了一定成绩。1959 年，上海市高血压研究所成立，开始以科学的方法研究发展中医的科研工作，第一个研究课题就是气功降血压的机理。同时，全校还组织召开了几次中医教学经验会议、中西医结合会议，从正面引导，逐步使师生转变了对中医怀疑的看法。

虽然自称"万金油"的干部关子展并非医学背景，不懂医学教育，但是他用马列主义实事求是的立场和方法，正确稳妥地掌握政策，保证了上海第二医学院的发展和壮大。

左英：带领学校逆流而上的党委书记

左英，曾用名瞿红霞。1937 年，中学毕业后的左英考入了上海仁济医院高级护士职业学校（后称仁济护校），学制为三年。该学校教学要求严格，每年都有不合要求的学生被退学。仁济医院会优先留用优秀毕业生，但是留院的护士必须住在医院的宿舍内，且不能结婚。教会医院的苛刻要求，对深受革命氛围感染的左英等进步青年而言，无疑是一种压迫和束缚。

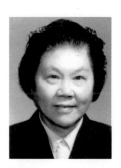

左英

当时，在全国抗日救亡运动的影响下，仁济护校的进步学生在院内外积极开展各种革命活动，这些群众工作都是由学生积极分子左英等同志负责。不久，左英、李玉芝、应仁珍等人先后加入了中国共产党。1938 年初，她们3 人在仁济医院成立了党小组，受中共地下党直接领导，仁济医院的中共地下党组织由此诞生。党组织成立后，她们继续活跃在抗日救国运动的第一线，并着手发展地下党员。1939 年 3 月，左英与其他几十个年轻人一起，决定到革命第一线去战斗。她离开了仁济医院，离开了上海，加入了新四军。

30 多年后，当左英重返上海时，一切都已变得不同，过去医学界的殖民主义色彩和宗教势力影响早已消失殆尽。作为一所新型的社会主义高等医科院校，上海第二医学院已经取得了令人瞩目的成绩。然而，正当医学院蒸蒸日上之际，1966 年爆发的"文化大革命"无情地打断了这股良好的势头，学校的发展陷入停顿，日常的教学管理、医疗和科研工作秩序受到不同程度的影响。

在这样艰难的时期，左英义无反顾地接受组织的嘱托，肩负起了带领学校走出困境、再创辉煌的重任。1972 年 8 月，上海市委批复同意建立中共上海第二医学院委员会，左英任党委书记。在此期间，她不断调整、完善组织架构，为学校发展奠定体制基础。比如，将原医、教、研组一分为二，建立新的教育革命组和业务组，形成六组一室的基本组织体系，即组织组、政宣组、教育革命组、业务组、武保组、后勤组和办公室，进一步明确了各组室的职责范围和工作要求。

与此同时，左英注重推进医学教育发展。在瞬息万变的局势中，左英抵制住各种不良势力的侵扰，坚持领导学校在困难中前行。在临床医疗的发展上，左英同样付出了巨大的心血。

1972 年下半年，在周总理的直接领导下，党对于知识分子政策出现了逐步回归正规的调整。左英领导下的学校党委始终坚持以正确的方式对待知识分子，在政治上保护他们，在生活上关心他们，在医、教、研各方面激励他们。党委经常讨论研究知识分子的待遇等问题，为他们争取合理的权利。党委坚持正确贯彻和落实党的知识分子政策，为这些专家学者们正常开展医、教、研工作创造了良好条件，也确保了"文化大革命"中后期学校取得了稳定的发展动力。

左英深入群众，动员一切力量服务国家战略。20 世纪 70 年代初期，为了更好地完成"三线建设"的国家战略任务，左英对"如何进一步巩固和建设二医后方医院"提出了基本思路。不仅如此，她还经常与赴安徽后方医院的医教队员通信，了解当地的工作情况，对医教队员的思想情绪进行疏导，激励他们更好地开展工作。担任党委书记后的三个月中，左英带领党委，根据新形势、新要求，继续调整和充实了院部、各附属医院、系部及各研究机构的党政领导配置，基本确定了1985年以前上海第二医学院的建设目标——成为具有全国先进水平的医学院校之一。

党的十一届三中全会后，中国进入了改革开放的新时期。为了尽快适应新形势、新要求，1979年初，左英召集党委召开教育工作座谈会，探讨工作重点的调整与转移，主导制订了五年制医学教育的教学计划。就在左英准备大展拳脚之际，1979年4月，上海市委决定将她调至上海市卫生局任党组书记。

左英在第二医学院工作的七年，正是学校在跌宕起伏中前行的七年。她以坚定的共产主义信仰、坚韧不拔的意志、求真务实的精神、深入群众的作风、兢兢业业的态度、卓越出众的管理，领导上海第二医学院不断前行，为改革开放后学校的快速发展打下了坚实的基础。

左英谦逊、慈爱的人格魅力，也赢得了全体师生医护员工的敬重与爱戴。在她的调离通知下达后，与左英共事多年的师生医护员工们不禁流露出对她的不舍与钦佩。在全体师生医护员工心中，左英不仅是一位带领学校逆流而上、平易近人的党委书记，更是一位有着高尚人格和坚韧品格，用自己的一生为人民医疗卫生事业无私奉献、奋斗不息的长者、革命前辈，是大家学习的榜样。

李向群：老革命在新岗位上积极有为

1980年5月，上海市委决定由李向群任上海第二医学院党委书记。

李向群是一位老革命，早在1937年3月，他在北平北方中学插班学习期间，就加入了中国共产党领导的"中华民族解放先锋队"，积极参加北平学生的抗日救亡活

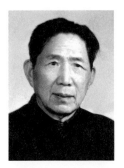

李向群

动。抗日战争全面爆发后，长期在山东参加革命斗争直至中华人民共和国成立。历任由中国共产党领导的国民革命军第三陆军军政处参谋、国民革命军第五战区第二游击队指导员、八路军山东纵队第二支队政治部宣传科科长、山东省文化出版社编辑、大众印书馆编辑部部长、山东省文化协会编辑部副部长、山东省行政委员会教育处编辑科长、滨南专署教育科科长、滨南专署教育处处长、中国新民主主义青年团山东省工作委员会宣传部部长。中华人民共和国成立后，历任青年团华东工作委员会秘书长、华东行政委员会扫盲办公室主任、中共上海市高等教育科学委员会副书记、上海市高教局局长等职。

李向群担任党委书记期间，坚持拨乱反正，带领师生开展教育改革，为发展学校的教育事业作出贡献。在教学方面，全面贯彻党的教育方针，使学生的德智体各方面有了新的进步，基础和临床的教学治疗有了进一步的提高，在校学生数达到当时历史最高水平，"文化大革命"后首批五年制本科生顺利毕业，第一批研究生被授予硕士学位，并且开始招收博士研究生；在医疗方面，各医院完成了繁重的门急诊及病房的诊疗任务，1982年四家附属医院的门急诊量居全市的前四位，医院管理、服务治疗及业务技术水平有了新的提高，治愈率和好转率都有增加；在科研方面，多项科研成果通过鉴定，有的填补了国内空白，有的已达国际先进水平；学校的教育教学环境有了很大的改善，教职医护员工有了更多出国考察学校和参加国际会议的机会。院风院纪发生了较显著的变化，全院师生医护员工面貌焕然一新。

1984年6月李向群离休后，他始终关心国内外大事和改革开放，关心学校建设，倾心尽力助学帮困，关心下一代健康成长，担任学校"关心下一代工作委员会"会长。1997年被上海市委组织部和老干部局评为离休干部先进个人。

18 医学宗师的传奇人生

　　他们，是非常时代所诞生的名医。他们，在动荡年代里勇于承担责任，在艰苦环境中坚守崇高医德。他们，如一盏盏明灯，指引着后来者在医学科学的道路上勇往直前。

　　在上海第二医学院教学改革中，老教授们始终努力工作、努力学习，听党的话，和学校广大师生医务员工同甘共苦，为学科发展奠定了坚实的基础。

余㵑：中国免疫学的奠基人

　　余㵑，原上海第二医学院微生物学教研室主任。1903 年，余㵑出生于北京，中学三年级时，正值五四运动爆发，他满怀热情走上街头，加入学生游行队伍。"要尽早成才，要为祖国作出贡献"，这样的念头在他心中不断萌发。年仅 16 岁的余㵑不顾当时中学校长的反对，报考了北京医学专门学校（今北京大学医学部），发榜时，他的名字赫然列在第一位。

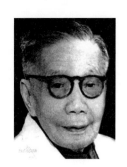

余㵑

　　1923 年，余㵑从北京医专毕业后，在北京协和医学院任细菌科助教。1927 年赴美国哈佛大学医学院进修，在著名细菌学家秦思尔（Hans Zinsser）

指导下研究风湿热的病因，提出"风湿热的细菌学及变态反应学说"新理论，并于 1928 年发表于《美国内科杂志》，为世界医学界所公认。

中国第一位细菌学博士

1929 年，余㵑获得哈佛大学医学院博士学位，成为我国第一位细菌学博士。是年秋天，余㵑告别了恩师秦思尔教授，只身去往欧洲，先后参观访问了英国李斯特医学研究所、法国巴斯德研究所、德国郭霍研究所等，这让他更坚定了研究细菌学的决心。同年，余㵑回到祖国担任北平大学医学院细菌学教授，以所学报国救民、振兴中华。1930 年，他与秦思尔的另一名中国学生汤飞凡合作翻译出版了《秦氏细菌学》，首次把秦思尔的学说介绍到中国，成为我国第一部细菌学译著。

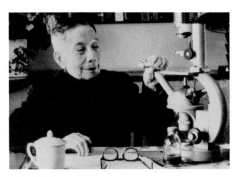

工作中的余㵑

商务印书馆在 1933 年出版了余㵑的第一部《病原学》专著，这是我国最早阐述病原微生物的论著。同年，余㵑应邀来到上海雷士德医学研究所担任血清学主任。余㵑曾在晚年盛赞这是个搞科研的好地方，并称这是他"一生中专注于医学科学研究的时期"。在这里，他从事科学研究整整度过了十个寒暑。在此期间，余㵑率先发表了《上海霍乱菌的调查》一文，用详尽的调查材料、大量的实验数据，驳斥了外国学者关于上海是霍乱菌发源地的错误观点，指出上海的霍乱菌是由国外传入，从而得出从根本上防止上海霍乱蔓延的方法。

随后，余㵑的研究注意力转向了伤寒病的免疫治疗。1935 年，采用含有"O""Vi"抗体的抗伤寒马血清治疗伤寒病取得较好效果，成为国内抗伤寒血清首创者，也是世界上研制抗伤寒血清 Vi 的先驱者之一。

1942 年，余㵑在上海开设医学化验所，兼任同德医学院教授。1952 年全国高等学校院系调整，余㵑来到上海第二医学院任教，担任细菌学教研组（后改为"微生物学教研组"）主任，从此他的主要精力转向了教学，肩负起了培养医学人才的重任。在长期的教学中，余㵑根据微生物学的特点，抓住三性（生物性、致病性、免疫性）、三法（诊断法、预防法、治疗法），使学生从根本上把握微生物学的规律。他在教学中以浅显的例子解释深奥的理论，使得学生受益匪浅、铭记在心。

经卫生部批准，1954 年，余㵑主编了《医学微生物学》高等医学院校统一教材。在面向教学的过程中，余㵑更加认识到培养人才的重要意义。在长期的教学科研工作中，余㵑积累了丰富的培养选拔人才的经验，他于 20 世纪 50 年代所培养的一批研究生和教研组的青年教师，之后大多成为这一学科的骨干力量。

成立上海市免疫学研究所

1955 年，余㵑正式兼任二医基础医学部主任。在关注教学的同时，余㵑同样关注着医学知识的临床应用。1958 年，在上海广慈医院抢救大面积烧伤工人邱财康的过程中，为控制绿脓杆菌感染，反复实验制成特异噬菌体，治疗创面取得显著效果，为世界烧伤医学界的奇迹诞生作出了重要贡献。

20 世纪 50 年代，余㵑倡议并参与研究试制预防麻疹的减毒活疫苗，60 年代获得成功，填补了国内这一领域的空白。他带领同事创造了正常人转移因子联合抽提法，填补了国内空白，1978 年凭此成果荣获全国科学大会个人先进奖。1979 年上海市免疫学研究所成立，余㵑任所长，下设基础免疫和临床免疫等 7

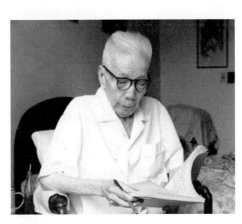

晚年余㵑

个研究室，重点研究方向在免疫遗传与免疫调节两个方面。该所 1980 年被世界卫生组织命名为免疫遗传合作中心。同年，他被推选为国际免疫药理学会创始人之一。

作为国际免疫药理学会的创始人和我国免疫学奠基人之一，余㵆六十五年如一日，孜孜不倦地致力于医学微生物学与免疫学的教学和科研工作，一生编写编译与主编的著作有 22 部，在国内外发表论文 70 多篇，并且培养教育了一大批医学英才，他严谨的科学态度和为科学事业无私奉献的崇高精神，以及对祖国和人民发自内心的热爱都值得后人永远纪念。

兰锡纯：中国心胸外科学的开拓者

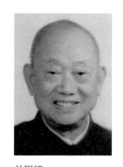

兰锡纯

兰锡纯，原上海第二医学院院长、仁济医院原外科主任。兰锡纯出生在山西省河津县东母庄村（今属万荣县），兰家虽以商贾起家，兰父并不希望子承父业，而是尽可能地培养他们，让他们读书。辛亥革命之后，西学东渐成为社会的主流。在这种社会背景下，兰锡纯和兄长经过商议，选择了学习医科。为了能顺利考入医学院校，他在太原崇实中学（系英国教会办的中学）读书一年，着重补习英文。

1925 年 9 月，兰锡纯如愿考入济南的齐鲁大学医学院。当时齐鲁大学医学院教学要求极严格，实行淘汰制，1933 年 6 月兰锡纯博士毕业时，原本 72 位同学，只剩 9 人。自医学院毕业后，兰锡纯留在齐鲁大学附属医院内科工作。一年后，他觉得自己对外科的工作更感兴趣，就辞职到上海仁济医院工作。当兰锡纯到仁济医院后，时任院长巴德巽（Paterson）改变原先商定，仍让他代理内科主任。兰锡纯不同意，经再三商议，三个月后才调到外科工作。之后，兰锡纯在上海雷士德医学研究院任外科医师。1938 年 7 月，获上海雷士德医学研究院奖学金，赴英国利物浦大学医学院进修外科。

　　1939 年回国后，兰锡纯先后任仁济医院外科主任、圣约翰大学医学院外科教授、宏仁医院外科主任。1952 年 10 月受聘为上海第二医学院外科副主任兼外科学教授、临床外科教研组主任，后调任仁济医院外科主任。1957 年 10 月，上海市胸科医院成立，黄家驷兼任院长，兰锡纯任副院长、心脏外科主任。从那时起，他致力于发展中国心血管外科，并组织心脏血管手术器械的研制，领导和参与研制二尖瓣扩张器、人工心肺机、人工瓣膜等，为改进心脏手术创造条件，被誉为中国心脏外科的开拓者和主要奠基人。1978 年，兰锡纯正式出任上海第二医学院院长。

推动心脏外科发展，填补国内研究空白

　　这位一专多能的医学教授，既擅长外科，又谙熟内科，并有丰富的临床经验，对许多疑难杂症，能准确判断，手到病除。他又善于思考，勇于探索，在完成繁忙的临床、教学任务的同时，进行创造性研究，取得一系列开拓性的成果，促进了中国外科技术的发展，对心脏血管外科贡献尤多。1952 年，他率先在国内成功开展了脾肾静脉吻合术；1953 年，他首创俄狄氏括约肌切开术治疗泥沙样胆结石病；1954 年，兰锡纯与黄铭新等教授合作，在宏仁医院成功施行了二尖瓣交界闭式心内分离术，填补了我国医学史上的一项空白，标志着我国心脏外科由心外手术进入心内闭式手术阶段，推动了心脏外科的迅速发展。1955 年 1 月，兰锡

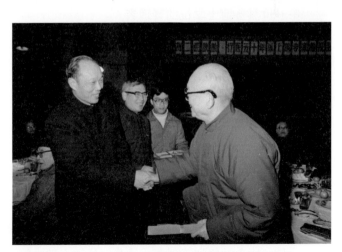

1985 年 1 月 28 日，王振义、潘家琛向一级教授兰锡纯表示祝贺

纯作为中国医学代表团成员赴莫斯科出席"全苏外科医师代表大会",作了"二尖瓣分离术"的报告。兰锡纯在国际医学界也享有很高声誉,他多次代表中国医学界到苏联、英国、丹麦、冰岛、美国、法国等国访问,参加各种国际性医学学术会议。

兰锡纯善于把科研成果和丰富的实践经验写成论文。继 1940 年在《中华医学杂志》上发表《受伤性破裂》和 1941 年在《中华医学杂志(英文版)》上发表《胆囊原发性癌》,他又发表 110 多篇论文,其中有关普通外科的 20 篇、心脏外科的 26 篇、心室辅助装置和人工心脏的 10 篇,用英文发表的论文 31 篇。

自 20 世纪 50 年代中期起,他在繁忙的医疗、科研和教学工作之余,又承担了全国外科学教材的编写任务。兰锡纯主编和撰写了《心脏外科学》、颇具中国特色的教材《外科学》、1983 年 4 月出版的《血管外科学》以及 1984—1985 年出版的《心脏血管外科学》上、下册等,成为我国在这些领域中第一部完整的,论证严谨、资料翔实的学术著作。此外,他还参编国内外涉及外科学、血吸虫病、心胸外科等学科领域的著作十余部。

第一位具备博士学位的管理者

1978 年,上海市委任命兰锡纯为上海第二医学院院长。他凭借长期工作在医务战线上的经验和对医学教育的独到见解,在新的工作岗位上,积极转变自身角色,根据中央和上海市的要求,对上海第二医学院的学科建制进行了全面整顿和治理。在他的领导和治理下,上海第二医学院在教学管理体制方面实行简政放权,加强系一级行政体制。例如,将口腔系扩建为口腔医学院,基础部扩建为基础医学院,并将儿科系扩建为儿科医学院,将瑞金、仁济、六院三个临床医学系改为临床医学院。

兰锡纯在这个岗位上工作了 6 年左右的时间,他是上海第二医学院校史上第一位具备博士学位的管理者,他开创的很多教学管理方法沿用至今。作为历史转折时期的学校掌门人，他为上海第二医学院后来的发展做出了不可磨灭的功绩。兰锡纯在医学教育界德高望重，培养了一代又一代的医学人才，他的学生遍布全国，其中不少人已成为国内外著名的专家学者。

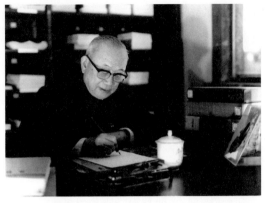

工作中的兰锡纯

1984 年 3 月，兰锡纯辞去上海第二医学院院长职务，担任上海第二医学院顾问，他依然关心医学科学事业的发展。兰锡纯将毕生献给了我国的医学事业，并作出了卓越的贡献，受到了党和人民的尊敬与爱戴。他在耄耋之年仍孜孜不倦，倾注心血著成新版《心脏血管外科学》，其勤奋敬业精神成为后人学习的楷模。

高镜朗：中国儿科的一代宗师

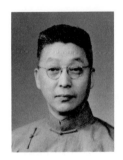

青年高镜朗

高镜朗，原上海第二医学院儿科系主任、上海市儿科医学研究所原所长。

1892 年，高镜朗出生于浙江上虞章镇的一个塾师家庭。1915 年，高镜朗进入湖南湘雅医学院攻读西洋医学，1921 年毕业获医学博士学位后留校任内科助教。1923 年，他与颜福庆一同创办国立第四中山大学医学院，任教授、儿科主任，主持儿科教育，并兼任附属护士学校校长；1925 年，受聘为绍兴福康医院儿科医师；1928 年，公费派送赴美国留学，入哈佛大学公共卫生学院及哈佛大学儿科医院进修，并先后到纽约肺病研究所、法国巴黎巴斯德研究院、德国杜塞尔道夫传染病院、柏林医科大学儿科医院、奥地利维也纳儿童结核病院、瑞士苏黎州儿科医院学习考察。

呕心沥血为中国儿科医学教育事业奋斗

1930年回国后，高镜朗开设了沪上最早的儿童专科医院——福幼医院。中华人民共和国成立后，高镜朗于1952年参与筹建上海第二医学院，被上海第二医学院特聘为广慈医院儿科主任，并接受委任创立儿科医学系。1954年，他被聘为上海第二医学院儿科系主任。在此期间，高镜朗还曾任上海卫生教育会编辑、上海福利医院院长等职。

20世纪60年代，儿科中存在的最大困难，就是结核性脑膜炎的治疗问题，这种疾病不但增加了患儿家属负担，同时还大大妨碍了病房周转。高镜朗经过研究，提议建立"结核性脑膜炎门诊治疗"的制度，不但使相关问题得到圆满解决，同时也为全市结核性脑膜炎患儿无处医治的严重困境提供了合理的解决方法。

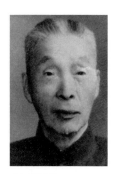

老年高镜朗

高镜朗是中国儿科医学教育事业的泰斗，在国家百废待兴的日子里，艰难而又坎坷地创建我国的儿科教学事业。1958年，高镜朗参加了新中国成立后上海第一家大型综合性教学医院新华医院的筹建，成为新华医院的第一批建设者，并受聘为新华医院第一任儿科主任。

1978年，高镜朗指导成立上海市儿科医学研究所，并任所长。1983年捐资创办《儿科临床杂志》，从而在国内率先确立儿科医教研完整体系。高镜朗博览中外医学文献，钻研祖国医学，将中医理论与现代医学结合起来，是最早研究中西医结合的学者之一。他的代表作有《古代小儿疾病新论》《儿科小全》《儿科液体疗法》等，备受儿科同道赞许，在国内外享有很大声誉。他还翻译了《儿童传染病学》《麻醉学》《英国药剂》等国外医学专著，并发明了从脉搏测验血压、用楝树根和楝树皮取代进口药"山道年"治疗儿童蛔虫病的医术。

尽管如此，高镜朗对自己全部的特长，只简简单单归纳为三个字"好读书"。

1982年高镜朗念念不忘的《临床儿科杂志》创刊发行，成为当时仅次于《中华儿科杂志》的第二本全国性儿科专业杂志，而这一杂志正是由高镜朗捐资创办的，由此国内真正确立起了儿科学医、教、研的完整体系。

始终把孩子当作心头肉

高镜朗是中华医学会儿科学会的发起人之一，被誉为儿科医学界的一代宗师。20世纪50年代，国内医学界就将高镜朗与诸福棠两位儿科大师并称，有"南高北诸"之说。高镜朗医术精湛，医德高尚，特别对重危病儿细致观察，极其负责，深受患儿和家属敬仰。他的美好医德，教育、感动了许多人。当年，他的同事、下属和学生们这么评述他："高主任热爱病儿是无微不至的，他经常说'儿童是祖国的宝贝，我们的心肝'。他更常常用'革命人道主义'来教育大家。"

高镜朗曾在回忆他从医经历时这样讲述他一天的工作："我从事儿科临床已经多年，孩子是父母心头的一块肉，他们把心头肉交给我们，是相信我们，如果我们马马虎虎，敷衍塞责，岂不辜负孩子和他们的家长？我当年从医时，每夜睡眠不过四五个小时，早晨五时起床，盥洗、用早点后，即出诊。去医院参加查房和病例讨论，直至中午，午饭通常是不用的，接着就去门诊部看门诊。傍

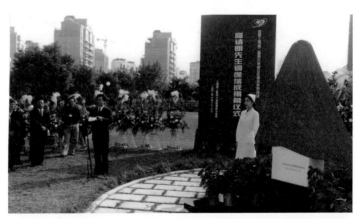

2002年10月26日，纪念高镜朗教授诞辰110周年座谈会及高镜朗铜像揭幕仪式在附属上海儿童医学中心举行，第二医科大学校长沈晓明主持仪式

晚五时，门诊结束，紧接着又出诊，此时司机已经在车内预备了一杯咖啡及几片面包，权作午餐和晚餐，如果路远，用毕还能在车内打个小盹。深夜，我还要去医院查病房，一来看看小患者的情况，二来看看值班医生、护士是否尽职，回到家里，往往已近午夜。"

我国儿科事业从零起步，在长达 60 多年的艰辛历程中，几乎每一个步履中都有高镜朗的身影，他对我国儿科事业的发展作出了卓越的贡献。1983 年，高镜朗先生临终前，这位一生治愈了无数患儿的老人，把家藏书籍、资料全部捐献给上海市儿科医学研究所，并捐出积蓄 8 万元设立"高镜朗基金会"，定期奖励有贡献的儿科工作者。爱党爱国爱儿童，学贯中西技精湛，医德高尚性耿直，刚直不阿胸豁达。高镜朗，这位中国儿科界的一代宗师，在我国儿科和医学教育史上树立了一座令人仰止的丰碑。

19 | 医学泰斗的非凡人生

他们，成长于旧社会内忧外患的危难时期。他们，满怀报国之志，在平凡的一生中创造了许多不平凡的成果——邝安堃开创了中西医结合研究先河，叶衍庆首创了国内多项伤骨科手术新技术，傅培彬创立的"傅氏外科技术"流传至今，黄铭新在心血管疾病等内科学领域挽救了数以万计的患者。

正所谓"敢为人先 大医精诚"，作为一代医坛巨匠，他们为人类的健康事业、为医学人才的培养作出了卓越的贡献，也为后人留下了巨大而宝贵的学术和精神财富。

邝安堃：开中西医结合研究先河

1919 年，17 岁的邝安堃在震旦大学读理科二年级，并在此遇到了从法国前来任职的化学老师——法国里昂大学有机化学教授兼里昂化工学院院长、诺贝尔化学奖获得者格林尼亚（Grignard）教授。因聪敏好学，邝安堃被老师推荐到法国念书，从此踏上长达 14 年的留学之路。其间，满怀报国之志的邝安堃，志向渐渐转向医学，从而放弃里

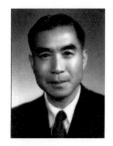

青年邝安堃

昂化工学院的学业，转而进入巴黎大学攻读医科，并成为考取巴黎医院住院医师资格的第一个中国人。

义无反顾回国，振兴祖国医学事业

1929年，邝安堃从法国巴黎大学医学院毕业，并于1933年获医学博士学位。此时，旧中国处于内忧外患的危难时期，邝安堃毅然回国从业，到震旦大学医学院任教，教授皮肤科和小儿科，而后又担任广慈医院大内科主任。邝安堃在自传中写道："我有了如此难得的机会，就废寝忘食地发展广慈医院内科，决心把在国外学到的知识贡献给祖国人民，振兴祖国医学事业。"

1935年起，邝安堃历任广慈医院儿科、内科主任，上海第二医学院副院长、顾问，瑞金医院内科、内科学教研室主任等。他刚回国时，正是传染病极为猖獗的时期，经过连续两年的严密观察与治疗，邝安堃于1936年发表了关于氮质血症型的论文，成为职业生涯中的第一个"全球第一"。20世纪40年代，邝安堃又在国内较早确诊了系统性红斑狼疮患者和结节性多动脉炎。

"可以说，从回国到祖国解放的16年中，我是在大内科的广阔领域里驰骋，这为我在解放后把重点转向内分泌学和中西医结合这两个'高层建筑'打下了宽广坚实的基础。"邝安堃写道。

随着1952年上海第二医学院的成立，邝安堃着手建立了国内最早的内科实验室。日渐丰富的人力物力使研究工作得以更顺利地开展。1956年，广慈医院将大内科分科，邝安堃和他的同道们经过协商，分出了血液科、心脏科、内分泌科、消化科、肾脏科，而邝安堃逐渐把注意力放在内分泌学科上，当时的内分泌学科在国内十分薄弱，他决心建设具有中国特色的内分泌学。

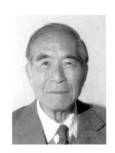

老年邝安堃

作为我国中西医结合治疗和内分泌学研究的先行者之一，邝安堃于1955年在国内首先采用小剂量促肾上腺皮质激素等静脉滴注治疗急性血吸虫患者。20世纪50年代后期，他用现代医学研究中医阴阳学说和虚证理论，成功地建立阴虚和阳虚高血压大鼠模型，同时又研究阴阳学说在临床上的应用。他将内分泌学比作中西医结合的桥梁，认为激素的对抗与阴阳学说、激素的反馈与五行学说极为相似，先后发表《用现代医学方法研究中医阴阳学说的初步结果》《中医虚证理论的初步研究》等论文，对西医学习中医、开展中西医结合研究起了很好的带头作用。

成为一名"中国特色医生"

年轻时，邝安堃便立下宏愿，希望成为一名有"中国特色的医生"，因而在从医过程中开始尝试中西医结合的疗法。14 年的留法生涯，使邝安堃成为一个真正的西医，但作为一名炎黄子孙，中国文化早就在他的心目中深深扎根。通过大量的临床工作，他深刻认识到中医理论和现代医学之间存有千丝万缕的联系，两者既对立又统一，而数千年来，中医保障着中华民族的繁衍和健康，必有其道理，因此，他不在乎自己的地位，再度拜在中医大师陈道隆门下。

在邝安堃的从医生涯中，对于原发性醛固酮增多症（简称原醛）的诊断让国内外学者惊叹不已。此外，他还在国际上较早发现了雌激素水平升高与男子乳房发育有一定关系，用促肾上腺皮质激素合并氯霉素治疗严重伤寒、西蒙－席汉氏综合征，自身免疫性阿狄森氏病、血紫质病，应用睾丸酮改善雌激素绝对或相对增高。

1979 年，上海市内分泌研究所在瑞金医院成立，为这个研究所成立呕心沥血的邝安堃担任第一任所长。在他的带领

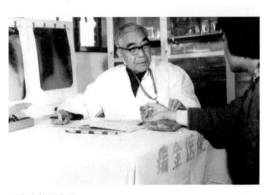

工作中的邝安堃

下，研究所主编了国内第一部有关内分泌的专著《临床内分泌学》，并举办全国内分泌进修学习班，培养了中国内分泌学界大批优秀人才。

邝安堃为瑞金医院内科学科奠定了深厚的理论和实践基础，他的学识和精神成为一代代瑞金医生学习的楷模。邝安堃在自述中总结道："教课时，我努力做到五件事情。一是教的东西自己必须熟悉；二是备课要根据世界医学最新发展增减；三是根据不同对象确定教学方法，深入浅出；四是要脱稿讲课，精神饱满，语言清晰；五是注意学生的表情。"

邝安堃教授一共发表论文近 200 篇，获 7 项卫生部科技成果甲级奖，2 项上海市重大科技成果二等奖，1 项三等奖，撰写《临床内分泌学》等著作 4 部，作品获 1994 年全国优秀科技图书二等奖。他 1955 年获"上海市先进工作者"、1956 年获"全国先进工作者"、1979 年获评全国及上海市劳动模范、1985 年被授予法国骑士勋章、1991 年获"全国高校先进科技工作者"称号。

1992 年，邝安堃走完了他辉煌的一生。邝安堃去世前，毅然将自己的 10 万元积蓄捐赠给了当时的上海第二医科大学作为奖学金。邝安堃一生奉献学术，以老骥伏枥之心，鞠躬尽瘁。

叶衍庆：赤诚爱国的一代名医

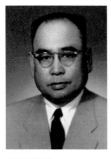

青年叶衍庆

1930 年，24 岁的叶衍庆以优异的成绩从齐鲁大学医学院毕业，被齐鲁大学附属医院特聘为内科住院医师。1931 年，经好友介绍到上海雷士德医学院读研究生，毕业后任仁济医院外科医师。1935 年秋，他获得霍氏留学生奖金资助到英国利物浦留学，主修骨科。叶衍庆回忆起这段时光说道："在利物浦的几年，我懂得了骨科的基本规则，我们要正规地使用这些规则，才能在治疗工作中，不犯或少犯错误。"良好的机遇为叶衍庆奠定了扎实的专业基础，

1936 年秋，他以优异的成绩修完各门课程并获得骨科硕士学位。1937 年英国骨科学会授予他英国皇家骨科学会会员的资格，成为《骨和关节外科杂志》（JBIS）（英国版）终身免费订户。叶衍庆历任上海第二医学院外科主任，瑞金医院骨科主任，医疗系主任，瑞士国际外科学会会员，上海市伤骨科研究所所长、名誉所长，中华医学会理事，中华骨科学会名誉会长，卫生部医学科学委员会委员。

学成回国，用心用情用力投入新中国骨科事业的建设

回国后，叶衍庆曾任上海仁济医院骨科主任、上海百医生联合诊所骨科医师、上海女子医学院和上海圣约翰大学医学院教授。1942 年到 1945 年被上海瑞士领事馆聘为国际红十字会医师。1948 年 9 月到 12 月，赴美国进修骨科。

1949 年，叶衍庆满怀着建设新中国的情怀，积极地投入国家骨科事业的建设之中。叶衍庆致力于上海第二医学院的建设，1950 年 8 月到 11 月，在华东公安后勤部上海医院担任骨科顾问，1950 年 11 月调至上海宏仁医院。

上海第二医学院成立后，叶衍庆担任外科主任，1953 年又兼任广慈医院骨科主任，1955 年任医疗系主任，在制订教学计划、建立教学组织、改进教学管理、提高教学质量等方面做了大量工作。他克服当时师资匮乏、教材短缺、临床资源不足等困难，积极筹划，使外科学等临床课程得以顺利开展，各类教学工作平稳有序推进，为推动我国医学教育事业发展贡献了力量。与此同时，他还率领学生们在广慈、仁济、宏仁等医院建立了新的骨科体系，开展了骨科教学医疗工作。1956 年，叶衍庆成为瑞士国际外科学会会员。1958 年任上海市伤骨科研究所副所长，后任所长、名誉所长。

1978 年，叶衍庆被任命为医学系一部主任。1982 年，医学系一部进行骨科教学改革尝试，他提议用一半的时间让学生临床自学，以提高学生的自我动手和临床实践能力，取得良好的成效。1980 年，叶衍庆任中华医学会理事、

中华骨科学会名誉会长。次年任卫生部医学科学委员会委员。

潜心研究，平凡的人生做不平凡的事

叶衍庆在学术上的成就也非常突出。作为骨科学的老前辈，他和北京的孟继懋并称为"北孟南叶"，在国内有很高的威望。叶衍庆致力于新技术、新学术的研究工作，力求精益求精。20世纪40年代中期，他率先在国内开展了三翼钉治疗骨颈囊内骨折的手术，1950年率先在国内进行了腰椎间盘摘除手术。他还引进了麦氏截骨术，此手术对治疗股骨颈新鲜及陈旧骨折起了很大的作用。除了对矫形外科学很有研究外，叶衍庆对骨结核、小儿麻痹后遗症等其他方面骨的疾病也都有一定贡献，如其国内首创的"脊柱椎体前外侧减压手术治疗截瘫"，挽救了很多胸椎结核并发截瘫患者的生命。叶衍庆还认真研究祖国医学，撰写《祖国整骨科的科学成就》《祖国整骨科对国外的交流和影响》等，同时重视骨科基础理论的研究，从生化、病理等方面探索骨折愈合机理，提高医疗质量和学术水平，发表《急性肩关节前脱臼的安全复位法》等论文30多篇。这些都是叶衍庆长期钻研的成果，对我国骨科医学的发展起了重要的推动作用。

1957年，叶衍庆受卫生部聘请参与编写和评阅医科院校教科书工作。编写和评阅的教材有《眼科学》《基础儿科学》《外科总论》《系统外科学》等近20部。1958年在叶衍庆的努力和坚持下，上海成立了中国第一个伤骨科研究所，叶衍庆任副所长。1963年叶衍庆参与了上海市第六人民医院陈中伟医生实施的我国首例断肢再植手术，取得了巨大成功。

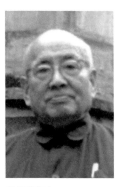

老年叶衍庆

1994年，叶衍庆与世长辞，享年88岁。叶衍庆一生忠于祖国，忠于人民，他是我国骨科事业的创始人之一，他在平凡的一生中做出了许多不平凡的贡献。他无愧于医学教育家、爱国主义者的光荣称号。

傅培彬：我国外科事业奠基人

傅培彬一生致力于胃癌、肝癌、肝移植、胆结石、坏死性胰腺炎等常见外科疾病的研究，在我国外科事业发展的每个阶段都作出了重大的贡献。

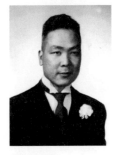

青年傅培彬

1939 年，27 岁的傅培彬从比利时鲁汶大学医学院毕业，获医学博士学位，在比利时阿洛斯特市立医院外科工作 8 年。1946 年回国，先后担任震旦大学医学院教授，上海第二医学院教授，肿瘤研究室主任，瑞金医院外科主任、副院长、院长、顾问，中华医学会上海分会副会长、外科学会主任委员。

1949 年初，傅培彬的导师再次写信让他回比利时，当时广慈医院的地下党员——著名眼科专家聂传贤找到傅培彬跟他说："天要亮了，是你发挥才能的时候了。"于是，傅培彬坚定地留了下来。当时，震旦大学的外科主任是法国教授什皮里特（Spirit），他临走时向学校推荐傅培彬接替他的位置，并预言"这位年轻人将远胜于我"。

开创多个第一，填补多个空白

在中华人民共和国成立前后的几年里，傅培彬在广慈医院不但开展普外科，还开展妇科、泌尿科、小儿科、骨科，甚至连当时国内很少有人做的硬膜外麻醉，也都能亲自操作，并教会大家做。那时广慈医院外科还只能做急性阑尾炎手术，而傅培彬开展的"胃大部切除术"成功率高且很少有并发症，在国内享有崇高的声誉。

20 世纪 50 年代中期，傅培彬着手创建各专业外科，普外科、泌尿外科、妇科、骨科、小儿外科、胸外科纷纷成立。在总结了"无名动脉瘤切除""主动脉狭窄切除"经验的基础上，他与兰锡纯、董方中一起编写了我国第一部《心脏外科学》和《血管外科学》著作，又与叶椿秀医师一起研究国产体外循环

开疆拓土 砥砺奋进

1952—1985 上海第二医学院时期

111

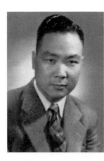

傅培彬

机获得成功，为我国的心血管外科发展奠定了基础。他在国内率先完成大动脉瘤切除术，并开展人工心肺机、冷冻干燥血管保存法的研制。

1958年，傅培彬任外科主任，在其带领下，广慈医院成功地抢救了大面积烧伤患者邱财康，为我国烧伤外科的发展树立了榜样。此后，为了响应"消灭血吸虫"的号召，他带领外科医师下乡巡回医疗，做了大量的脾切除术，并率先开展"脾肾静脉分流术"，使90%以上的晚期血吸虫病患者安然渡过鬼门关。

20世纪60年代后期，傅培彬又提出了"扩大根治术"的观点，经过40多年的实践，瑞金医院胃癌及结、直肠癌的疗效均已达到或接近国际水平。20世纪70年代，他领衔的我国第一例肝脏移植和第一例心脏移植，开创了我国器官移植外科的先河。他创立的"以胆石剖面结构及化学成分为基础的分类法"胆道外科与急性坏死性胰腺炎的研究，使当时无法治愈的急性坏死性胰腺炎患者术后存活率达到70%。这些都在中国医学史上有着里程碑的意义，给患者带来了福音。

傅培彬手术精细，层次清楚，强调解剖观念，已形成其学术上的独特风格。他不仅用手术刀救治患者的生命，还考虑患者术后的工作和生活质量。为了缩短国内外外科学的差距，傅培彬在《中华外科学杂志》撰文号召"应该重视与外科有关的基础科学研究"。以往胃肠手术的吻合都是三层缝合，认为这样才能保证不会漏。傅培彬却认为缝合得多损伤也多，缝合得太紧，胃肠的张力容易使接合的地方绷开。在大量动物实验的基础上，他创造了套结和一层缝合的方法，取得了很好的效果，从1966年消化道一层吻合用于临床，至今已经成为闻名全国的瑞金医院外科傅派手术标志之一。

培养"爱患者、爱组织、爱器械"的外科医生

1975年10月，傅培彬在国内率先采用手术治疗急性出血坏死性胰腺炎获

得成功。其创立的"以胆石剖面结构及化学成分为基础的分类法"，被确定为全国调查胆道结石的分类标准，并在法国国家科学院杂志发表。其先后发表《右半结肠癌根治手术的改进》等论文 98 篇。临床研究成果多次获得上海市科技进步奖。

傅培彬极其重视科研，早在"文化大革命"前就提出要建立外科实验室，"文化大革命"后主持了多项重大科研，例如胃癌、胰腺炎和胆道的研究等，并在很多科研中有着独到的前瞻性和创新性。在傅培彬的悉心指导下，研究小组将人类胆石分为八类，创立了以结石剖面图像为基础的胆石分类法，并作为 1982—1985 年全国胆石病调查的标准，这就是闻名中外的"傅培彬胆石分类法"。

傅培彬对学生的培养可谓无微不至。他经常教育学生说："消毒不严格，给患者伤口传入细菌是犯罪行为，对患者粗暴或冷淡是精神虐待。若再要为学习和要礼物等而区别对待患者，那是乘人之危，是最卑鄙的人。"他每天在各个开刀间巡视，看每个医生哪方面有问题就重点培训。他也非常爱护学生，常常邀请学生到家中谈心，了解他们的想法和困难，并竭力帮忙。在傅培彬看来，一个科室、一个外科医师，如果培养医学生的工作没做好，治疗再多患者也不算完成任务。在他的严格要求下，青年医师不仅要掌握外科手术操作，还必须有扎实的基础理论知识、学习新技术的能力和健康的体魄。

在傅培彬看来，外科手术不是外科的全部，但是做不好手术就不是外科医生。为了培养好的外科医生，傅培彬要求他的学生和他一样要遵守"爱患者、爱组织、爱器械"。这"三爱"是"傅氏外科技术"的核心，也成了瑞金外科始终遵循的原则。"手术切口柔软无硬结，缝线整齐。这些是外科医生的签名！"至今，傅培彬的这条训导仍然时常挂在他学生，或者学生的学生嘴边。

傅培彬对患者的关注不仅仅局限在病房里、医院内，还将患者和他们的病情放在其生活工作、家庭社会等诸多环境中思考和判断。他在我国外科事

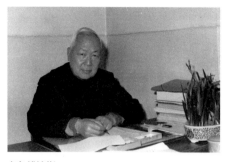

老年傅培彬

业发展的每个阶段都作出了重大的贡献，因此蜚声海内外。1981年比利时皇家医学会授予他外籍荣誉会员称号，1982年法国巴黎外科学院吸收他为外籍会员，1983年法国外科学会授予他荣誉会员称号，1987年比利时国王授予他骑士勋章。

1989年，傅培彬与世长辞，享年77岁。"半世纪捣药银刀驱病魔万千危重得康安，五十载传薪赤心育孺子满园桃李皆英华。"这是傅培彬追悼会上的挽联，更是他一生的真实写照。

黄铭新：内科圣手克顽疾

黄铭新1909年出生于美国檀香山，7岁时随父回国，自幼就学于上海，后毕业于上海昌世中学。1934年，黄铭新从上海圣约翰大学医学院毕业，获博士学位。两年后赴美国宾夕法尼亚大学医学研究院深造，致力于心血管系统专业的研究，师从克伦伯哈教授学习病理，1939年获科学博士学位。

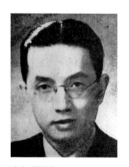

青年黄铭新

心系祖国，危难时刻挑起重担

1939年，正当抗日战争炽烈之际，黄铭新出于爱国热忱，毅然返回祖国，此后即任圣约翰大学的附属医院内科正教授兼内科主任之职，从事医疗和教学工作。随着战局西移，黄铭新不避危难，挑起重担，惨淡经营，全副精力都扑在教学工作中。

此后，黄铭新受命于危难，于1941年到1946年担任圣约翰大学医学院代理院长，并另觅新址开办教学医院。他于1941年到1947年任上海同仁第二医院院长兼内科主任，利用原属美国教会的宏仁医院，继续维持医学院的教学工作。如此，医学院才得以在风雨飘摇中勉强维持，直至抗战胜利。上海沦陷期间，黄铭新不仅苦心经营医学院，还与林兆耆和马弼德两位教授设法维持上海中华医学会和中英文版的《中华医学杂志》运营。

中华人民共和国成立后，黄铭新爱国之情愈浓，工作更为积极。1951年12月，他主动要求参加抗美援朝医疗队，并任大队长，为救治前线将士立下战功；1952年，任上海第二医学院内科学教授；1957年任仁济医院内科主任，1960年兼任医疗系二部主任、内科教研组主任；1978年任仁济医院院长。

从1939年任圣约翰大学内科教授之后，黄铭新已选定心血管疾病为自己的专业方向。那个时代风湿性心脏病是最常见的心脏病，对此，他认为，内科在诊断与药物治疗方面，应该密切与外科结合，提供外科多种多样的适宜于动手术的病例。1954年，他配合胸外科施行国内第一例二尖瓣狭窄闭式分离手术获得成功。此后，黄铭新以发展心脏内科为重点，对风湿性心脏病深入研究，制定二尖瓣病变分类法，为国内同行所采用，又对肝硬化顽固性腹水患者采取腹水浓缩回输治疗，取得较好的效果。他也是最早研究心向量图及心动冲击图者之一，后来转而研究冠心病及病毒性心肌炎，其中对冠心病独具心得，多年来一直参与一些国内重要冠心病会诊。同时，他在开展最新的心肌梗死的酶学诊断研究和冠心病的脂质代谢研究中也富有成果。对风湿性心脏病，黄铭新于1952年即已开始从事溶血性链球菌研究，1953年在国内首创自己制造抗链球菌溶血素抗"O"的测定。

钻研攻克，防治血吸虫病

中华人民共和国成立初期，血吸虫病威胁着全国约四分之一人口的健康。从卫生部指定黄铭新参加全国血吸虫病流行区实地调查与治疗工作起，在此后长达36年的时间里，黄铭新三分之一的时间用于血吸虫疾病的诊断和治疗。

他率先提出血吸虫病侏儒症与脑垂体功能不足有关，并采取了有效的治疗措施。同时，他与江绍基等研究应用大剂量阿托品治疗锑剂中毒所致阿－斯综合征，把患者死亡率从 80% 降到了 10%，使大规模治疗运动迅速地开展起来，为后来的门诊三天疗法创造了重要的条件，挽救了数以百计的生命。

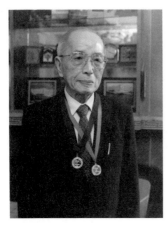

黄铭新

此后 10 多年，血吸虫病在国内基本得到控制，黄铭新又把血吸虫病研究的方向转到扫尾工作上。1982 年，他首创的赛璐芬－聚乙二醇法腹水浓缩静脉回输治疗顽固性腹水，荣获卫生部重大科技成果二等奖，10 多个国家的专家们来函对这项创造予以高度评价。他应用卵磷脂胆固醇酰基转移酶测定，对比观察晚期血吸虫病和慢性肝病患者的变化，研究成果受到世界卫生组织热带病部的通报。1985 年，77 岁高龄的黄铭新被选为全国卫生先进工作者、上海市先进工作者，并被授予一枚金质奖章，获记大功等殊荣。

黄铭新一向关注内科领域的研究，从 20 世纪 70 年代开始，他针对免疫学与老年医学开始了科研工作，担任了上海第二医学院免疫研究所第二所长、全国首届老年病学会的常委和卫生部医学科学委员会委员。黄铭新在科研上涉及的领域是多方面的。在他发表的百余篇论文中，大多能较早地涉及医学研究中的前沿课题。他不仅在心血管领域有较突出的成就，在中西医结合、血吸虫病防治、代谢和激素、临床免疫学、风湿病学、老年医学及医学管理学等方面均有较深的造诣和贡献。

甘为人梯，匠心筑梦育芳华

黄铭新年过八旬，仍孜孜不倦地学习。数十年如一日，案间书籍文献簇拥。过去，他每月除固定看的 20 多种临床杂志外，对边缘医学、实验医学、最新进展的论著均有目的地进行涉猎。他擅长多系统和多学科的结合、临床和动物实验的结合，在他指导下，临床免疫研究室对系统性硬化症患者的观察报道，在国际风湿病学术会上得到了好评。他对老年人的细胞免疫、微量元素、内分泌代谢和智能等项目测定和研究后，发现老年人不一定都会患老年病，我国老年人某些观察参数的正常值和外国老年人有所不同。

黄铭新曾说，知识不应成为一朵不结果之花，当扎根于科学实践才能不断开拓和创新。他论著有《锑剂所致严重心肌中毒的发病机制及阿托品治疗》《二尖瓣分离手术的治疗》等百余篇，还撰写《晚期血吸虫病》《肝脏病学进展》《内科理论与实践》及《心脏内科学》等多部著作。

1985 年，当黄铭新从仁济医院院长岗位退居二线之后，他却比当院长时更忙了，带博士研究生、写作、审稿、讲学、查房、会诊等。黄铭新对学生既爱且严，他善于采用抽丝剥茧、启发才思的教育方法引导学生，为国家培养了一批优秀人才。60 年辛勤耕耘，桃李竞相吐艳，他的许多学生驰名国内外医学界。而且，世界各地诸多研究院竞相将黄铭新收录于自己的名人录中。

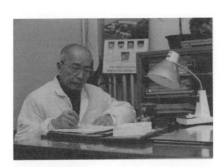

2001 年，黄铭新因病逝世，享年 93 岁。作为一代医坛巨匠，黄铭新教授在医学园地耕耘近 70 年，为人类的健康事业、医学人才的培养作出了卓越的贡献，为后人留下了巨大而宝贵的学术和精神财富。

工作中的黄铭新

20 投身抗美援朝
浴血奋战卫家国

1953 年，中国人民志愿军历经两年零九个月舍生忘死的浴血奋战，赢得了抗美援朝战争的伟大胜利。二医人的身影在这段历史中闪烁着光芒——他们在国家存亡之际，勇于担当；他们在人民危难时刻，挺身而出；他们无愧于杏林芳华，无愧于时代使命。

倪葆春：不畏战争环境，推广烧伤治疗经验

在抗美援朝战争打响之后，1950 年 12 月 15 日，上海召开医务工作者抗美援朝大会，成立了上海市医务工作者抗美援朝委员会，由时任圣约翰大学医学院院长倪葆春担任常委兼研究计划组副组长，负责有关手术医疗队技术问题的研究计划和组织编制、药材配备以及出发前政治、技术方面的学习培训。1951 年 8 月，圣约翰大学医学院组织医疗队赴朝鲜参加抗美援朝，倪葆春担任上海抗美援朝志愿医疗总队五大队大队长。

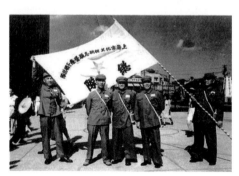

1951 年，倪葆春（右一），聂传贤（右三）等广慈医院医护人员参加抗美援朝志愿医疗手术队

在恶劣的战争环境中，倪葆春率领的医疗队克服了重重困难，担负起救死扶伤的光荣使命，创造了光辉的纪录。为了推广治疗烧伤的经验，倪葆春和战友刘仁麟合作撰写了《烧伤》一文，刊登在沈克非主编的《抗美援朝战伤处理文集》中，成为当时处理烧伤的主要参考。

高恪：革命乐观主义常伴于心

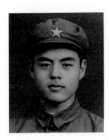

高恪

1951 年至 1953 年间，瑞金医院高恪在抗美援朝的后方医院为伤员的诊治和照护尽心出力，荣获了"抗美援朝保家卫国功劳证"。

在后方医院，由于营养缺乏，一些志愿军战士伤员患有夜盲（维生素 A 缺乏）、烂口角（维生素 B2 缺乏）、舌炎（烟酸缺乏）等，他们始终忍受着伤痛和疾病的煎熬，从不叫痛，从不抱怨，坚强的意志和革命乐观主义精神，深深打动了高恪。

在后方医院，高恪和战友们日夜不停地给伤员换药、补液、送水、送饭。"伤员们大部分是战伤，有一部分是冻伤，战士们在潮湿的地道里，趴在雪地上，手脚冻伤者很多，手指坏死发黑，十指连心呀！疼痛可想而知，每当我剪掉伤员坏死手指时，心如刀割。"高恪回忆道。

1953 年下半年，高恪受组织委派，护送几十名伤员到四川，"我一路上要服侍他们的饮食起居，最后到达四川万县，在这里由民工背着他们越过大山，回到家乡医院。我胜利完成了任务，我甚是兴奋。1954 年，我也如愿踏进军医大学的大门，如饥似渴地学习，决心要成为一名救死扶伤的好医生。"

郭德文：沉重铅衣下，一颗赤子心

1952 年初，抗美援朝的洪流震撼着整个中华大地。宏仁医院学科创始人、

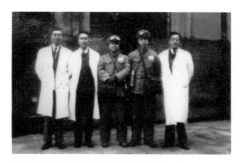
赴朝前夕合影（右二为胸科医院郭德文）

放射科主任医师郭德文教授怀着一颗赤子之心，毅然决然地在宏仁医院抗美援朝"志愿医疗队"的报名表上签上了自己的名字。同年2月，他随第八、第九医疗队出发，前往中朝边境鸭绿江边的陆军医院，负责透视检查并对疾病开展诊断工作。郭德文携带了一台检查用的X光机器，还随身带了一套铅衣。

在当时恶劣的气候环境与医疗条件下，郭德文带领着三名年轻的解放军战士，常常连续工作十几小时，有时甚至几天几夜不能休息。为了确保病员得到有效救治，几乎每个患者都要进行X光检查，郭德文从早到晚都得穿着厚重的铅衣进行工作。尽管条件艰苦、设备简陋，但丝毫没有影响他的工作热情。1952年9月，郭德文因为杰出的表现被中国人民解放军东后卫第十一陆军医院政治处授予"壹小功"。

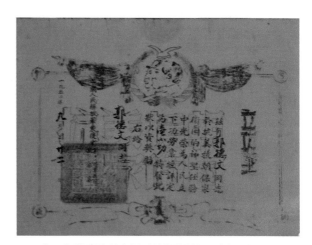
1952年，胸科医院郭德文参加抗美援朝被授予"壹小功"

王振义：治愈六十多人，立下二等功

1951年7月，广慈医院组织第二批赴朝志愿医疗手术队，作为内科住院总医师的王振义，刚从胃溃疡和轻度肺结核的住院治疗中恢复过来就坚决报名参加。出于健康因素的考虑，最终组织未批准他成行。

"热爱祖国，就要为祖国上战场！"怀着这样坚定不移的信念，1953年4月，当时年仅30岁的王振义第二次报名参加上海市第五批抗美援朝志愿医疗队，作为东北军区内科巡回医疗组的主治医师，前往黑龙江勃利县后方医院救治伤员。

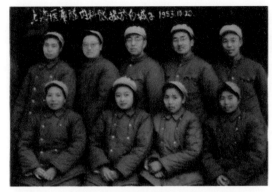

1953年，上海抗美援朝医疗队内科队合影（后排右一为王振义）

当王振义在勃利后方医院参加会诊时，发现了一种前所未见的怪病。当地医生在介绍病史时讲，患者出现咳血、头痛等症状，咳血痰，肺部有浸润性病变，不少还并发了结核性脑膜炎。当时抗结核药链霉素很少，一时之间医生束手无策。王振义走近病员，详细了解病史及病情，查阅相关医学文献，得知这些病员由于食物缺乏，在战场上经常食用野生蝼蛄（类似螃蟹、小龙虾一类的东西）。全盘分析后，他认为这可能是肺吸虫病，而不是结核性脑膜炎。当王振义提出这一诊断时立即遭到质疑，但是这名内科代理主治医师仍然坚持观点，直到当地医师对患者咳出的血痰进行检测发现了肺吸虫卵，王振义的诊断才因此得到了验证。

王振义这一诊断及时纠正了医疗中的错误，解决了困扰志愿军部队多时的肺吸虫病问题，治愈了60多名志愿军战士。因此，中国人民解放军东北军区司令部、组织部授予他二等功，立功证"光荣为人民"的背后，满是王振义院士的大医精神与家国情怀。

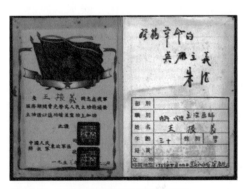

1953年，王振义在抗美援朝中荣立二等功

（于沛东）

121

21 ┊ 传染病大考下彰显医者天职

20 世纪 50 年代，血吸虫病在江南水乡流行，逐步发展成威胁着全国约四分之一人口健康的流行病，严重影响社会经济发展与人民群众的身体健康。当时，圣约翰大学医学院、震旦大学医学院和同德医学院的师生们积极组建医疗队，参与血吸虫病防治。他们的足迹遍布多地，他们潜心钻研，反复宣传；他们检查治疗，开展培训，有效地遏制了这场流行病的传播与扩散。

血吸虫病肆虐下的医者担当

当时，血吸虫病逐渐蔓延，尤其在农村地区很多人感染。而由于乡村防治力量薄弱，多数患者甚至重复感染，晚期患者发生肝硬化、腹水、巨脾、丧失劳动力而早亡，特别是在江苏昆山、高邮、宜兴等地甚至还出现了"无人村"，江南大片河道成为"疫水"区。另一方面，华东地区解放后，进驻的解放军战士为了准备渡海作战，正积极开展游泳、涉水和武装泅水等战术训练。解放军战士接触疫水后，也受感染，急性血吸虫病大量发生。

人民健康受到威胁，军队也急迫需要消除疾病隐患保证渡海作战胜利。华东军政委员会指示上海、南京、杭州等地组织医疗力量，帮助突击防治血吸虫病。1949 年 12 月 20 日，上海市血吸虫病防治委员会成立；1950 年 1 月

3 日，新中国第一批血吸虫防治专家集结——全市有关专家和医务人员 1400 多人组成血防大队分赴海盐、嘉兴、嘉定、青浦、宝山等重点地区，与驻军部队一起进行血吸虫病的疫情调查和治疗工作。后来根据华东卫生部的指示，上海各大专院校均组织了血吸虫病防治大队，下乡进行宣传与防治，圣约翰大学医学院、震旦大学医学院和同德医学院的师生就是其中的骨干力量。

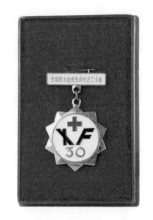

潘孺荪防治血吸虫病纪念章

走村访户，圣约翰大学医学院、震旦大学医学院和同德医学院师生们踏遍了上海郊区和江苏乡村，他们潜心钻研，从医疗和卫生保健知识入手，宣传血吸虫病防治知识；他们为村民检查、治疗，培训乡村卫生员。

在接到华东卫生部指示以前，圣约翰大学医学院就率先派出由 200 多名学生组成的"先遣队"到松江地区的苍梧乡进行实地调查。1951 年 12 月 25 日，华东卫生部召开各院校负责人会议，决定在寒假中治疗血吸虫病。圣约翰大学医学院推举潘孺荪为大队长，并着手组建了 225 人的血吸虫防治大队，配有黄铭新、江绍基、陈彦裕等教师。这支防治队在松江与农民们一起生活了 2 个月。整个队伍分成 31 个小组和地方医护人员一起深入村镇，共给 2688 个患者做了检查，并给其中 1453 人进行了全程治疗。

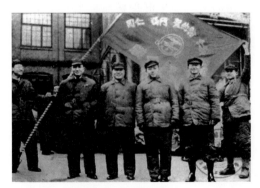

1950 年初，圣约翰大学医学院师生为军防治血吸虫病

震旦大学医学院接到任务后，参加防治血吸虫病的老师和同学针对血吸虫病的防治情况做了深入的研究和分析，不但在器材上准备妥当，更在思想上和理论上做了充分准备。由赵善政、王耆煌、

梅英石、高玉祥和高国兴五位老师带队，从 1950 年开始分别前往木渎、陆墓、胥口镇、三乡庙等地区参加血吸虫病的防治工作。这场奋战持续了两年的时间，共治愈患者 1000 多人。

同德医学院也积极响应号召，先后派陈纬和宋厚均担任防治血吸虫病下乡医疗组医师，多次派学生和教员参与上海郊区、昆山等地日本血吸虫病的防治。1952 年 2 月，140 人的队伍到达昆山后立即召开了医师会议与学生会议，治疗队伍分为大队、中队、乡中心组和村治疗小组，学生与医师下乡之后，即深入农村，对农民进行体格检查，开展预防活动，进行防治血吸虫病的宣传。当时，一些当地干部与村民以为治疗疾病花费甚高且耽误生产，对疾病防治并不积极，对此，同德师生开始派遣干部组成工作组，树立典型示范；对患者进行以防治血吸虫病为主的卫生常识教育，通过口头讲解、唱歌、问答等方法，患者对疾病的认识有了很大的提高；利用幻灯片在农村巡回放映，同时配合口头解释教育百姓；治疗组还在治疗区域重点培训与培养了一大批村卫生员，积极教育群众。治疗小组一共查出血吸虫患者 1925 人，治愈 748 人，取得了良好的社会效果。

这次防治血吸虫病是中华人民共和国成立以后，政府第一次组织大规模医学实践活动。圣约翰大学医学院的师生体验到了真正的为人民服务的精神，相关员工在第二医学院成立后依然作为主要研究者继续开展此项工作。震旦大学医学院师生出色地完成了防治任务，震旦大学血防队的老师聂传贤、王琪和赵善政荣获二等功，出席 1950 年第一届上海市劳动模范大会；学生丁永宁荣获一等功，并被推荐参加在

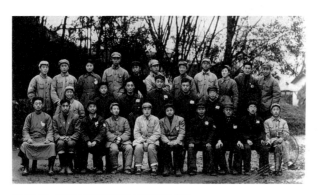

1950 年，震旦大学医学院为军服务队合影

罗马尼亚举行的世界民主青年大会。各医学院校的交流与合作也在此间得以促进，这不但是各医学院校服务社会的表现，也促进了基层医学和寄生虫病学研究的发展。

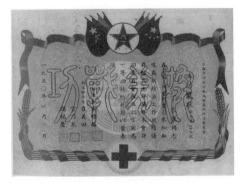

丁永宁的一等功证书

新旧交替的时代亦是中国公共卫生事业发展的关键时期。1951年，华东地区还出现了流行性的传染病，天花、鼠疫等疾病横行。为防治疾病的蔓延，搞好基础卫生设施建设，上海市人民政府卫生局根据华东地区军政委员会教育部通知，给上海市各高等学校下达了贯彻政务院号召开展彻底种痘的工作任务。为了有效开展种痘防疫工作，并且缩短治疗时间、减少开支，华东军政委员会决定举办防疫训练班。冲锋在前的就是最具备条件的医学院校，包括有生物、化学、病虫害、兽医等系科的学校，即在上述系科内举办全系师生的短期防疫训练班，由各系科师生担任教师，推广至全校师生员工，参加所在地区的一般防疫常识的宣传工作。

防疫短训班以100人为一班，四周为一个周期，经训练后成绩合格者，方能担任当地临时防疫员，参加或组织相关地区的临时防疫工作及其他院校系科全体师生员工防疫常识的一般训练。经培训合格的"老三校"师生，一起参加到预防疾病的战役中去，经过几个月的努力奋斗，有效地遏制了流行病的传播与扩散。

致力于"血防"一线的二医人

1953年，上海第二医学院基础医学部副主任、寄生虫学教研室主任潘孺荪教授被华东军政委员会抽调派往江苏泰州、高邮等地指导诊治血吸虫病工作。从此，在党和国家的领导下，上海第二医学院数十年如一日，始终站在血防第一线，为保护人民群众健康付出了巨大的努力。

作为我国中西医结合治疗和内分泌学研究的先行者之一，时任附属广慈医院内科主任邝安堃教授，于1955年在国内首先采用小剂量促肾上腺皮质激素等静脉滴注治疗急性血吸虫患者。

1956年，为响应党中央"消灭血吸虫病"的号召，上海第二医学院及附属医院先后派出大批医务卫生人员前往青浦、松江等地区协助开展查、灭钉螺和查病、治病。同时，学校组织专家、医务人员成立血吸虫病研究专题小组，由黄铭新任组长，积极开展血吸虫病研究工作。黄铭新、潘孺荪、江绍基等对血吸虫病发病机理、临床治疗等问题进行了深入研究，从实践中总结新理论、新疗法，取得了一系列研究成果，为当时大规模开展血吸虫病防治作出了重要贡献。

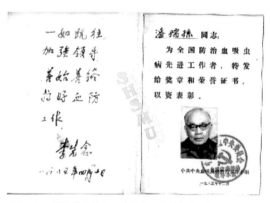

1985年，潘孺荪荣获全国防治血吸虫病先进工作者证书

潘孺荪曾在《参加血防工作的回顾与感想》中提道："回忆解放初期首次带领千余师生转战于枫泾、泗泾、松江、亭林之间，治愈了千余血吸虫病患者。当时枫泾疫情严重，十室九空，建有红庙七座，每座标志着一次血吸虫病的大流行。……据说当时松江一带，没有一个年龄超过45岁者。青浦鱼米之乡，沿途所见，多为侏儒及鼓腹的晚期患者。所谓'独子村''寡妇村'，遍布疫区农村。"他还写道："我们二医血防小组，首先培养农村医生，并开展中西医结合治疗，施行切脾手术。一次，途中遇见经切脾治疗治愈后成为一等劳动力的大队长，愿为我们作宣传员，因此工作顺利开展。当时我们二医以临床为主，一医以预防为主，两者密切配合，中西医结合，内科外科结合，诊断走在治疗的前面。"

为了响应"消灭血吸虫"的号召，时任附属广慈医院外科主任傅培彬教授亲自带领外科医师下乡巡回医疗，做了大量的脾切除术，并率先开展"脾肾静脉分流术"，使90%以上的晚期血吸虫病患者安然度过鬼门关。

三十余年"血防"，累累硕果

黄铭新、潘孺荪很早即从事血防工作，他们不辞辛苦，深入流行区调查和指导预防并专心血防科研。黄铭新教授在血吸虫病侏儒症的防治研究、锑剂并发症的研究和晚期血吸虫病的病理生理研究中取得了突出的成绩，写了不少论文和专著。潘孺荪教授在血吸虫病的寄生虫诊断及免疫学诊断方面作出了突出贡献，此后虽年事已高，仍坚持指导血吸虫病的研究和培养学生。蒋吕品副教授在晚期血吸虫患者食道静脉曲张和脾切除后再出血的治疗上取得了显著的成效，并举办多种学习班，为推广这些成果作出了不懈的努力。

1953年，卫生部指定黄铭新教授担任全国血吸虫病研究委员会副主任委员兼临床组组长，他始终关注和致力于血吸虫疾病诊断和治疗，参加全国血吸虫病流行区实地调查与治疗工作。到1985年，黄铭新三分之一的时间用于血吸虫疾病诊断和治疗之中。他首先提出血吸虫病侏儒症与脑垂体功能不足有关，并采取了有效的治疗措施。同时，他与江绍基等研究应用大剂量阿托品治疗锑剂中毒所致阿－斯综合征，把血吸虫病的死亡率从80%降到了10%，使大规模治疗运动迅速地开展起来，为后来的门诊三天疗法创造了重要的条件，挽救了数以万计的患者生命。

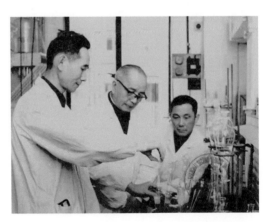

萧树东、黄铭新、江绍基（从左至右）研究晚期血吸虫病

　　此后 10 多年，血吸虫病在国内基本得到控制，黄铭新又把血吸虫病研究的方向转到扫尾工作上。1982 年，他首创的赛璐芬－聚乙二醇法腹水浓缩静脉回输治疗顽固性腹水，荣获卫生部重大科技成果二等奖，10 多个国家的专家们来函对这项创造予以高度评价。他应用卵磷脂胆固醇酰基转移酶测定，对比观察晚期血吸虫病和慢性肝病患者的变化，研究成果受到联合国卫生组织热带病部的推广。

　　为表彰多年来我国血吸虫病防治和研究中作出贡献，中共中央血吸虫病防治领导小组经过评审，决定授予上海第二医学院黄铭新教授、潘孺荪教授、蒋吕品副教授"全国血防先进工作者"光荣称号，并颁发荣誉证书和奖章。

（吉双琦）

22 | 在唐山大地震中谱写生命赞歌

回首在唐山抗震救灾的峥嵘岁月，来自上海第二医学院系统的医疗队员们仍激动万分，这段令他们终生难忘的经历，不仅使他们在艰苦环境中治病救人的能力得到快速提高，更使他们仁爱、无私、奉献的职业精神得到了无限升华。

三批医疗队赶赴"战场"

1976 年 7 月 28 日，一场里氏 7.8 级的大地震，让百年的工业城市瞬间夷为废墟，千千万万个家庭霎时分崩离析。24 万人遇难，16 万人重伤，无数鲜活的生命埋身于废墟之下，死亡的气息笼罩了整个唐山。

这一刻，与死神抢夺生命的行动迅速在神州大地展开，上海积极组建医疗队，并先后派出 3500 余人。其中，现交大医学院本部及其 12 家附属医院，当时共派出 4 批 1200 余人赴唐山抗震救灾，约占整个上海医疗队总人数的三分之一。

7 月 28 日，上海市召开抗震救灾的紧急会议，在上海市委的领导与部署之下，上海第二医学院及各附属单位积极响应，立即组建抗震救灾医疗队。由于时间紧迫、情况特殊，第一批医疗队是由各单位党委直接选拔组建的。

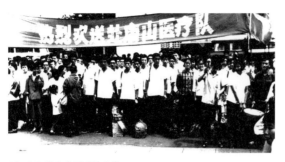

1976 年赴唐山医疗队出发

当天晚上，短短几个小时之内，药品、器材、水壶、雨衣、毯子、电筒等设备物资就都准备就绪，整个医疗队整装待发。

根据上海市的安排部署，上海第二医学院系统（包括院本部、瑞金医院、仁济医院、新华医院和第九人民医院）作为一个医疗中队参加抗震救灾。其间，共派出三批医疗队。第一批医疗队 127 人，由刘远高担任党总支书记，孙克武担任队长。第二批医疗队 103 人，由李春郊担任丰润抗震医院的党总支书记兼队长。第三批医疗队 93 人，由朱济中担任党总支书记，魏原樾担任队长。

艰苦条件下全心投入救援

全国赴唐山医疗队到达灾区后，根据灾情轻重统一部署，分为三线展开工作，一线实施现场救护，二线负责伤员急救、分检、中转和护送，三线负责收容治疗。为了与时间赛跑、与死神抢夺生命，连续奔波三天的医疗队员们来不及安顿和休息，也顾不上恐惧与哀伤，他们搬运尸体、清理场地、搭建帐篷，快速地建立起了临时医疗救援点，并立即投入救治伤员的工作。

等待治疗的伤病员挤满了各个临时医疗救援点，上海第二医学院中队所带的 1 万片止痛片和 1000 根导尿管等，仅仅一个晚上就用完了，其他医疗站点的药品也同样出现了短缺，这使设备本来就不齐备的医疗队更是雪上加霜。为了解决药品短缺和设备不足的问题，医疗队员们试着另辟蹊径，没有外用药就用汽油杀蛆，没有无影灯就多打几支手电，没有血浆就撸起自己的袖管抽血，没有药品就采集中药代替，没有麻醉剂就在针刺麻醉的辅助配合下进行手术。

地震的巨大破坏力也给医疗队员们的生活带来了极大困难。面对极其艰苦的环境，医疗队员们不曾有过一丝怨言，而是全身心投入救治工作。附属新华医院的苏国礼、苏肇伉和单根法一台连着一台地做手术，汗水湿透了衣背，风干之后变成了盐花，僵硬的衣服磨破了他们的皮肤，但他们全然不顾，专注于手术。据邱蔚六回忆，到达唐山后，附属第九人民医院医疗队收治伤病员数量之多让他们始料未及，为了及时救治伤员，他们72小时都没合眼，其他医疗队的情况同样如此。异常艰苦的生活环境加上连续数周超负荷的紧张工作，使一些医疗队员开始发烧、呕吐、腹泻，患上了肠炎等疾病，但是他们仍以抢救伤病员为第一要务，带病投身于抗震救灾的第一线。

自古以来，大灾之后必有大疫。为了防止重大疫情的暴发，在抢救工作基本完成后，医疗队开始把工作重点转到防疫消毒、控制传染病工作上。搭建临时厕所、每日喷洒消毒水、控制饮用水的来源，及时观察患者的状况，这些措施有效地控制了肠炎、痢疾，使其发病率降到了常年水平。在全体医护人员的努力下，唐山无论是城市还是农村都没有暴发大规模的瘟疫。

为使重伤员得到较好的治疗和照顾，同时也减轻灾区的医疗负担，上海第二医学院根据中央统一安排，及时接收、治疗从唐山转移来的伤病员。8月1日，首批28名伤员转移到上海，附属瑞金医院接收10名，附属第一人民医院接收18名。随后两天，又有167人转移到上海，各医院也纷纷积极接收伤员。附属瑞金医院于7月31日晚接到准备接收灾区运来的伤病员的战斗任务后，立即全院动员，号召职工"一个人顶两

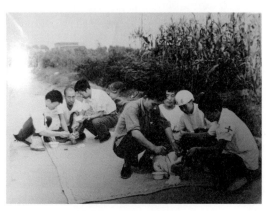

医疗队在路边处理伤员

个人用，半休的上全天班，全休的上半天班"，医院烧伤病房一下子就收治了 16 名伤病员，烧伤面积都在 60%~80% 之间。唐山来的伤病员不断夸赞，瑞金医院的医务人员是上海的白衣天使。

帮助四个县建立抗震医院

随着全国各地大量医疗救援队陆续进入唐山，第一阶段抢救任务基本完成。为了进一步推进抗震救灾工作，重建整个唐山的医疗卫生体系，河北省抗震救灾指挥部通过省指挥部医疗药品组向上海转达意见，要求上海在伤员较为集中而又极缺医疗条件的丰润、遵化、迁西及玉田四个县建立抗震医院。此后，上海第二医学院又于 7 月 31 日派出共 40 人的卫生列车医疗队赶赴唐山负责伤员转运工作，于 8 月 1 日至 3 日派出 15 名医疗队员先后赶到唐山加入抢救治疗工作中，于 8 月 4 日派出由后卫组、防疫站等建组和后方瑞金、后方古田、后方长江三所医院共 140 人组成的后方医疗队赴遵化县和路南区进行救援。三所抗震医院于 1976 年组建，到 1978 年第三批医疗队主体撤回上海，历时近两年。以芦苇、油毛毡为顶，以竹帘、泥巴筑墙的"抗震房"

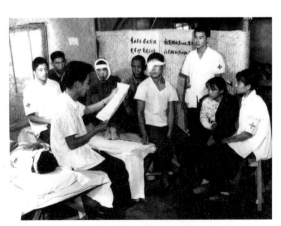

1976 年，在唐山地震临时病房中宣读中央慰问电（右三为简光泽）

是唐山地震后的特有产物，为了避免余震的再次破坏，抗震医院由这样一排排兵营式临时建筑——"抗震房"组建而成。抗震医院的设施都非常简陋，病房、行政办公区、宿舍区都集中在医院内。由于条件所限，抗震医院的分科也较为粗简，大致就分为内、外、妇、儿、骨等几个大病区。

在这种医疗条件匮乏的
情况下，各个抗震医院
自力更生、就地取材，
不但降低了患者平均住
院天数和平均药费，还
取得了良好的治疗效果。
例如，在缺少干血浆的
情况下，丰润抗震医院

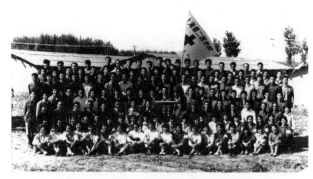

上海第二医学院第一批赴唐山医疗队以及后勤工作组成员合影

的队员们巧妙地摸索出了一套中西医结合的治疗烧伤的方法，治愈了 20 多例烧伤患者。附属国际和平妇幼保健院医疗队则将医院的常规制度与当地实际情况相结合，为第二抗震医院制定了适应当地的各项工作制度，例如严格执行空气消毒、器械敷料消毒等消毒隔离制度。医疗质量是医院的生命。据附属第一人民医院的唐孝均回忆，第一抗震医院的手术室、产房都是建在草棚里的，但在这种恶劣的环境之下，医院没有一例手术造成伤口感染。

　　抗震医院建起来后，抢救伤病员就不再是医疗队唯一的任务了，其社会救助的职能也得到了充分发挥。为了能在艰苦的工作环境中保持积极向上的工作状态，在工作之余，医疗队员们也积极开展各类活动。1978 年 3 月，第三批医疗队成功地将各抗震医院移交给唐山，返回上海。至此，上海第二医学院赴唐山抗震救灾工作圆满结束。

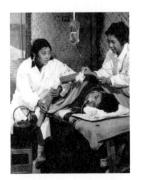

医疗队自制蒸汽喷雾呼吸机

伟大抗震救灾精神永不朽

　　在抗震救灾的过程中，上海第二医学院医疗队紧密团结、众志成城，全心全意地救治伤病员，挽救了灾区人民的生命，帮助他们恢复了健康，许多壮举都使唐山人民备受感动。附属新华医院的虞宝南等蹲下

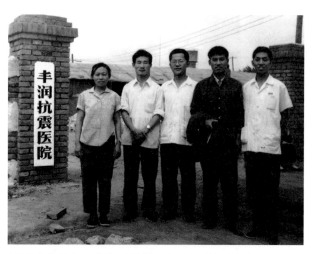

1976 年康金凤、余前春、刘锦纷、叶正斌、单根法等青年医生在特大余震后于丰润抗震医院门口留影

身子用手指为截瘫患者一点一点地挖出干结的大便。为了抢救地震中受伤的青年煤矿工人，新华医院的医疗队员们还用自己的嘴从患者气管插管中吸出阻塞物，伤员嘴里的紫褐色黏液气味极为难闻，但所有队员一个接一个轮换着吸，终于救回患者。

在开展医疗救援期间，医疗队在很大程度上帮助唐山当地解决了医疗物资匮乏和医疗水平落后的状况，唐山人民对上海医疗队满怀着感激之情。在灾区，面对各种困难，医疗队员想尽各种办法，创造条件、齐心协力、克服困难，在共同度过了这段不平凡的艰难困苦时期后，医疗队员之间也产生了一种十分特殊的生死患难之谊。据医疗队员余前春回忆，在一次里氏 7.1 级的余震中死里逃生之后，他特意制作了"丰润抗震医院"的牌子，并和四位好友在医院门口拍下了一张终生难忘的合影，他们这些第一批到达唐山地震灾区的医疗队员们之间仍相互戏称为"唐山帮"。

上海第二医学院救援唐山，从第一批医疗队出发到最后一批医疗队于 1978 年 3 月 18 日主体撤回上海，历经了近两年的时间。其间，上海第二医学院医疗队秉持着"博极医源，精勤不倦"和"治病救人，救死扶伤"的精神，为灾区伤病员的救治与医疗卫生事业作出了重大贡献。

（高哲、叶福林）

23 跨越山海的援建岁月

自组建以来，上海第二医学院始终以谋国家之强盛、求科学之真知为己任，坚定不移地贯彻党的方针政策，积极响应祖国的召唤，在支援国家建设、抗击疫情灾情，为缺医少药地区提供医疗卫生援助方面，作出了巨大的贡献。广大教师、医生奉献着智慧与才华，挥洒着激情与汗水，舍小家、顾大家，以忘我的献身精神，谱写了一曲又一曲时代赞歌，树立起一块块历史丰碑。

援建：谋国家之强盛

从 20 世纪 50 年代起，医学院就响应国家号召，奔赴祖国大江南北，开展医疗卫生建设与服务。特别是在 20 世纪 50 年代和 80 年代，在国家教委的统一安排和协调下，上海第二医学院曾经倾尽全力分别为安徽省和广东省援助建设了

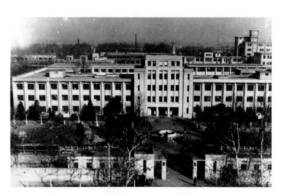

援建初期蚌埠医学院校园

蚌埠医学院和汕头大学医学院。所有的丰功伟绩，无不铭记着医学院的无私与奉献，处处镌刻着援建人的牺牲与胸怀。

1958 年 7 月，为加快安徽省教育卫生事业的发展，国家决定在国民经济发展第二个五年计划期间，由上海第二医学院对口援建，创建安徽蚌埠医学院，同时抽调原安徽医学院部分优秀教师支持援建。同年 8 月，上海第二医学院调出朱仁宝等 10 名教师、4 名教辅人员组成第一批援建人员，前往蚌埠医学

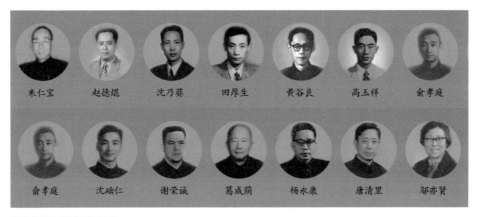

部分援建蚌埠医学院教师

院工作。他们在很短的时间内，迅速建立起基础学科体系，并且出任了生物、物理、解剖、组织胚胎、化学、外语、体育、政治等 8 个教研室中的 6 个教研室负责人。到 1962 年，第二个五年计划结束时，上海第二医学院共向蚌埠医学院支援输送教师 49 名、教辅 8 名。上海第二医学院及附属广慈医院、新华医院等接收蚌埠医学院派出进修人员 60 多名，帮助培养师资及代训医务人员。与此同时，上海第二医学院还向蚌埠医学院调拨大量的教材、图书、教学用具、教学仪器、各种设备甚至课桌椅凳。

在上海第二医学院的无私帮助下，经过援建教师们五年时间的艰苦创业，蚌埠医学院已经初具规模，基础学科齐整，临床教学步入正轨，教学、临床、科研各项工作得到有序发展。

援藏：践医者仁心

　　20世纪70年代起，上海第二医学院又先后派出管理干部、医务工作者对口支援西藏、云南、新疆、贵州等地，积极落实健康扶贫政策与精准扶贫方略，为当地建设作出突出贡献。从20世纪70年代起开始援藏工作至今，医学院已有多批援藏干部奔赴西藏日喀则等地区对口支援。多年来，学校高度重视对口支援工作，充分利用自身的人才优势和技术优势，把上海的优质医疗资源辐射到日喀则，造福于西藏人民。援藏人员视日喀则为第二故乡，与日喀则人民同呼吸、共命运，以饱满的精神状态、扎实的工作作风和良好的工作业绩，树立起了援藏医疗专家的良好形象，得到了社会各界的一致好评。

　　作为上海市第一批援藏医疗队队员，关于援藏的那几年，程五凤记忆犹新。他回忆道："1973年8月14日，我们从上海乘火车出发，几天后到达了位于林芝的

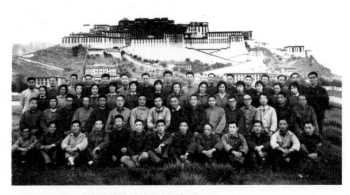

1973年8月，上海市首批赴藏医疗队合影

西藏自治区中等卫生学校。学校设在原党校的机关大院，没有专业教师，更没有专业设备，可以说是一无所有。面对这种情况，我们只能开门办学，到农村巡回医疗，被派往德木公社。那是一个山清水秀的美丽山村。但山村闭塞，没有医疗卫生服务。我语言不通，路途不识，每天学生都带我走村庄，这就让我深深地感到，广大的农村是多么缺医少药。"

　　上海市第二批援藏医疗队队员应爱娣回忆："赴藏两年，我一年半时间是在西藏自治区人民医院检验科工作，下半年我随巡回医疗队到了日喀则江

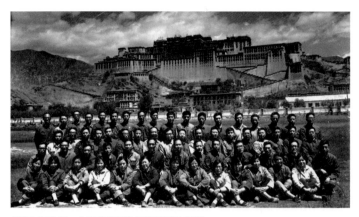

1975 年 6 月，上海市第二批赴藏医疗队合影

孜县。西藏的生活多有不便，举例来说，这里的自来水装在室外，到了冬天就冻住没有水了，只能等到日照时间长了，龙头水化开了才能拿到宿舍里来用。西藏也的确缺医少药，自治区医院检验科没有血库，血液的来源只能靠临时解决，在自治区人民医院的急诊抢救车祸患者时，检验科首先需要血源信息。"

上海市第三批援藏医疗队队员毛达娟回忆时谈道："我们去了以后，新建了化学实验室。我们学校的课程都是按照中等专业和大学本科的要求设置的，但是由于当时的课程门数比较多，而且专业的教师比较少，医疗队的老师一般至少要有两门以上的课程，每一位援藏老师都要带教一至两名青年教师。教学过程中，我们也碰到了一些困难，最困难的就是当地学生文化基础水平比较低，专业知识有的根本没有办法普及。另外一个就是师资缺乏。当时党支部组织大家集体讨论，一致认为我们要发扬'老西藏精神'，再

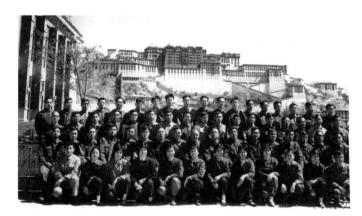

1977 年 6 月，上海市第三批赴藏医疗队合影

苦再累，一定要坚持下去，把医学院办出来。文化补习课没有数学老师，那我就担任数学老师；本科班没有化学老师，我又变成化学老师；当基础课普及了以后，我就成了一个专业老师；教务处没人管了，那么我就临时担任教务处处长的工作，还带教了当地的一名老师。赴藏两年，对我而言，实际上是在德、智、体多方面的一次重大的锻炼和考验。"

上海第二医学院时期，广大师生医护人员努力克服西藏当地自然环境上的不适应，在这片雪域高原上践行仁心医术，为藏族同胞带去可靠的医疗服务，获得百姓的称赞。他们甘于奉献，勇于担当的行为，无愧于医者荣光。

援外：让大爱无疆

除了对口支援工作，援外医疗的担当故事也在一代代交医人中不断续写。援外医疗工作是我国一项长期的外交战略和政治任务，体现了中国医务人员"敬佑生命、救死扶伤、甘于奉献、大爱无疆"的精神，是向世界展示和传播中国文化、中国精神的重要载体。

1958 年 8 月，上海第二医学院首次承担援外医疗任务，派出仁济医院妇产科副主任李文赴蒙古，任蒙中友谊医院妇产科主任。1963 年 4 月，上海第二医学院派出附属新华医院儿科第二主任齐家仪、广慈医院肺科副主任胡曾古、基础部生理教研组副主任曹晋康、仁济医院内科医师方智雯参加国家首批援助阿尔及利亚医疗队。因有医学法语人才储备，医学院就陆续承担了派遣出国医疗队的任务，包括阿尔及利亚、索马里、瓦努阿图、加蓬、柬埔寨、老挝、孟加拉国等国的援外

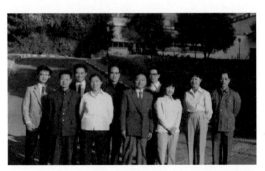

1981—1983 年，中国派出首批赴摩洛哥灼伤及断肢再植医疗专家

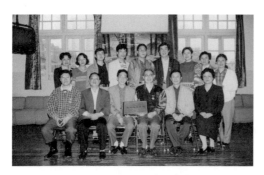

1998 年 4 月，赴摩洛哥医疗队第九批塞塔特分队荣获中华人民共和国卫生部先进援外集体称号

任务，目前一直承担着援助摩洛哥的任务。

1975 年 9 月，上海第一支援摩医疗队由附属仁济医院张柏根任队长的 12 位同志组成。医疗队援助的医疗点设在摩洛哥塞塔特省省会塞塔特市哈桑二世医院。当时，哈桑二世医院条件极差，设备简陋，药品奇缺，中国医疗队员不为所惧，团结一致，统一行动，承担了全省 90 万居民的医疗保健任务，并接待治疗了大批外省及邻国慕名而来的患者。在援摩的两年时间里，医疗队先后诊疗患者 12 万人次，其中外科抢救手术 958 例，五官科手术 1651 例，以精湛的医疗技术、优良的医德作风保证了医疗质量。其间，没有发生一次医疗事故，取得了当地人民的信任和爱戴。医疗队在摩洛哥的援助任务中，利用高超精湛的医术，屡次创造了当地医学史上的奇迹。

摩洛哥是个君主立宪制，实行西方议会制的带有宗教色彩的第三世界国家。平民在日常用手抓食，每逢斋月节，一个月内每天只吃晚餐，由于地处北非，摩洛哥干旱缺水，当地居民季节性疾病、传染病居多，交叉感染多，病情来势凶，还时不时发生车祸，医疗队抢救经常应接不暇。由于前两批医疗队留下了良好印象，第三批医疗队达到摩洛哥塞塔特省后，上门求医的患者依然络绎不绝，除了广大平民外，上层人士也越来越多了，包含首相、政府部长、学者、专家以及各国驻摩外交人员、大使、领事等。两年中，第三批医疗队共计治疗了 26 名不同国籍的患者，他们有的来自首都拉巴特，有的来自大商埠卡萨布兰卡，有的坐了汽车，有的乘了直升机赶来治病。有人说，哈桑二世医院成了一所国际医疗机构，像个"小联合国"。

当时，摩洛哥首相的 76 岁岳父右心衰竭，又患四肢风湿性关节炎，疼痛难忍，需人搀扶才能行走，经许多医学专家治疗无效，病势日趋严重。经中国医疗队诊疗后，采用针灸、推拿、拔罐、艾火针综合疗法治疗5次，疼痛基本解除，并能独立行走。治疗7次后，四肢关节疼痛消失。首相夫人激动地说："摩洛哥人民都说中国医生好，有办法，果然名不虚传，非常感谢你们。"奥地利驻摩大使埃米尔患哮喘已12年，终年咳嗽，久治不愈，经中国医疗队针灸和埋线手术后，哮喘一直未发，大使非常高兴，再三向中国大使提出要答谢。尽管医疗队内规定一概不参加患者家的答谢宴会，但是这次实在盛情难却，经过中国大使馆同意后，由医疗队安排宋世源、张朝晖和针灸医师秦亮甫、傅莉萍等4人参加了奥地利大使在官邸举行的隆重宴会。

援摩医疗队在传播现代医疗技术的同时，将针灸、艾灸等中国传统医疗技术带到摩洛哥，运用中医技术为当地人民祛除病痛。除了治病救人外，他们还实施"帮忙带教"，将医疗技术毫无保留地传授给摩洛哥医务人员，以各种形式培养该国实习医生、护士和麻醉师，提高他们的医疗业务水平。

自1975年派出首批援摩洛哥医疗队开始，40多年来，医学院先后派出430余人次援摩，派出人数约占上海派出总数的30%。通过一批批医疗队员艰苦卓绝的拼搏和奋斗，交医系统援外工作在提高摩洛哥医疗卫生事业发展方面取得了杰出的成绩，受到了摩洛哥政府和人民的广泛赞扬，已经成为中国医疗外交和对外援助的一个重要组成部分。

（刘军）

24 激情燃烧的岁月：
"小三线"建设 行医大后方

　　20 世纪 60 年代，国际形势云诡波谲，随着中国周边形势的日趋严峻，中共中央做出了加强战备、调整工业布局、进行三线建设的战略决策。在第三个五年计划期间，国家提出加快三线战略后方基地（西南、西北地区称为"大三线"）建设的同时，中部及沿海各省区也在靠近内地腹地建立起了自己的小后方，俗称"小三线"。

　　从 1965 年开始，上海在安徽南部的徽州、池州、宣城三个专区和浙江西部临安境内，陆续建成 81 家全民所有制"小三线"企事业单位，共有职工 5.4 万余人，家属 1.7 万余人，成为全国各省区"小三线"单位中门类最全、人员最多、规模最大的一个综合性后方军事工业基地。

　　上海"小三线"建设初期，最先进驻的单位员工以及负责基建的建筑工人的医疗卫生服务，由上海的医院以派驻医疗队的形式负责，重症患者转回上海诊治。随着"小三线"建设的全面铺开，带有流动属性的医疗队已经难以满足日益扩大的实际需求。

　　为了进一步改善上海后方"小三线"地区广大职工的医疗条件，1969 年上半年，上海市卫生局、上海第二医学院、东方红医院（今瑞金医院）、工农兵医院（今仁济医院）、上海市第一人民医院共同组成联合考察组，前往安徽省进行实地考察，为建设定点医院选点。不久，后方瑞金医院、后方古田医院等相继在皖南山区建成开业，且因医术精湛、医德高尚，很快赢得了"小三线"职工的信赖，同时也为缺医少药的山区群众带来了健康福音。

上海后方瑞金医院：百余万门诊人次，改写山区医疗卫生条件

上海后方瑞金医院，由上海第二医学院附属东方红医院负责援建，于 1970 年 6 月开出门诊，1986 年停诊，历时 16 年。

1969 年 9 月 22 日，东方红医院派出张贵坊、刘祥元、陈庭茂、周全太、李慧芳、黄秋贵、周元坤、刘建杰等 8 位同志，来到皖南山区筹建医院。1970 年 6 月 26 日，

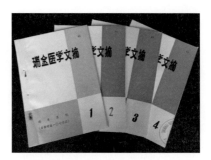

后方瑞金医院编印的瑞金医学文摘

39 名医务人员在工作和生活环境十分艰苦、医疗设备十分简陋的情况下，开出门诊，开始为"小三线"职工和当地人民群众诊治疾病。1971 年 10 月 1 日，医院正式开出住院病房，至 1974 年底，床位扩充至 240 张。

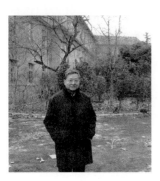

2007 年，小三线援建队员胡庆澧

建院初期，设备简陋、资源匮乏、经费有限，面对着皖南山区丰富的中草药资源，全体员工统一认识，不畏艰辛，充分利用当地的天然药源，大力开展中西医结合医疗工作。

为了响应毛主席"把医疗卫生工作的重点放到农村去"的号召，后方瑞金医院每年都要组织多批医疗队下乡巡回医疗，为当地的农民群众送医送药，为改善和提高山区的医疗卫生条件做出积极贡献。

到 1984 年，上海后方瑞金医院已经构建成为一所包括内科（及传染科）、外科、妇产科、儿科、口腔科、中医科、眼科、五官科、皮肤科、伤科和骨科等系科的综合性医院，辅助科室有药剂科、放射科、检验科、病理科、理

疗科、同位素室、心电图室、脑电图室和中心供应室等。

后方瑞金医院主要承担安徽省绩溪、歙县、休宁、黟县、祁门等地区 32 家"小三线"单位的职工和家属以及医院周边地区人民群众的医疗任务，自建院起至 1984 年底，医院共诊治门诊患者 110 多万人次，收治住院患者超过 3.2 万人次。其中，为当地百姓诊治的人数，常年维持在总诊治人数的 50% 左右。

上海后方古田医院：争分夺秒开门诊，历时 15 年温暖民心

上海后方古田医院是上海第二医学院附属工农兵医院负责援建，于 1970 年 6 月 26 日开业，1986 年 3 月 1 日停业，历时 15 年 8 个月。

1970 年 6 月 23 日，附属工农兵医院首批支内医务人员一行 19 人来到皖南山区，在没有病房以及各方面设备条件十分简陋的情况下，于 6 月 26 日开出门诊服务。1971 年 10 月 15 日，病房正式收治患者，当时设立病床 104 张。之后，随着医疗事业的发展，又扩建了传染隔离病房。1973 年 8 月 24 日，上海市卫生局批准上海后方古田医院病床位 134 张。至此，医院已建成一所科目比较完整、设备比较齐全、具有较高技术力量的综合性医院，开设门诊部和住院部，设有普外、胸外、脑外、泌尿外科、伤骨科、麻醉科、内科（含神经内科）、中医科、妇产科、儿科、五官科、眼科、口腔科、皮肤科、传

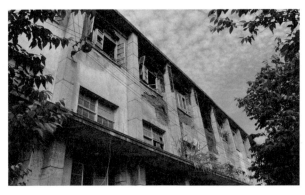

后方古田医院

染病科等科室，配备药剂、检验、血库、放射、病理、理疗、超声波、心电图、脑电图、药房、制剂等各种辅助科室。

后方古田医院主要承担上海 30 多家"小

三线"企事业单位的劳保，同时担负邻近三四个县部分人民群众的医疗卫生工作以及江西省个别企业的劳保。

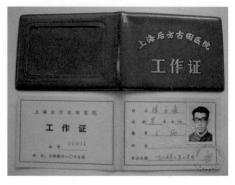

后方古田医院工作证

10多年来，后方古田医院的医务工作者，克服种种困难，发扬救死扶伤的人道主义精神，热情救治患者伤员，排除疑难杂症，多次应对施工塌方、车祸等突发伤亡事件，抢救危重患者。此外，开展下厂下乡巡回医疗，实施多病种普查保健，采集中草药，开展肺吸虫、老慢支防治等科研活动，带教医学院学生，帮助"小三线"企业和当地政府培训医务人员，协助农村搞好"两管五改"等，后方古田医院的员工们均付出了大量劳动，为广大"小三线"职工和皖南人民的健康和卫生事业作出了贡献。

截至1984年底，医院共收治住院患者2.6万多人次，平均每年2000余人次，门急诊总人数超过67万人次，平均每年5万余人次。不仅治愈了大量常见病、多发病，也在一些上海地区少见的嗜酸性细胞增多症、重症肌无力等疾病治疗方面积累了医治经验，在当地百姓的心目中享有崇高的声誉。

后方长江医院：为缺医少药的偏远山区送去温暖

后方长江医院由上海市第一人民医院负责援建，是一所为上海"小三线"单位职工及周边人民群众服务的战备医院。院址设在安徽省贵池县梅街山区（今贵池区梅街镇），主要承担贵池地区周围包括八五钢厂、火炬电器厂、永红机械厂、五洲电机厂、胜利机械厂、前进机械厂、325电厂等在内的十余家大型单位和当地民众的医疗卫生服务。

1969年末，上海市第一人民医院派出了革委会副主任、人事科长、护理部主任等人员参加医院筹建。到1971年，后方长江医院共有医务人员164人。

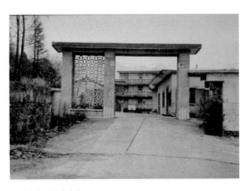

后方长江医院大门

医院设有内科、外科、皮肤科、妇产科、五官科、医技等 13 个科室，拥有病床 156 张，配备 200 毫安 X 光机 2 台、脑电图机 1 台和心电图超声诊断仪等先进医疗设备。后方长江医院开业不久，就赢得了上海"小三线"企业职工和家属的信赖，更获得了当地干部群众的热烈欢迎，名扬皖南山区。临近的周边省区，也有大量群众慕名前来求医问诊。与此同时，后方长江医院对于当地医院的协助会诊求助，也是有求必应。医院还曾举办各种培训班，专门培训地方医院医技人员。在毛主席"把医疗卫生工作的重点放到农村去"的号召下，后方长江医院定期组织医疗队到农村蹲点驻扎，为缺医少药的偏远山村送去温暖，得到当地政府和农民群众的交口称赞。后方长江医院在服务皖南的十多年时间里，大大提升了当地的医疗卫生水平，有力地改善了当地的就医条件，为改变山区面貌做出了自己的贡献。

当时，无论条件多么艰苦，无论设备多么简陋，医院的创业者，凭借着集体的智慧、辛勤的汗水和满腔的热血，以自力更生、勤俭办事的工作作风，以艰苦奋斗、任劳任怨的精神品质，在"小三线"职工和当地民众面前树立起了全心全意为人民服务的光辉形象。

20 世纪 80 年代以后，随着以市场经济为中心的经济体制改革的不断深入，上海市国防工办于 1984 年 7 月提出了《关于上海"小三线"调整情况及其调整方案》。于是，从 1984 年 8 月开始，上海"小三线"正式步入调整交接时期。1986 年年底，两家后方医院正式整体移交给当地政府。

（徐汝明、张渔）

25 | 生死时速：
抢救"钢铁英雄"邱财康

　　半个多世纪前，一场对灼伤患者的抢救，让我国灼伤治疗在国际创下奇迹。"上海第二医学院附属广慈医院成功抢救大面积烧伤工人邱财康"的案例，成就了中国烧伤学科的源起。而后，医院探索总结出的烧伤休克复苏"瑞金公式"，应用"冬眠合剂"降低应激反应、保护脏器功能的危重烧伤救治策略以及早期切痂、大张同种异体皮覆盖创面、自体皮片和同种异体皮嵌植的"皮肤混合移植技术"三大危重烧伤救治的核心技术，奠定了现代中国烧伤治疗基础，也促进了后续诸多国内重症烧伤救治和创面处理技术的发展。

敢为人先，创新临床治疗

　　1958 年 5 月 26 日深夜，上海第二医学院附属广慈医院（现瑞金医院）急诊室接收了三位灼伤患者，其中两位伤势特别严重。经过医生的诊疗计算，钢铁工人邱财康的灼伤面积高达 89.3%，全身除了头皮、两个肩膀、腰部皮带束的一狭条和两只脚底外，全部被灼伤，且大部分伤处都是深二度灼伤，其中三度灼伤 22% 以上。

　　事不宜迟，附属广慈医院当夜迅速召集全体住在医院的外科医生展开抢救。次日，再次召集全体外科医生会议，并组织专门治疗小组。如此严重的

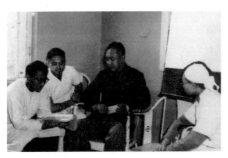

1958 年上海第二医学院党委书记关子展听取邱财康治疗小组汇报（从左至右，史济湘、陈德昌、关子展、许伟石）

灼伤，能救治吗？据美国外伤权威伊文思的材料记载，灼伤面积在 80% 以上的患者死亡率为 100%，幸免者实不多见。

国际权威结论摆在面前，医学的极限似乎已划好了生死线，但没有人打算放弃。据统计，医院当年派出 40 多名顶尖的专家成立专门救治小组，还有难以计数的护理团队、后勤小组参与抢救。医护工作者只有一个单纯的目标：全力以赴抢救这位工人兄弟的生命，希望创造属于中国的奇迹。

医院党总支高度重视邱财康的抢救工作，专门开会讨论其救治工作。上海第二医学院党委的鼓舞坚定了医生抢救患者的信心。5 月 28 日，傅培彬再次主持会议，决心解放思想、打破陈规，做出一些创新性的临床治疗。普外科发动全科 30 多名医生，分工查阅近十年来全世界各国发表的烧伤医学文献。当天下午再次开会讨论治疗方案，根据大家查阅的文献结果归纳出 15 条治疗措施。

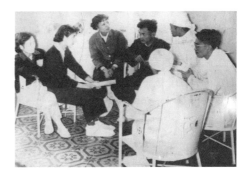

抢救邱财康团队进行小组讨论

与此同时，邱财康入院后，表现出的坚强意志，深深感动了守护在他身边的医护人员。大家迅速地从消极情绪中摆脱出来，在千方百计抢救患者的道路上前进。

严重烧伤后的患者要经历三个生死关：休克关、感染关、植皮关。经过 5 天 5 夜的全力抢救，邱财康冲破了第一关——休克期，但更多的困难仍在后面，另两个挑战紧随而来。

医患同心，勇闯三个生死关

为了避免邱财康发生创面感染，医院特地设置专门的烧伤病房，创新性地制订了一整套消毒隔离措施。五六月的上海温暖潮湿，细菌容易快速繁殖，保持创面干燥才能防治细菌过快生长，治疗小组对此提出采用暴露疗法取代传统的包扎疗法。

由于伤势实在太严重，感染还是发生了。6月2日，邱财康背部创面出现了铜绿假单胞菌，也就是绿脓杆菌感染。6月7日，邱财康发生绿脓杆菌败血症，神志开始昏迷，不想吃东西，唯一的药物多黏菌素又不能连续使用超过7天，情况十分危急。为此，附属广慈医院先后请来多位专家紧急会诊，决定使用当时国内尚未临床应用的多黏菌素B治疗绿脓杆菌感染。

上海市专家经第二次大会诊认为，如此严重的烧伤患者能够成功救治11天，说明临床处理是有效的。会上，大家提出注意肾功能、控制尿量、增加热量、减少肢体受压、输入白蛋白等进一步治疗措施。医院开始为烧伤隔离病房专门配备配膳室和厨师，根据每天查房配置营养需要的膳食。

为了有效应对感染，董方中、史济湘决定紧急为邱财康施行右下肢坏死组织切除和植皮术以控制全身感染。但当时邱财康仅剩腹部一块完整皮肤，必须使用异体皮作为补充。医院党总支向全院职工发出"为邱财康献皮"的号召，外科医生、医院医护人员和工人踊跃报名，达到800多人。后来，医院征得部分死亡患者家属的同意，通过捐献的遗体取皮片，并采用冷藏方法短期保存皮片。这个方法，不仅解决了邱财康的植皮来源难题，

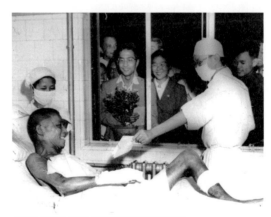

1958年成功抢救大面积烧伤患者邱财康

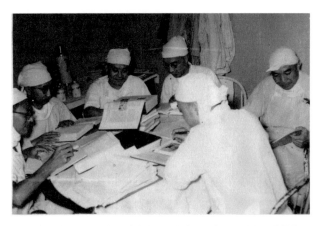

1958 年史济湘、戴自英、董方中、张涤生、邝安堃、张世泽（从左至右）认真查阅资料以抢救邱财康

也成为后来附属瑞金医院"烧伤皮库"的雏形。6月9日，由董方中主刀，李杏芳主持麻醉，邱财康接受了首次植皮术，植皮后状况良好，6天后，又做了第二次植皮手术。为了控制感染，这次手术使用的方法是大张异体皮片覆盖创面。但几天后，新植的异体皮片大部脱落，只能不断更换新皮片。

6月下旬，多黏菌素B全身应用也无法完全控制发生在邱财康身上的感染。大家经过共同的讨论，认为绿脓杆菌是危及生命的最重要因素，应该首先制服它，至于多黏菌素，过度使用会损伤肾脏，但可通过使用其他药物进行保护。在如此紧急的情况下，抢救团队决定尝试一种新的方法——为邱财康输入带有细菌抗体的血液。与此同时，全院又掀起了一场献血运动，师生医护员工都报名自愿献血。一位四年级学生和一位护士为了输给邱财康有抗体的血液，自愿接受注射带有绿脓杆菌、链球菌、葡萄球菌的三种疫苗。经过这些综合措施，终于控制住了绿脓杆菌的感染，也没有对肾脏造成损伤。

邱财康的病情依旧起伏不定，在控制了败血症后，在脚部伤口上又发现了大量绿脓杆菌的感染，多黏菌素已不再有效。大多数医生认为应该截肢，但截肢也未必能保全其性命。邱财康医疗小组于7月4日、5日、8日接连举行了三次会诊，讨论是否需要通过右下肢截肢来控制可能引发的全身感染。三次讨论后，大家决定暂不截肢。

在这危急关头，上海第二医学院微生物学教研室主任余㵘带领微生物教研组，积极提出了自己的主张——国际文献上曾经记载过但未经临床应用的噬菌体治疗法。他认为，每一种细菌在自然界都有自己的天敌——噬菌体，如能找到这种噬菌体，就能控制感染。这一有着科学原理支持的大胆建议得到了采纳。学院60多名师生接连几天到市郊掏粪坑、污水沟仔细寻找，终于找到了合适的噬菌体。经过分离培养，三天三

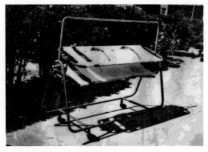

广慈医院技工间自制翻身床

夜的努力没有白费，噬菌液终于制备成功，用于邱财康的右腿后，消灭了伤口上的绿脓杆菌。不过一夜时间，感染就得到了有效控制，邱财康终于转危为安，并为植皮创造了条件。对这一创造性的理论取得的成果，医务界给予了高度评价。

8月2日，董方中、张涤生、史济湘、陈德昌、朱德安等医生彻夜为邱财

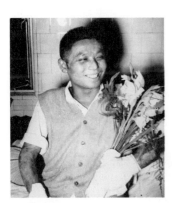

邱财康康复后

康进行又一次面积较广的植皮手术。经过这次手术，患者的感染得到根本控制。治疗小组还创新采用在异体皮中剪开大洞进行邮票植皮的方法，以新鲜采集的邱财康自体皮片嵌入其中进行创面覆盖。邱财康的双下肢创面终于在异体皮和自体皮相互替代的过程中得到治愈。在医务人员大胆的尝试和创新之下，邱财康终于度过了最危险的时期。

新中国烧伤学跻身国际前列

1958年11月，经过长达近半年的治疗，邱财康痊愈出院。他重返钢城，分管安全生产，一直干到退休。

2007年，附属瑞金医院庆祝百年华诞，邱财康也受邀再次回到瑞金，他

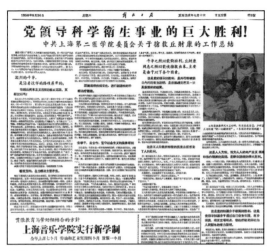

1958 年 8 月 30 日，《解放日报》刊登附属广慈医院抢救烧伤面积达 89% 的患者邱财康的报道

虽然不是严格意义上的瑞金人，却胜似医院一员。这一年，邱财康 79 岁，身体健康。他与当年参与抢救他的医生们合影，回顾医患之间长达 50 年的特殊情谊，他写道："感谢瑞金医院给了我新的生命，祝愿瑞金医院再创百年辉煌。"

秉承救死扶伤的人道主义精神，广大医护人员发扬敢做、敢想的作风，使邱财康的生命得到延续。成功抢救钢铁工人邱财康的事迹，传遍大江南北，在那个特殊的年代，抢救成功不仅是医疗技术的成果，也是中国医学界勇于挑战、敢于创新的象征。

由于抢救邱财康，附属广慈医院建立了我国第一个严重烧伤治疗小组、烧伤病房及烧伤护理组，1963 年 8 月，附属广慈医院正式成立烧伤科。在抢救邱财康中所获得的经验，后来成为附属瑞金医院烧伤学科宝贵的财富，医院烧伤科从普外科独立出来，并建立起中国危重烧伤救治的雏形，奠定了我国烧伤外科治疗水平跃居国际领先地位的基础。

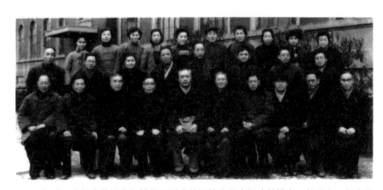

1964 年受卫生部嘉奖的参加抢救邱财康的医护人员合影（前排左三起至右：邝安堃教授，余漪教授，党委书记关子展，副院长倪葆春，党委副书记刘涌波，普外科傅培彬主任，史济湘，张涤生）

26 打破旧框架，掀起创造新教学高潮

如何提高教学质量，培养理论联系实际的学风？怎样打破教与学的旧框，打破师生关系的旧框，打破理论脱离实践的旧框，打破医、教、研的旧框？

根据上海第二医学院党委的部署，20 世纪 50 年代全校开展了"创造性学习运动"，特别是在 1959 年下半年开展的"医、教、研、劳四结合"运动，大规模开展科学研究，使教学水平有了显著的提高。

"四结合"运动，大兴科学研究

根据学校党委的决定，以口腔系为试点，各系部教研组支援口腔系进行创造性学习的试点，使教学和医疗实现由量到质的变化。在运动中，学校努力改变教学上资料不足的现象，进一步从思想上出发，使全体师生明确进行教育革命的道理。此外，学校还召集支部书记及各科主任联席会议，动员和开展创造性教学运动。在学校的组织下，各级教研组与学生一起，认真总结进行创造性教学工作的经验，并提出了整改方案，提高师生的思想认识。

学校同时组成研究小组，每周进行创造性教学的讨论。在具体实践中，学校针对各个年级的具体情况采取了不同的措施。比如，对五年级学生，除了要提高教学质量外，还要进行系统的教育，对尚未进行专业劳动的学生进

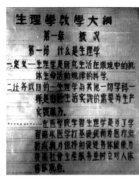
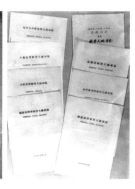

教学大纲

行集中的训练，对必须到其他医院实习的各科学生也进行集中实习。学校还要求每位毕业生必须完成一篇质量较高的毕业论文等。

此外，为了积极发挥学生主观能动性，激发积极性，学校还加强了相关科研活动，以科研技术革新来推动教学改革。基础部在创造性教学运动中取得了比较显著的成果，各教研组在全校开展创造性学习的氛围下，根据自身的实践，提出了许多新的做法。化学教研组提出革新教学质量，把五年制的教学质量提高到六年制的水平。他们除了在教学中增加氧气分析与仪器分析的内容外，还增加了化学热力学及有机结构理论的革新内容，并通过实验课加强培养学生的技术操作能力，如结合学生科研进行肥料的肥效和饲料的营养成分测定，开展中药化学技术提炼与西药合成等项目。

在教学中，教师也边学边总结疗效，既提高了自身的学习热情，也提升了医疗质量。在创造性教学过程中，儿科系的教师坚持"教学相长"的原则，走群众路线，与学生共同学习讨论。同时，他们提出"教师是提高教学质量的关键"的观点，安排全体教师参加中西医课程的脱

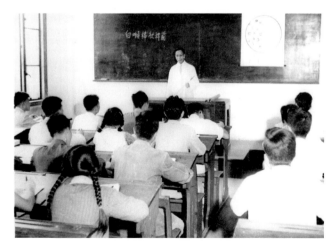

课堂授课

产和半脱产学习，同时成立中医学习小组，定期进行讨论。

通过创造性教学的推动，上海第二医学院的教学内容与教学质量有了较大的提高，教学内容也突破了原有的束缚，取得了显著的成果。1956 年 7 月，教师进行评级评薪，经学校评议和上级批准，8 人定为一级教授，18 人定为二级教授，32 人定为三级教授（含副教授）。一级教授是：胡文耀、倪葆春、余㵑、邝安堃、叶衍庆、兰锡纯、黄铭新、高镜朗。

中西医结合运动，创立新医药学派

1958 年，在全国上下掀起技术革命与技术革新的背景下，卫生战线也如火如荼地掀起了革新的高潮。实际上，上海第二医学院早在 1954 年 7 月全国第一次高等医学教育会议后，已根据党的"团结中西医，继承发展祖国

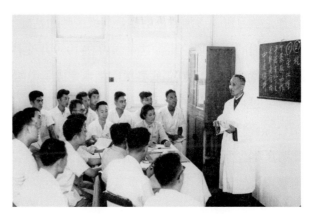

中医授课

医学遗产，为社会主义服务"的方针，持续多年围绕团结中西医、组织西医学习中医、培养新生力量、进行中医研究、应用和推广中医有效方法等方面开展了许多工作，并取得了一定成绩。

从 1958 年起，学校更是在相关方针指导下，掀起学习祖国医学的运动高潮，很好地贯彻了会议精神。自 1958 年下半年至 1959 年初，学校全面进入兴起高潮、打开局面的阶段，大搞群众运动，组织 98% 的工作人员学习针灸疗法，并在临床上广泛学习应用中医单方验方，初步唤起群众对中医中药的重视。其间，成立了上海市伤科研究所和高血压研究所。自 1959 年春至 1959 年底，主

要是学习中医基本理论。在中医骨干带动下，学校80%以上的医护人员学习了中医学概论及常见疾病的中医理论和诊治方法，并有百余位西医和护士半脱产一个半月学习了耳针、推拿、七星阵、拔火罐等5种中医疗法。1959年秋，转入结合专科学习的阶段，由中医老师分任教师，结合各科常见疾病讲授中医理论及有关治疗方法。随着西医学习中医的深入，有关中西医结合的工作也进入深入阶段，那就是"中西医结合综合疗法的提出和推广"，贯穿了中医纠正机体阴阳失调的治疗、内外因兼顾、局部整体并重、标本兼治、治本为主的崭新治疗措施。因此，治疗上出现了不少新的成绩，而且又反过来促进了西医学习中医。1960年以后，在西医学习中医方面，全校举办了在职的中医古典著作理论学习班，参加成员主要是高级医师和基础部部分教师。各医院也举办了为期两周的脱产理论班。这一学习在1959年全国中医结合研究经验交流会后达到了高潮，到1960年底各医院基本完成了中西医辨证施治的普及工作。

经过一段时间的学习，中西医结合取得了良好的效果：一方面，中西医结合综合疗法的应用得到了各方面的重视，应用范围逐步扩大，结合的内容也有了不少发展。另一方面，围绕中西医结合疗法，以高血压、骨折、小剂量、血吸虫、灼伤等5个专题为重点，开展了不少机制理论的研究。

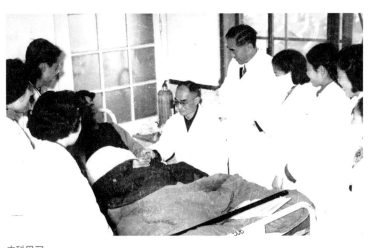

内科见习

几年间，西医轻视中医的思想正逐渐消失。在医疗技术上，学校也在各个方面取得了显著的成果，在某些领域，如高血压、骨折、血吸虫等方面都有突出贡献，甚至在国际上处于领先水平。

20世纪五六十年代，医药卫生战线奋发图强，自力更生，加速了医药卫生事业上的思想革命、技术革命和教育革命。与此同时，在医药卫生领域贯彻学习中西医结合方针之后，中西医结合取得了新的突破，在中西医结合的临床治疗、中医中药的整理研究等方面都取得了更大成绩。在这个背景下，卫生部门提出了"从6亿人民出发，为人民群众服务，坚定辩证唯物主义观点，吸收祖国医学精华和现代科学先进成果，创建一个更加先进的新医药学派"的计划。

中央卫生部在上海召开的"全国中西医结合研究工作经验交流会"上，向全体医药卫生工作者提出了"在2至3年内为创立新医药学派做出显著成绩"的伟大号召。在医学领域，由量变到质变的革命性发展过程，相当于是从医疗预防、医学教育、科学研究、学术思想到具体疾病防治方法上的一个彻底革命。

上海第二医学院将创立新医药学派作为全院的总任务，提出了在两年半内创建新医药学派的具体方向及奋斗目标。例如，到1962年底，全校现有的医师（包括前期医学教师）中20%左右的人成为中西医结合的科学研究骨干力量。在防治疾病方面，计划到1962年底，各重点研究课题在诊断防治方面较彻底地解决问题，并在一定地区试用，经过考验，基本控制或消灭这些疾病。在理论研究方面，学校要求全校师生抓住一个重大的理论问题，力争在短期内做出显著成绩，提出要在1962年底基本阐明祖国医学中五脏阴阳的本质及相互关系，并从中求得进一步发展，提出在生理及病理的情况下，机体矛盾相对统一的新学说。在教育革命方面，学校提出了"教育革命是创立新医药学派过程中极重要的组成部分"的口号，格外重视教育在创立新学派中的作用，期望通过良好的教育，培养大批新式中西医结合的人才，从而为创建新医药学派打下基础。在技术革新和技术革命方面，学校将创立新医药学派过程定义为广泛吸取中西医学中各种有效防治、诊断及治疗措施，并加以整合提高的过程。

首届法语班开班，创造新教学高潮

上海第二医学院的业余学校大部分是根据社会主义建设的要求，按照"政治、文化、专业三者结合"的原则创办起来的。在创办过程中，学校充分发动广大职工的积极性，发动教师义务教学，使业余学校如雨后春笋般蓬勃发展。学校认为，建立业余教育体系是办好业余教育的重要前提。建立一套业余教育体系，实际上也为业余教育培养了师资，为以后发展业余教育创造了条件。为此，学校特地规划了业余教育的短期和长远目标。

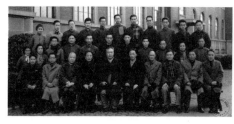

1963 年 12 月 19 日，上海第二医学院第一届法文班结业典礼

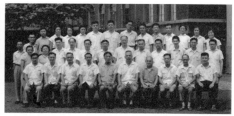

1965 年 8 月 12 日，上海第二医学院第二届法文进修班结业师生合影留念

随着时间的推进，学校不断创造新教学高潮。根据规划，业余教育要根据学校的知识水平，分阶段、分步骤地开展教学。在开办业余学校的过程中，学校尽量在巩固教学效果的同时突出学校特色，比如学校为了继承并巩固原有的医学法文特色，于 1962 年开设了法文学习班，抽调有关教师及医师进行法文脱产学习，以培养学校的法文骨干，为以后的科研活动创造条件。这期的法文学习班共分为两个学期，第一学期 15 周，第二学期 30 周。通过一段时间的学习，学生熟练地掌握了法语发音及拼音规则，大部分都能进行朗读。在语法上，学生完成了系统的语法课程学习后，可以进行基本的翻译或对话。在词汇上，学生掌握了 4000~6000 个词汇后，具备阅读和翻译一般文献的能力。在翻译上，学生掌握了基本的翻译原理。

（童宽）

27 百家争鸣 二医科研迈出新步伐

1956 年 11 月 25 日，上海第二医学院首次科学讨论会在学校大礼堂举行。参加讨论会的有来自上海市各兄弟院校卫生医疗机构，以及北京、沈阳、苏州等地 200 余家单位的专家、教授和医师 1200 余人，苏联和日本的专家也应邀参加。孙仲德致开幕词，倪葆春作科学研究工作报告。上海市高教局副局长李向群、卫生局副局长何秋澄到会讲话。会上宣读了 63 篇论文，会后分 16 个专题小组进行学术交流。这次会议体现了百家争鸣的方针，推动了学校科研工作进一步发展。

五项重点专题"诞生"于此

20 世纪 50 年代末 60 年代初，在全国工农业发展形势持续向好的鼓舞下，学校成立技术革新办公室，各个科室成立技术革新领导小组。部分科目还组织了实用物理学学习班、青年技工新突击队等，深入爱国卫生的各条战线，推动了活动进一步发展。数据显示，自 1960 年以来，上海第二医学院共提出了 3.3 万多项技术革新项目，其中重大的有 584 项。通过一段时间的推广与实践，大部分技术革新取得的新进步能符合实际需要，推广率达到 51.6%~68.9%。

在良好的形势下，学校党委决定集中力量攻克重点专题。从 1960 年 4 月开始，学校党委相继设立口腔、高血压、灼伤及水针等 5 个重点专题，组织

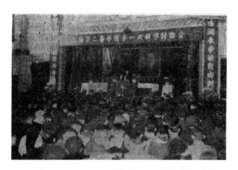

1956 年 11 月 25 日，上海第二医学院首次科学讨论会举行

一部分师生与医生进行了重点攻破，取得了良好的效果。高血压病及动脉粥样硬化方面，学校在防治方面完成了对 17 种不同职业的 60 多万人的普查，对 51 个厂中 11 万多工人中的 4000 名高血压患者进行了综合治疗，疗效达到 91.4%。灼伤方面，学校成功设计了败血症治疗机，经过动物实验，表明了对血液完全无害，同时可以达到杀菌效果。伤科方面，学校通过对患者在临床上进行西医固定、外敷碎骨丹的疗法，将库雷氏骨折的疗程缩短 35% 以上，少数病例的疗程可以缩短 50% 以上。同时，学校也完成了对 12 万名工人的腰酸背痛的普查，对 357 名腰酸背痛工人的综合性防治疗效达到 97.4%。

实验室技术革新，硕果累累

此外，学校还以部门为单位，促进各个附属单位的技术革新活动。实验室技术革新成果显著，至 1960 年，学校共有实验室 30 个，共完成技术革新项目 1523 项，其中重大项目 147 项，完成推广使用 602 项。基础部化学部完成项目 40 个，包括芹菜素的提取管道化设备的装置成功等，大部分都是能应用到实际中的革新

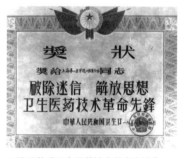

口腔系获"卫生医药技术革命先锋"

项目。药理教研组发明的简易式电子刺激器具有易于仿制推广、性能良好的特点，所需费用仅相当于原刺激器的五分之一，完全可以取代老式的刺激器。

值得一提的是，附属广慈医院在技术革新活动中从减少患者的痛苦、缩短配方时间入手，努力提高配方质量和创新药品品种。在技术革新中，他们实现了门

诊配方的半自动化，使患者的等药时间缩短了20%~100%。广慈医院还成功使乙基敌百虫合成管道化，使生产时间缩短为原来的五分之一，为小型生产创造了条件。此外，医院通过技术革新，实现了真空系统管道化、蒸馏水供给管道化、药水运送管道化等，大大提高了工作效率。

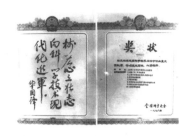

全国科学大会获奖

教学、后勤工作相继革新

1960 年 4 月，学校组织了教学革新的专业队伍，负责全院的教学革命。随着新技术与新教学内容的增加，以电化教学为中心的教学内容革新革命也随之开展。截至 1960 年 5 月 1 日，全校共完成重大项目 28 项，正在进行项目革新的电化教室 2 个，其中电化教室完成了反射黑板亮室放幻映灯、电影等装置。口腔系与组织胚胎组均可以利用电影进行教学与模型展示，解剖教研组的电动脑神经传导模型也可以比较系统地说明听神经向脑中枢传导的整个途径。

后勤工作技术革新也在火热进行中，围绕除害灭病活动，学校共取得技术革新 48 项，其中基础部的生物教研组设计的垃圾箱式苍蝇笼，两天可以捕捉苍蝇 1000 多只。学校还使用了诸如二氧化硫灭鼠器、DDT 灭臭虫、六六六加水玻璃灭臭虫及光电捕鼠器等方法，经过初步试验并推广使用，取得了良好的效果。

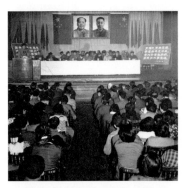

上海第二医学院表彰卫生科研先进大会

随着技术革新活动的开展，师生对此次活动也表现出了极大的热情。许多人废寝忘食地将精力集中到技术革新活动上。为了解决技术上的关键问题，大家一起查询资料，互相请教，还有很多人把自己的亲属请来参加此次革新运动。

28 | 在逆境中勇于突破
创造医学奇迹

披荆斩棘，勇毅前行，一代代交医人求真务实，在科学研究的道路上不懈进取，无论是建院初期百废待兴的艰难岁月，还是改革开放和进入新时代以来蓬勃发展时期，上海交通大学医学院和附属医院不断探索，在医学理论创新和临床医疗实践中首创了诸多国际、亚洲、国内重大科技成果，令医学界为之瞩目。

改写世界医学的三大临床成果突破

在人类医学发展史上，交医人始终勇攀医学高峰，护佑人民健康，每当遇到医学难题时，交医人始终谋国家之强盛、求科学之真知、践医学之神圣，敢于突破大胆实践，创造了诸多世界医学奇迹，首次成功抢救大面积烧伤患者、世界首例断肢再植手术、世界首创癌症诱导分化治疗……在人类医学史上留下了浓墨重彩的笔触。

世界首次成功抢救大面积烧伤患者

1958 年 5 月 26 日深夜，上钢三厂锅炉爆炸，28 岁的司炉长邱财康全身89.3% 面积的皮肤被高温钢水灼伤，深度灼伤面积达 23%，而在当时国际医学水平认为烧伤超过 80% 体表面积的患者就难以存活，邱财康的生命危在旦夕。上海第二医学院和附属广慈医院高度重视邱财康的抢救工作，专门开会讨论其救治工作并迅速组织抢救小组，由普外科董方中任组长，史济湘任副组长，携傅培彬、邝安堃、杨之骏、戴自英、张涤生等40余名顶尖专家，全力开展抢救。最终，经过长达半年的治疗，邱财康痊愈出院。

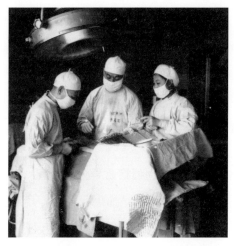

1958年，傅培彬（左）、董方中（中）为"钢铁工人"邱财康做植皮手术

邱财康的事迹先后被改编成许多文学、影视作品。1964年1月21日，中央卫生部在北京隆重举行大会，表彰广慈医院抢救钢铁工人邱财康的巨大成绩。广慈医院成功抢救大面积烧伤患者邱财康，成为世界烧伤医学史上的一个奇迹。

世界首例断肢再植手术

1963年1月2日，上海机床钢模厂青年工人王存柏，在工作时右手腕关节以上一寸处不慎被冲床完全切断，送至附属第六人民医院救治。主治医生陈中伟、钱允庆通过重新连接患者的肌肉、肌腱、骨头、神经以及血管，经过长达8个小时的手术，成功将其断肢重新接活。术后，王存柏的右手恢复了屈、伸、转、翻等功能，不仅能握笔写字、打乒乓球，还能提6公斤的重物，

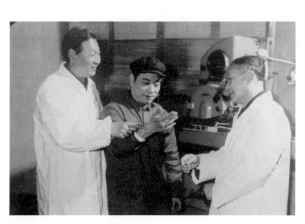

1963年，世界首例断肢再植手术

世界医学史上首例断肢再植手术就此获得成功。治疗小组得到周恩来总理的亲切接见与高度赞誉。

陈中伟一共主持发明了6项断指再植技术，被誉为"世界断肢再植之父"。他所提出的"断肢再植功能恢复标准"，被国际显微重建外科学术界公认为"陈氏标准"。

世界首创癌症诱导分化治疗

白血病素有"血癌"之称，其中急性早幼粒细胞白血病（M3）是最凶险、病情恶化最快、致死率最高的一种。1978年，附属瑞金医院的王振义创新性地提出用诱导分化的方法来"改造"癌细胞。经过8年的探索和研究，他发现全反式维甲酸可在体外将M3细胞诱导分化为正常细胞。1986年，一名5岁患儿生命垂危，多方医治无效。王振义顶住压力，决定采用尚在试验阶段的全反式维甲酸治疗方案。7天后，奇迹出现了，孩子的病情出现好转，一个月后症状完全缓解。这是世界公认的第一个用诱导分化法让癌细胞"改邪归正"的成功案例。

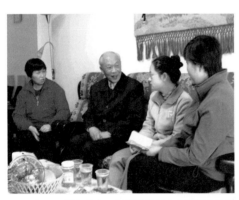

1986年，王振义（左二）世界首创癌症诱导分化治疗获得成功

这项医疗成果点燃了白血病患者的生命之光，王振义开创了肿瘤治疗的新格局，被誉为"癌症诱导分化第一人"。

世界首创，向全球贡献中国智慧

交医人在为人类除病痛的临床医学实践中，知难而进，勇于突破禁区，为饱受病痛折磨的患者，带去了希望。匠心仁术的交医人始终践行"报效祖国、服务人民"的使命，为世界医学事业的进步贡献交医力量。

世界首例针刺麻醉下体外循环心内直视手术

1972年，附属仁济医院王一山、冯卓荣、秦亮甫等为当时年仅15岁的患者成功施行了世界首例针刺麻醉体外循环心内直视手术，彻底治愈了她的先天性心脏病（法洛氏三联症）。这标志着针刺麻醉可以应用于大型手术中，也将针刺麻醉技术和适用病种提升到了一个新的高度。

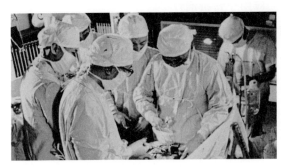

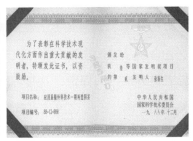

1972年，世界首例针刺麻醉下体外循环心内直视手术

1972年，世界首例针刺麻醉下体外循环心内直视手术被国家表彰

世界上首只再造手获得成功

1978年，附属第六人民医院于仲嘉为一位在意外爆炸中失去双手的青年进行了长达12小时的手术，他把人造掌骨接在患者断臂的桡骨中，外面覆盖

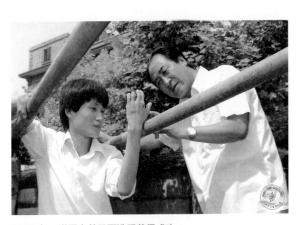

1978年，世界上首只再造手获得成功

上手臂的肌肉、血管、神经和皮肤，造成手掌，然后移植患者自体的两个或三个足趾，分别插入人造掌骨的髓针上，成为两个或三个人造自体"手指"。患者术后新手有勾、抓能力，半年后能用新手吃饭、下棋和写信，用两只手指竟可以提起 6 公斤重物。一只感觉良好、动作灵活的新手，在世界医学史上诞生了，被外国同行誉为"中国手"。

世界首次将形状记忆合金制品应用于骨折治疗

1981 年，附属第九人民医院戴尅戎带领骨科团队率先在国际上将形状记忆合金制品应用于临床，用具有形状记忆效应的加压骑缝钉为一名髌骨骨折患者进行加压内固定，这是国际上将形状记忆合金制品应用于人体内部治疗骨折的首例，随后这项技术被广泛推广应用于多部位骨折。

世界首例一期再造阴茎

1982 年，附属第九人民医院张涤生发现前臂皮瓣具有皮下组织较薄、均匀又柔软、血管蒂长、面积大等优点，首创"中国卷筒技术"（也称"张氏阴茎再造术"），应用显微外科技术一期再造阴茎获得成功。

在亚洲和国内取得多项第一，奠定交大医学的领先地位

创国际前沿之新，破人类健康之题，交医人多项临床医疗突破实现的亚洲第一，为亚洲人民提供优质高效的医疗服务，使亚洲地区的医疗质量水平和医疗技术能力持续提升，促进亚洲医学事业早日赶上世界一流水平。

从国际到国内，交医人用精湛的临床技术，在国内首创多项临床技术，

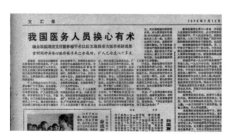

1978 年，《文汇报》报道亚洲首例心脏移植手术

给患者带去福音，作为在中国生命医学领域占据领先地位的"国家队"，为冲击世界一流医学院奠定了有力的基础。

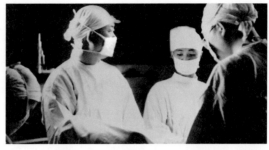

1954 年，国内首例第一例心脏二尖瓣狭窄症闭合手指分离术

1978 年，附属瑞金医院张世泽等为一名风湿性心脏病二尖瓣及主动脉瓣狭窄患者，施行了同种异体心脏移植手术。术后患者存活了 109 天，远超预期的天数。

1954 年，附属仁济医院兰锡纯、黄铭新等教授合作，为患者成功施行了全国第一例心脏二尖瓣狭窄症闭合手指分离术。

1955 年，附属仁济医院黄铭新、江绍基等医师首创应用大剂量阿托品治疗锑剂中毒引起的阿-斯综合征，获得了成功。

1957 年，附属仁济医院梁其琛、王一山等成功

锑剂中毒得到了有效处理

酒石酸锑钾是治疗血吸虫病及有效的药物之一，它对心脏和肝脏的影响，足以致命。根据近年来的观察，有 90% 的致命中毒系由于对心脏的损害，过去曾有有效情况，所以一旦中毒现象象作，患者都死亡。

黄铭新和陶漪菲等教授根据心脏解剖学、组织学和生理学，结合了临床的实际观察，找出了这样一个理论，认为是锑剂中毒时致命的心脏功能紊乱，是由于心肌的局部病变的局部病灶，及这种毒尿对机制所产生的。因为只有在迷走神经迷入心肌，依靠脑上叶应用阿托品而心脏静剂就有效的药物参数。根据他们所作的试剂心脏组小组讨论后，制订了一个急救处理方案，应用在近郊乡治工作中，应用抢在两个最重中毒者由（由宋圣医生救援所进行）。都得到了预期的疗效，分别接受了 5 天和 7 天的急救效果。从死亡线上拉了回来。因此在实践中可以证实这个科学。

在数年们在领域商进行行动物实验，这个理论当然能得到彻底的阐明。

锑剂中毒的病理机制和有效的处理一直临床家们多年来不求索来而未能得到解决的问题。这次我们能未得解决的道路，应该就是一件大喜事，不单是工医的喜事。赤整个医学界上的喜事。我们希望能参加研究工作而尽尽努力争尽快完成，为千万受者而造福。

江绍基 俞顺瑞

1955 年，国内首次用阿托品治疗锑剂中毒所致的心脏骤停

在低温下施行国内首例心内直视术——先天性肺动脉瓣狭窄切开术，这是我国心内直视手术的开端。

1958 年，附属胸科医院顾恺时、吴善芳等带领团队研制"国产塑

心臟直視手術在我院施行成功

我院附屬仁濟醫院于一月四日在臨床上第一次施行心臟直視肺動脈瓣狭窄分裂術得到成功。

宋姓女病員因患先天性肺動脈瓣狭窄症，1954 年曾在本院進行分裂手術。當時因無特殊器械不能打開心臟，所以這個手術未能對此症得到很好的效果。胸腔外科梁其琛教授看到這個情況就決定研究心臟直視的手術，主要是想使心臟暫時中止血流而不影響病員生命。

梁教授參考了很多文獻後與外科董方中主任、麻醉科李杏芳主任、心臟科陶清主任等進行小組研究討論。通過動物實驗，並得到了自蘇聯進口的特殊器械，梁其琛教授等終于為宋姓病員在低溫麻醉下施行了心臟直視手

術。

這個手術主要是將上下腔靜脈及肺動脈挾住，暫時中止血流，並立卽打開肺動脈而用剪刀剪開瓣膜狭窄處，然後再縫合整個心臟。這次手術在五分鐘內完成（全部手術施行六小時左右）心臟雖然中止血流達五分鐘，而病員過程非常穩定。手術後三小時蘇醒，除切口疼痛外，並無其他不舒，現近二個星期，病員已可起坐，現用流質進食，情緒安定。

這個手術的成功在國內尚屬首次，這為今后心臟直視手術打下了一個基礎。據訊，在蘇聯、日本等國家亦只在最近三四年內才開展這樣的手術。

（吳生一）

1957 年，国内首例低温麻醉心内直视术

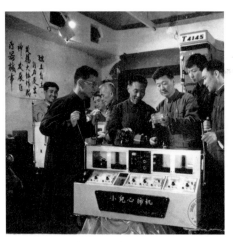

1973 年，国内首例婴幼儿体外循环心内直视手术

胶纤维无缝血管"，首次在人体上应用、为患有先天性主动脉缩窄症患者进行手术。

1958 年，附属胸科医院顾恺时、邓振秋等研究发明国产鼓泡式人工心肺机，为患者进行心脏外科手术。

1963 年，附属儿童医院小儿外科专家马安权、马孝义主刀，在大丰农场施行国内首例腹连体婴儿分离手术获得成功。

1973 年，附属上海儿童医学中心丁文祥团队自主研发制造首套国产专用小儿心脏病手术的手术器械、首台国产小儿体外循环机（心肺机）等设备，为我国开展婴幼儿心脏手术奠定基础。

1974 年，患者胡根娣在附属第一人民医院心内科植入首个使用国产心内膜导管电极的心脏起搏器。从 1971 年到 2017 年，胡根娣在附属第一人民医院先后接受了 22 次心脏起搏器植入术，堪称中国心脏起搏器"活历史"。

1977 年，附属瑞金医院外科傅培彬、董方中、林言箴为一名原发性肝癌患者施行同种原位肝移植手术，这是我国首例肝移植手术。

1977 年，附属第九人民医院张涤生等为一名患儿成功实施"眶距增宽矫正术"，开创了国内颅面外科手术先河。

1978 年，附属第九人民医院张锡泽、邱蔚六、尚汉祚等为一名口腔颌面部晚期复发性侵及颅前中窝恶性肿瘤患者，成功施行国内首个颅颌面联合根治术。

1978 年，附属儿童医院曾溢滔与夫人黄淑帧利用其独创的血红蛋白电泳分析、血红蛋白肽链"指纹图谱"分析和氨基酸序列测定，为一位患有严重贫血的也门女留学生诊断出其患有世界上一种新型的血红蛋白病——$\delta\beta$ + 地中海贫血组合 HbS（镰状细胞贫血）病，这是中国首次完成的血红蛋白化学结构分析。

1982 年，附属新华医院小儿外科佘亚雄主刀，一对

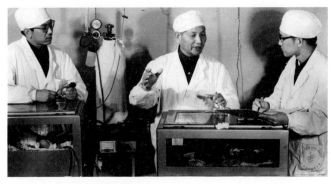

1982 年，国内首例胸腹连体婴儿分离术

胸腹连体女婴从胸骨尖外突处被顺利分离开来，手术历时 4 个小时，这是国内首例胸腹连体婴儿分离术。

一切过往，皆为序章，科研之花，竞相绽放。交医人的创新信念和创新精神，激励越来越多的年轻科研人员积极主动求创新，开创科研创新的新局面。

（祝宇桐、刘宇翔）

29 | 六家附属医院：势如破竹力促医学事业新发展

　　附属医院承担了临床课程教学和临床实习任务。而培养高质量医学人才的关键是临床师资素质的高低，加强临床师资培训就显得尤为重要。建校以来，学校按照新时期"科教兴院"总体要求，把附属教学医院临床师资队伍能力建设摆在突出位置，努力构建多层次、规范化、高效益的医学教育培养新格局，为促进医学事业的发展提供持续的智力支持和人才保证。

　　附属广慈医院创设于1907年。为了适应新中国建设的需要，1951年10月上海市军事管制委员会下令征用广慈医院，1952年11月改为上海第二医学院附属广慈医院。广慈医院是一座综合性教学医院，负有教学与医疗双重任务，同时开展科学研究。上海第二医学院在校

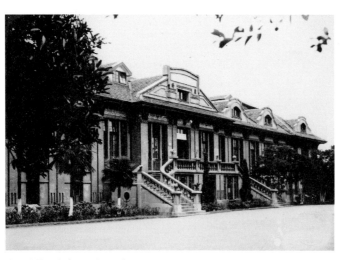

附属广慈医院（现瑞金医院）

本部设有内基、外总、系外等 12 个教研组（其中 5 个教研组是跨院教研组），儿科系 5 个教研组，口腔系 3 个教研组，广慈医院则设有内、外、肺、儿内、儿外、泌尿、皮肤、胸外、骨、口腔、眼、耳鼻喉、传染病、中医等医疗科，放射、检验（包括血库）、药剂（包括制剂室与中药部）等辅助医疗科，以及病理摄影、病理解剖、营养、手术、中心病史统计、医用图书、医疗体育等辅助室。全院共有病床 1015 张，分为 27 个病房。全院占地总面积约有 12 万平方米，半数是绿化面积，共有房舍大小 29 座，面积共达 46 300 平方米。在医疗业务上，平均每天门诊有 2000 人次，急诊有 100~300 人次，住院人数 50~70 人次。以 1956 年统计为例，门急诊共达 40 万人次，住院共达 2 万人次，大小手术亦有 1 万余次，病床使用率为 90%，病床周转率为 21 人 / 床。患者来源 60% 是享受公费劳保的，有的是上海市民，有的则来自外地，更有来自边疆地区的民众。在教学任务上，有轮番来院上课与见习的三、四年级学生（三个系），有住院进行生产实习的学生，还有中央分配与地方介绍的专科进修医师。

附属仁济医院创设于 1844 年，是中国第二家、上海第一家西医医院，坐落在上海市山东中路上。1946 年，医院为加强与地方医疗之间的联系，主动参与圣约翰大学医学院与同德医学院的教学活动，成为上述两校的教学医院，承担起作为现代医院的医学教育职能。1952 年 11 月 29 日，医院由上海第二医学院接办，正式确定为附属医院，担负起教学、医疗及科研任务。1957 年，在党的领导下，当时医院已成为内科、皮肤科、

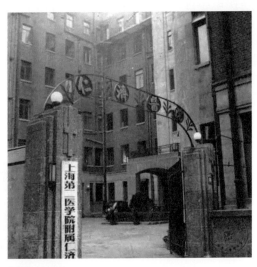

附属仁济医院

神经科、外科、骨科、泌尿科、心胸外科、整形外科、麻醉科、口腔科、眼科、五官科、妇产科、放射科、中医等各科均具有全国知名专家主持的综合性医院。它担负着邑庙区、老闸区、蓬莱区（上述三区均为今黄浦区的一部分）以及东昌区（今浦东新区的一部分）的中心医院职能以及很多工厂的医疗任务，也接受了全国各地转来的疑难病症的诊断、治疗工作。当时，院内设立上海第二医学院医疗系临床内科学、临床外科学、妇产科学、放射科学、神经科学、眼科、耳鼻喉科、皮肤科等教研组，充分利用仁济医院的各项医疗条件，培养我国的高级医学卫生干部。1961 年，上海第二医学院实行教学管理体制改革，将医疗系分为两部，其中医疗系二部设于仁济医院，实行院系结合，将教学、医疗、科研、师资培养与学生工作统一起来。接办后，仁济医院曾先后开创了我国医学发展史上的多项"第一"。国内第一例脾肾静脉吻合术、全国第一例胆道俄狄氏括约肌切开术、国内第一例二尖瓣狭窄闭式交界分离术、全国第一例膀胱癌全膀胱切除术、国内第一例肺动脉瓣狭窄闭式切开术、国内第一例低温心内直视手术、国内第一例子宫颈癌经阴道根除术、世界第一例针刺麻醉下体外循环心内直视手术等均是这一时期由仁济医院完成。仁济医院还首创了大剂量阿托品抢救治疗血吸虫病锑剂中毒所致"阿 – 斯综合征"并取得成功，为"血防"工作的最终胜利立下汗马功劳。

附属新华医院是中华人民共和国成立后，上海市自己设计、自己建设的第一家综合性教学医院，它的成立，极大地缓解了上海东北角地区人民群众

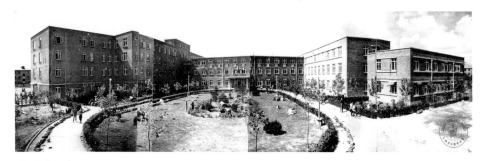

附属新华医院

"看病难"的问题。1956年，地处上海市东北角的杨浦工业区医疗条件落后、工人众多，为了更好地开展社会主义建设，急需一所医疗水平高、学科门类齐全，能为社会主义建设保驾护航的医院。1958年1月1日，上海第二医学院正式获批成立新医院筹备委员会，地址在江浦路1379号的上海市第四护士学校内。新医院命名为"新华医院"，既体现出新医院、新人、新事、新思想，同时还暗含着新医院建成后立志攀登医学高峰的决心。新医院的医生均由上海第二医学院附属第九人民医院、附属广慈医院、附属仁济医院等医院调入。第一批到医院报到的有原广慈医院儿科主任高镜朗、副主任郭迪、中医科主任丁济南、眼科主任曹福康等一大批具有较高医德、医术精湛、经验丰富的专家学者，大大充实了医院的人员配备，提高了医院的医疗水平。1958年9月，上级正式任命曹裕丰为新华医院第一任院长，史泽亭为首任党总支书记。10月2日，新华医院正式开业。开业初期，医院设病床300张，在编职工368人。新华医院成立后，院方积极投入社会主义医疗事业的建设中，医生们也是一边为患者治疗，一边继续参加医院的建设。

附属第九人民医院的前身为伯特利教会医院，创办于1920年，创建之初，床位仅64张，以妇产科为主业，附设护士与产科学校，推崇救济贫病、服务人群的宗旨。抗战时期因原址被日军占领，曾在法租界设立分院。

1951年8月人民政府接管后，医院更名为"上海市立第九人民医院"。1953—1956年，医院大力加强基本建设，扩建房屋，增加病床，增加设备，充实医疗骨干，建立各项规章制度。1956年医院床位增加至315张，日均门诊从100多人次增至700多人次，月均出院患者485人次，医院管理体

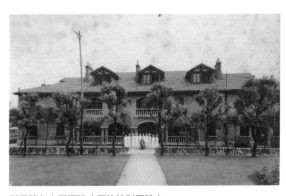

附属第九人民医院（原伯特利医院）

制和各科业务力量不断健全及提升，涌现出一批先进集体和个人。1957年1月，医院划归上海第二医学院，作为上海第二医学院儿科系临床教学基地。1958年10月，上海第二医学院将儿科系调整至附属新华医院，医院重新划归市卫生局，属蓬莱区领导。1964年5月，医院重新划归上海第二医学院，作为口腔系教学基地，医院改名为"上海第二医学院附属第九人民医院"。同年，上海第二医学院从附属广慈医院、附属仁济医院抽调张涤生、张锡泽、邱立崇、王眷龄、顾成裕等一批著名专家教授充实医院医疗教学力量，并建立起各科教学组织。1978年，医院成立第一届党委会。著名整复外科专家张涤生任院长。1979年召开首届职工代表大会。1982年7层整复外科大楼建成，全院床位增至758张，同年，上海市口腔医学研究所在第九人民医院成立。

附属胸科医院，前身宏仁医院，是我国第一家以诊治心胸疾病为主的三甲专科医院。宏仁医院是1866年创立的同仁医院和1901年创立的广仁医院在1942年合并而成。1954年1月22日，华东文教委员会批复，同意上海宏仁医院为上海第二医学院附属医院。1956年3月，由顾恺时起草建立"上海市立胸部外科医院"的计划，得到上海市卫生局的积极支持。1956年12月，经上海市人民政府批准，在原上海第二医学院附属宏仁医院的旧址（北京西路361号）建立上海市胸科医院。在市卫生局与原上海第一、第二医学院的通力合作，以及以顾恺时为主的筹建者们的辛勤努力之下，经过近一年时间的筹备，上海市胸科医院于1957年11月2日正式宣告成立。首任院长黄家驷，副院长兰锡纯、顾恺时。医院隶属上海市卫生局领导。此后，宏仁医院改名为上海市胸科医院。

1978年，国家重点工程项目——宝山钢铁总厂建设启动，

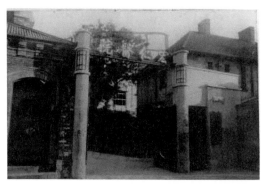

附属宏仁医院（现附属胸科医院）

上海第二医学院根据上海市人民政府要求筹建宝钢医院。1980年1月16日，由市卫生局正式命名为"上海第二医学院附属宝钢医院"。宝钢医院作为宝钢企业职工医疗救治点，除承担近10万名宝钢职工及家属的医疗保障服务外，同时还承担了在宝钢工作的外国专家的保健工作，并为周边居民提供医疗服务，同时带动宝山及崇明、江苏南通等周边地区医疗水平的提升。

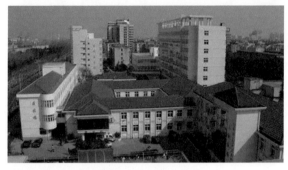

附属宝钢医院（现附属第九人民医院北部院区）

30 走在科学前沿，
多个研究所挂牌成立

　　为适应科学研究工作发展的需要，学校根据学科建设和科研方向，将部分直属研究室扩建成研究所，同时又陆续新建一批研究所、研究中心和直属研究室。上海第二医学院时期，全校共有研究所8个，其中市属研究所5个，即上海市伤骨科研究所、上海市高血压研究所、上海市儿科医学研究所、上海市内分泌研究所和上海市免疫学研究所；学校、医院所属研究所3个，即上海市口腔医学研究所、上海市消化疾病研究所、上海生物医学工程研究所。

上海市伤骨科研究所

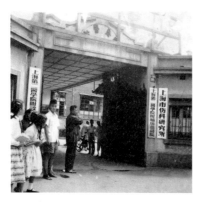

1958 年，上海市伤科研究所成立

　　1958 年，上海第二医学院建立了第一个研究所——上海市伤科研究所。该所为市属研究所，设在附属广慈医院内，建所时由市卫生局和学院双重领导。1978年9月，经市科委批准改为上海市伤骨科研究所。1990 年，上海市高教局批准外科学（骨科）为市属高校重点学科。

　　研究所成立时，研究方向为"用现代

科学方法继承整理祖国医学伤科遗产"，20世纪60年代起改为从中医、西医及中西医结合三方面对创伤和骨病进行临床和基础理论研究。

在中医伤科方面，以著名伤科"魏指薪学术流派"为基础，对伤科常见病的诊治进行继承、整理、提高和发扬光大，并应用现代医学科学方法对骨折三期疗法、理气活血剂及手法，以及骨折的撬拨复位内缝合疗法、镍钛记忆合金内固定等开展研究；在骨病方面，对脊柱肿瘤切除及人工椎体替代，对关节疾病关节镜检查与人工关节置换，对脊柱侧突手术矫治等开展研究；在基础理论方面，对骨折愈合及中西医结合治疗，骨折和骨肿瘤的微量元素及形态学等开展研究。

上海市高血压病研究所

1958年，附属广慈医院成立上海市高血压研究所，邀请邝安堃任研究所副所长。在人员少、条件差、经验缺的情况下，邝安堃克服万难，将气功应用于治疗原发性高血压病的研究。通过近2000例的病例研究，肯定了气功对原发性高血压病有较好

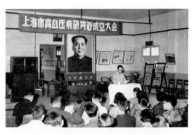

1958年，上海市高血压病研究所成立

的疗效。另外，邝安堃还采纳了现代实验医学中的动物模型来研究中医理论，成为中西医结合研究最早的实践者和开拓者。他还创造性地建立了可的松阳虚动物模型、阴虚和阳虚高血压动物模型等，首次用现代医学的方法证实了中医的阴阳拮抗理论。

上海市儿科医学研究所

1963年，附属新华医院建立儿科研究室。1978年12月，扩建成立上海

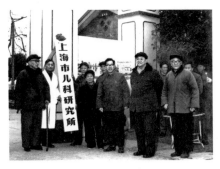

1978 年，上海市儿科研究所成立

市儿科医学研究所，为市属研究所，首任所长为高镜朗、郭迪。1986 年 4 月，世界卫生组织在该所建立儿童体格生长和社会心理发育合作中心，1988 年成立卫生部中国遗传医学中心新生儿筛查及遗传代谢病部。

至 1990 年，研究所有专职人员 53 名，兼职人员 21 名，其中高级职称 25 人，包括郭迪、余亚雄、顾友梅、丁文祥、刘薇廷、陈瑞冠等在内的博士生导师 6 人，硕士生导师 23 人，中级职称 9 人，初级职称 40 人。设有围产、心血管、儿童保健、新生儿外科及小儿肿瘤等 5 个研究室，生化、遗传、血液、免疫、病毒、心功能、分子生物学等 7 个实验室，以及新生儿脑电图室、情报资料室和《临床儿科》杂志编辑部。拥有全自动血气分析仪、扇形心动超声仪、头颅超声仪、气象色谱仪、微颗粒检测仪及伺服呼吸机等设备，以优生优育为主要方向，开展围产医学、婴幼儿先天性心脏病全方位诊治及儿童保健等多方面的研究。其中，小儿心血管及围产医学 1984 年被上海市高教局列为市属高校重点学科。

在国际学术合作方面，1984 年后，该所心血管研究室同新华医院小儿心胸外科、儿内科心血管组在小儿先天性心脏病诊治方面，与世界健康基金会进行技术协作，每年定期进行人员交流。世界健康基金会也专门赠予价值 50 万美元的心脏监护设备和先进手术器械，促进了小儿心血管学科的发展。

上海市内分泌研究所

1979 年，上海市内分泌研究所宣告成立，邝安堃担任第一任所长。同一年，获得首批国家博士学位授予点，出版了国内第一部有关内分泌的专著《临床内分泌学》。仍旧是这一年，在经过试点班之后，卫生部正式委托内分泌研究所举办全国内分泌进修学习班，使之成为中国内分泌学界重要的人才培养基地。从这个培训班走出去的医生，很多都成了全国各个地区的学科带头人，可谓枝繁叶茂，惠泽众生。

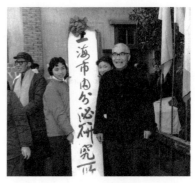

1979年，上海市内分泌研究所成立

上海市内分泌研究所成立后主要研究方向为内分泌学基础理论，内分泌代谢病的病因、发病规律、诊断和治疗，系统性疾病中内分泌激素的变化、机理和意义，以及从内分泌角度用现代医学科学方法探讨祖国医学阴阳学说、虚证理论和中西医结合治疗等。设临床内分泌、内分泌生化、免疫、动物实验等4个研究室，分子生物学、细胞生物学2个实验室，以及激素测试室、药盒开发室、图书资料室与《中华内分泌代谢》杂志编辑部。

20世纪80年代，研究所先后主办国内学术会议6次，有56人次出席国际学术会议41次，24人次应邀到美国、法国、加拿大、菲律宾、中国香港等国家和地区访问和讲学，接待欧洲、美洲、大洋洲、亚洲10多个国家和地区学者来访和讲学近百人次，短期培养外国留学生10名，并成为伦敦大学的教学进修基地。

上海市免疫学研究所

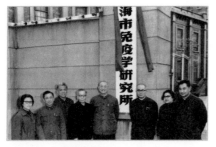

1979年，上海市免疫学研究所成立

20世纪60年代，西方无性繁殖细胞学说兴起，胸腺及淋巴细胞免疫学在国际上有重大突破。这方面的成就广泛影响到我国基础医学和临床医学的各个领域，为了使我国在这方面迎头赶上，上海第二医学院组建了免疫研究室。当时任上海第二医学院基础医学部主任的余㵑，参与研究试制预防麻疹的减毒活疫苗获得成功，并创造了正常人转移因子联合抽提法，填补了国内相关领域的空白。在他的倡议下，1979 年上海市免疫学研究所成立，设于上海第二医学院，余㵑担任所长，下设基础免疫和临床免疫等 7 个研究室，重点研究方向设置为免疫遗传与免疫调节两个方面。该所 1980 年被世界卫生组织命名为免疫遗传合作中心。同年，余㵑被推选为国际免疫药理学会创始人之一。1981 年，免疫学学科成为国家免疫学硕士和博士学位授予点，同年，上海市免疫学研究所创办了《上海免疫学》杂志，现已更名为《现代免疫学》，系我国第一本免疫学专业杂志。

上海市口腔医学研究所

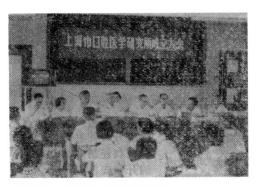

1982 年，上海市口腔医学研究所成立

1982 年 7 月 16 日，上海市口腔医学研究所举行成立大会。上海第二医学院口腔系主任张锡泽担任所长，所址设在附属第九人民医院。研究所研究方向主要有口腔常见病及颌面肿瘤的发病机理和防治，寻求恢复咀嚼器官生理功能的修复体，保障牙颌系统健全，拥有 H-600 透射电镜、钴 -60 放射治疗机、纤维鼻咽内窥镜、颞颌关节内窥镜、模拟定位仪及多种激光诊断治疗器等设备。

口腔医学为上海第二医学院首批具有博士及硕士学位授予权的学科，拥有张锡泽、许国祺、邱蔚六、刘正教授等博士生导师 4 人，硕士生导师 16 人。张锡泽、邱蔚六先后被聘为国务院学位委员会学科评议组成员。20 世纪 80 年代，研究所主办全国口腔颌面外科、头颈肿瘤外科学术会议 3 次。与美、日、法、荷等国 6 所大学合作，互派人员进行讲学，派出进修、攻读博士学位，并开展国际科研合作 5 项，与世界健康基金会合作在上海主办中国第一届国际口腔颌面外科学术会议。

上海市消化疾病研究所

上海市消化疾病研究所前身是上海第二医学院血吸虫病研究室。20 世纪 70 年代，全国基本消灭血吸虫病后，该室即转而研究消化类疾病。

1979 年，上海第二医学院消化疾病第一研究室在仁济医院成立，人员与设备发展迅速。1984 年 9 月上海市消化疾

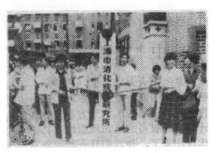

1984 年，上海市消化疾病研究所成立

病研究所正式成立，首任所长为著名消化疾病专家江绍基。同年，消化学科被上海市高教局批准为重点学科。1989 年，以上海市消化疾病研究所为主，联合附属瑞金医院的消化疾病第二研究室与附属新华医院的消化疾病第三研究室，共同重新充实组建了消化学科，并被国家教委批准为重点学科。

研究所研究方向有消化道肿瘤临床诊断与防治方法、胃癌的癌前疾病和消化性溃疡的诊治、慢性肝病和肝纤维化的研究。20 世纪 80 年代，研究所设生化、病理、免疫、肠菌、内镜、流式细胞和基础实验 7 个研究室，置有流式细胞仪、高效液相色谱仪、厌氧培养系统、电子内镜及 YAG 激光器等设备，总价值 360 余万元人民币，可开展肿瘤细胞培养、单抗制备、激素微量测定及分子水平的 DNA 量和倍体研究。博士生导师江绍基、萧树东，硕士生导师 5 名。

在国际学术交流方面，研究所与美、日、澳等国 10 多所大学和医院有密切往来、科研协作或共同培养博士生，先后有多名国外学者前来短期工作或指导，并有多人出席国际学术会议和出国访问讲学。

上海生物医学工程研究所

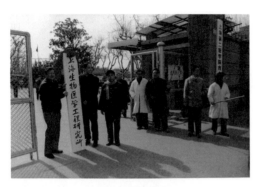

1985年，上海生物医学工程研究所成立

生物医学工程是近代各种科学技术相继渗透生物医学领域之后，理工学科与生物医学学科相互交叉结合的一门新兴边缘学科。1979年，上海科技大学与上海第二医学院联合设置生物医学工程专业，培养本科生、研究生，开展科学研究。在此基础上，1985年3月，两校合办的上海生物医学工程研究所成立，设有全国医学院校中最早被批准的生物医学工程学博士点，博士生导师为兰锡纯、秦家楠。该所为校属研究所，设有上海第二医学院部分和上海科技大学部分。上海第二医学院部分设在基础医学部，首任所长兰锡纯，有人工心脏、激光医学、计算机医学应用3个研究室，1个医用力学组。研究所还设有医疗器械维修培训中心，协助成果由实验样机向产品转化并转让到生产单位，拥有信号分析仪、医学图像处理系统，各种激光器及计算机等设备。

该所致力于研究生物医学工程学，研究和探讨有关生物医学工程学的理论及实际问题，并运用于人类疾病的诊断、治疗及生命机理的研究和培养人才。

赓续前行 奋楫争先

(1985—2005 上海第二医科大学时期)

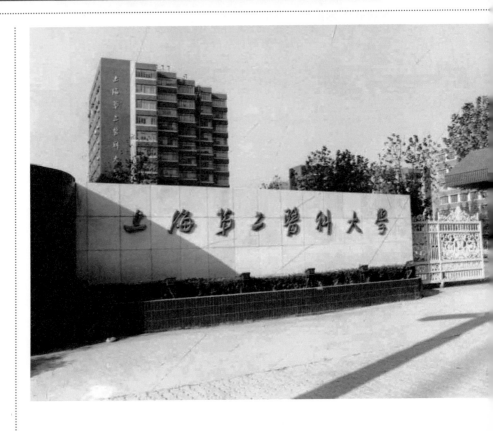

31 砥砺前行　改革创新
掀开发展新篇章

　　在上海第二医科大学发展历程中，1985 年极其重要。这一年，上海市政府批准"上海第二医学院"正式更名为"上海第二医科大学"。由此开始，学校掀开了发展的新篇章。

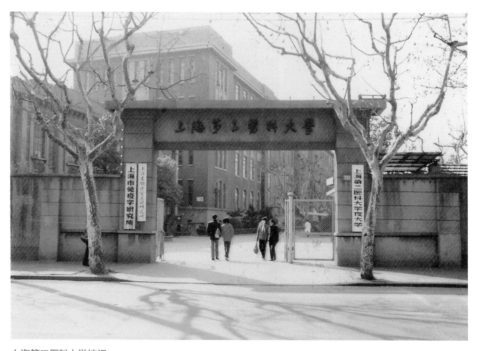

上海第二医科大学校门

实至名归：正式更名为"上海第二医科大学"

1978 年，党的十一届三中全会给学校的发展注入了强大动力。学院医、教、研得到了全面推进，学科与专业设置、课程与教材建设、基础与临床教学、本科教育与研究生教育方面，都取得了长足的进步。为适应医学教育事业的迅速发展，促进学院向重点医科大学的目标迈进，上海第二医学院分别于 1983 年 8 月、1984 年 7 月两次向上级主管部门报告，提出将医学院更名为"医科大学"的申请，并充分说明了专业设置正向多科性发展、培养对象正向多层次发展等诸多更名理由。

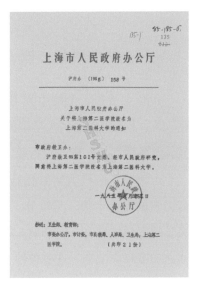

上海第二医学院改名为上海第二医科大学

1985 年 5 月，经卫生部批准，原"上海第一医学院"改名为"上海医科大学"。为促进上海医学教育卫生事业的发展和调动广大教职员工的积极性，上海第二医学院再次向上海市教委和上海市卫生局提请，尽快将医学院更名为"医科大学"。为避免同上海医科大学名称上的混淆，建议改为"上海第二医科大学"或"上海人民医科大学"。

好消息很快传来。1985 年 6 月，上海市政府正式批准"上海第二医学院"更名为"上海第二医科大学"。更名后的上海第二医科大学为上海市属院

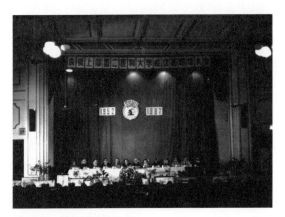

1987 年，建校 35 周年大会

校。新的校名体现了与之前上海第二医学院的一贯性，也标志着学校的发展进入了一个新时期。

纲举目张：校（院）长负责制改革随之铺开

1985 年 5 月，上海市教卫党委决定对全市高等院校实行校（院）长负责制改革，上海第二医科大学率先实行。校长对行政实行统一领导，全面负责医、教、研各项工作。党委对行政实行保证监督。

上海第二医科大学虽然是地方性院校，但是基础较好。党政领导都是年富力强的专业干部，党政分工明确、行政机构健全、班子结构合理，在全国医学教育领域具有一定影响。除了校本部，还有附属医院也实行院长负责制，使之上下呼应配套。这些条件，增强了全校师生对于实施改革的信心。

通过召开各种座谈会、讨论会，在党内外广泛讨论和征求意见，学校统一思想，达成共识，校长作为学院行政最高负责人，对学校的行政工作统一领导、全面负责。学院党委采取"支持而不包办、保证而不旁观、监督而不挑剔、协调而不牵制"的原则，为院长行政工作实行统一领导，全面负责创造条件。与此同时，在积极发挥校长正确行使职权的过程中，注重发挥党的政治核心作用，凡学院发展规划的制定、重大改革的决定、重点学科建设、师资队伍的提高、干部选拔任免、思想政治教育计划和部署等重大宏观决策，都经过党委会讨论。院长负责制对充分发挥各级行政机构及其负责人作用，提高工作效率，改善和加强党的领导，产生了积极成效。

这些改革，为上海乃至全国高校全面施行校长负责制改革提供了实践依据。1990 年 7 月，《中共中央关于加强高等学校党的建设的通知》明确提出高等学校实行党委领导下的校长负责制，进一步强化了党委在高校的领导地位。

与此同时，学校成立了院（校）务委员会和学术委员会。1987 年，根据《上海市高等学校校务委员会试行条例》的有关规定，经校党委讨论，决定成立校务委员会，使校长在决策过程中，更好地依靠集体智慧，进一步完善校长负责制。1989 年，因部分校务委员会成员工作变动，经党政联席会议决定，对校务委员会进行调整。1978 年，学校成立学术委员会，在高级职称考评、评定学术工作上起到咨询作用。1985 年，学术委员会也做了相应调整，增补了一些具有一定学术水平的青年骨干，并对其职责做了具体规定。

1985 年试行校长负责制后，校党委在管理理念、机制体制、活动方式和工作方法等方面都做了调整，以求实现党政分开，发挥党委保证监督作用。在原先党政部门的基础上，设立了宣传处，并成立了基础医学院党委、机关党委，加强基层党组织建设。20 世纪 90 年代，学校党委和行政机构又进行了多次调整，经过调整，机关部处由原先 21 个精简到 15 个。这一时期，工会、妇委会、团委等群团组织也相应得到恢复。

民主管理：制度机构改革推动教育事业发展

从 1980 年起，学校建立教职工代表大会制度，工会作为教代会常设机构，承担日常工作。1980 年 2 月 1 日，上海第二医学院第一届教职工代表大会召开。会议通过了关于学校行政向教代会报告工作及听取意见的实施方案，以及关于教代会推荐评议学校行政领导干部的实施方案。同年 4 月，第二次会议召开，进一步讨论教职工民主管理学校的问题。之后，分别于 1983 年、1985 年、1987 年召开教职工代表大会，讨论并通过了试行院长负责制的工作条例，听取和评议校长的工作报告，对学校的重大改革提出意见和建议，讨论通过职工的生活福利措施等。1990 年 11 月，上海第二医科大学五届一次教职工代表大会召开，本次会议对推动学校校内管理体制改革进程具有重要的意义。大会审议、讨论了包括《学校内部管理体制改革的总体方案》《校本部机关管理体制改革的试行方案》《校本部职工分配制度改革试行办法》以及有关劳动人事制度改革等 4 个条例。大会还表决通过了《全员聘任、合同制暂行条例（草案）》和《下岗待聘人员管理条例（草案）》。

此外，学校党政机构也在不断调整和完善。改革开放后，学校根据工作需要成立了各种专门委员会，协助校领导开展有关工作或作为专门的咨询机构，如基金管理委员会、学位评定委员会、创文明指导委员会、事业发展基金委员会等。调整学术委员会成员，增补了一些具有一定学术水平的青年骨干，并对其职责作了具体规定：学术委员会在校长领导下对学校有关学术方面的问题起咨询参谋作用；对学校发展规划、师资队伍建设、学科建设等重大问题提出意见和建议；对专业技术人员的聘任资格进行评议并提供行政领导聘任参考；对各研究所的科研规划进行审议；对聘请或授予名誉教授、顾问教授、客座教授名单进行审议。

同时，学校根据《上海市高等学校校务委员会试行条例》的有关规定，经校党委讨论，决定成立校务委员会，进一步完善校长负责制。校务委员会成员由校长聘任，其主要职责是：审议学校的办学方针、专业设置、长远规划和年度计划；讨论重点学科和师资队伍建设；讨论副校长以下主要干部的人员聘任；审议经费预决算报告；审议重大改革方案重要规章制度的建立和废止，以及其他重大事项。

（李剑）

32 ｜ 如何建立一所名副其实的医科大学

我于 1948 年毕业于上海震旦大学医学院，获得博士学位，并在广慈医院，也就是如今的瑞金医院工作，一直从事血液病的研究，直至 1984 年担任上海第二医学院校长，有幸见证了这所学校的发展历史。

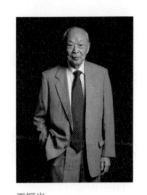

王振义

成立中华人民共和国的医学院

上海交通大学医学院的历史非常特别。1952 年，建国初期院系调整，将三个医学院——圣约翰大学医学院、震旦大学医学院、同德医学院合并在一起，成为上海第二医学院。当时一位党的领导说了一句非常重要，也非常中肯的话："虽然三个不同的医学院有不同的文化背景，但是我们现在成立的是中华人民共和国的医学院。"

我当时刚毕业三年，参加了医学院的成立，也参加了那个时候教学大纲的编写。早期医学院的临床内科分成三段：基础内科、系统内科、临床内科。这样的体系有一定的科学性，因为作为一个医生，要探索，要有工具，要打基础。基础内科，后来就成为基础医学院。系统内科就是将内科的疾病系统学习，临床内科则是教授怎样做一名医生。后来我们学习国外的教学体系，再根据我们中国的具体情况加以修改，形成了现在的教学体系。

从"学院"到"大学"

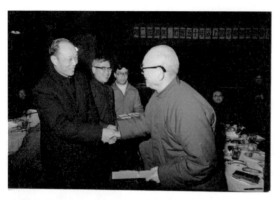

1985 年 1 月 28 日，王振义、潘家琛向一级教授兰锡纯表示祝贺

我有幸见证了医学院的成立，并在这里工作。1984年至1988年我担任学校校长。在我任职期间，响应国家教育改革政策——符合国家的规定条件可以从学院升格为大学，因此上海第二医学院升格为上海第二医科大学。但是我们不能忘了是谁打好了基础，做出了贡献。是谁？是我们广大师生医务员工，是大家共同的努力才取得了这样的成绩，满足了"学院"成为"大学"的条件。1985 年 6 月，上海市政府正式批准上海第二医学院更名为上海第二医科大学。

怎样使上海第二医科大学成为一所名副其实的医科大学？当时经费不足、设备不好、人员不够，在这样薄弱的基础条件下，我常常思考：在任期间最主要的任务是什么？第一任务是全面提高我们学校整体的学术水平，培养出德智俱全的医务工作者。按照这个方向，我做了几件事情。首先，建设学科。我们要添置设备，建设一定规模的专家队伍，成为一个有名的学科，才能够培养出好的学生。所以我们不断争取经费，成立新学科。我们向卫生部申请40 万元，给免疫研究所添置了一个超速离心机，在当时的国情下实属不易。当时，高级仪器的申请和购买非常困难，甚至连一个冷冻干燥机都没有。除了申请高级仪器，还有两个问题需要解决。第一个是建立重点实验室，我们病理生理教研组申请了 39 万元经费用于建设重点实验室，我们知道当时国家很困难，所以这笔经费精打细算、节约使用。当时我们建立的消化、口腔、病生、小儿外科、生物细胞生物学技术重点实验室都需要经费，卫生部和市教委都提供了大力支持。第二个问题是培养人才，我们是使用国家提供给学校出国留学的名额，于 1986 年派出 10 名法语

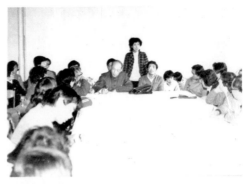

1985 年，王振义校长出席学生会召开的教改座谈会

班毕业生前去法国留学，他们都取得了很好的成就，比如瑞金医院的郑民华教授就是这一批出去的，他后来成为我们国内微创手术的首屈一指的开创者。那时候我们派出很多人去国外学习先进技术，此后我们学科水平逐步提高。

其次，要提高教学质量。我们不断改变教学方法，以求提高教学效果。我们跟很多法国的学校建立了合作关系，比如说巴黎第五大学、第七大学，里昂第一医学院、第二医学院，马赛第一学院、第二学院，斯特拉斯堡大学医学院等，它们都很乐于接受我们派出的进修人员。从 1960 年开始建立了法语班，到目前为止，我们成立了中法联合医学院。我们要全面提高学校的学术水平，首先要了解国际水平发展状况，所以我们和美国、澳大利亚都逐步建立了紧密关系，如澳大利亚整形外科跟我们附属医院口腔科一直保持着紧密的合作关系。

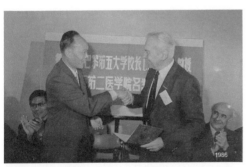

王振义授予法国巴黎第五大学校长欧基埃教授名誉教授称号

怎么样使一所学校学术水平全面提高？一个是设备，一个是培养人才，一个是对外开放，学习外国的经验，还有最后一个是提高教师质量。1986 年，我提出要用外语上课，遇到了不小的阻力，我说我能做到，你们也能。

当时提出教师要升教授须懂外语，上课须用外语。我们过去很长一段时间跟国外缺乏交流，不像现在很多医生都有出国进修的经历。当时法国愿意帮助中国提高医学水平，专门成立了一个基金会资助我们的学生去学习，直到现在我们每年都会派出10名法语班学生前往法国，拿住院医生的工资，边工作边学习。

不断改革，为党育才

一直以来，国家不断进行教学制度的改革，上海第二医科大学也响应改革政策开展教学与研究工作。1995—1996年间，当时的教学体制改革提出：综合性大学要有医学院。上海交通大学跟我们商量，希望和我们合并建设一个新的医学院，我表示赞成。我赞成是基于以下考虑：医学发展需要许多基础研究的支撑，比如说"医""工"结合。现在很多手术——瓣膜、心脏手术、关节手术，都跟"工"紧密相关。例如，现在治疗心血管疾病是依靠金属材料，它如同清道夫，不会使血液凝固。化学也是一样，医学要制药，没有化学专家是做不成的。医生提供想法，比如靶向治疗，打靶子的箭谁设计？要靠工科人才、化学人才。转化医学将基础研究内容与成果应用于临床，更要"医""工"充分结合，所以需要两校合并，强强联手。

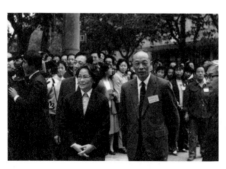

1997年，王振义与时任上海市副市长谢丽娟参加上海第二医科大学成立35周年庆祝活动

在培养人才方面，我们医学院一年招收800名新生，而国外医学院仅招收80~100名，规模比我们小得多。我们有十几个包含各类专科的实习医院，而国外却没有这么多，这些都是我们的强项。我毕业时曾宣誓，最贫困的地方我会去，最危险的患者哪怕有传染病我也得去。我希望交医的学

生知道自己身在一个什么样的学校，现在是上海交通大学医学院发展最好的时机，虽不能说常居国内首位，但也始终名列前茅，所以请大家珍惜这样的有利条件，努力学习、刻苦钻研，不断地提问"为什么"。

医学院能够发展到今天，是因为我们是一个海纳百川的"杂交"学校。我们学习世界上所有国家教育方面的优点，同时我们也清楚认知自己所处的位置与不足之处，在良好的条件下，我们要力争在国际上获得更好的名望。

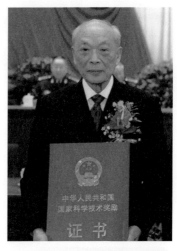

2010 年，王振义荣获国家最高科学技术奖

从上海第二医科大学到上海交通大学医学院，学校在学科建设、人才培养、教学质量等方面都取得了诸多不菲成绩。这一切离不开中国共产党的领导，没有中国共产党，就没有今天的新中国。我相信在以后的年代里，中国共产党一定能够带领全国人民走上更加强大富裕的道路，在正确道路上取得更大的成就。我也坚信，上海交通大学医学院在中国共产党的引领下，也将跻身世界一流医学院行列，为实现"健康中国"贡献力量。

（口述者：王振义，1984—1988 年担任上海第二医学院/上海第二医科大学校长）

33 ┊ 教书育人　服务育人
管理育人

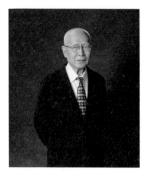

潘家琛

我是从一个基层医生被推荐到领导岗位的，新成立的团队有很多都是我的老领导和老师。当时上海市委任命我们四位同志负责党委工作，除了我以外还有林荫亚、郑德孚、钱永益三位同志，他们对学校情况很了解，这样一个好团队促使工作开展比较顺利。

培养符合"四化"要求的中层干部队伍

我是 1986 年上任的，上任以后主要面临几个问题。一是如何培养更得力、更符合党和国家需要的中层干部队伍。除了各个医院成立新班子，还对部处也进行人才补充，同时，要提高基层、中层干部的思想认知。第一件事情就是开展中层干部培养工作，需符合当时的"四化"要求——革命化、年轻化、知识化、

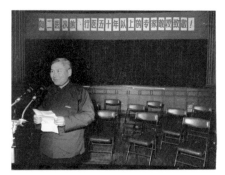

1985 年 1 月 28 日，潘家琛在执教、行医 50 周年以上老教授老专家祝贺会上讲话

专业化。我们主要对学校及附属医院中层干部进行了解和调整，此外学校十分重视基层党支部建设，就如何加强支部建设做了大量工作，例如开展支部书记的学习班等。

教书育人 服务育人 管理育人 促进医教研工作全面发展

二是如何进一步做好医教研各方面的工作。除了干部调整，还要充分了解整个学校医教研工作。首要就是重视学科问题。上海第二医科大学的基础比较好，医教研开展都较好，尽管当时经济不宽裕，但是我们的科研成绩、科研效益，在市级层面一直是第一位。当时市级层面十几个重点科研项目中，我们

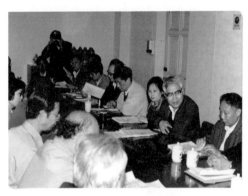

1991年，潘家琛（右二）主持中国共产党上海第二医科大学第八次代表大会主席团第一次全会

占了7个，成绩比较突出，也得到了很多的资助，这一切对当时科研开展十分有利。我们不断加强基础部的建设，首先考虑如何更好地促进基础和临床结合，全盘考虑如何发挥我们的优势，促进医教研全面提高。当时有几个发

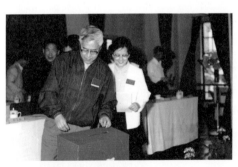

潘家琛在中国共产党上海第二医科大学第八次代表大会上选举第八届党委委员、纪委委员

展很好的学科，比如血液病、围产医学、小儿外科、口腔颌面外科等都取得了较好的成绩。如何进一步提高这些学科，并通过这些学科促进学校进一步的发展，也是当时重点考虑的。此外，在行政工作方面，学校提出教学思想的学习讨论，从1985年开始，开展了一系列教育思

想大讨论，关于教学方法的改进、教学质量的提高、医教研的提高与结合，以及前期与后期工作的衔接等，一共进行了五次教育思想大讨论。当时提出要贯彻教书育人、服务育人、管理育人的三大育人要求，包括教师、管理人员甚至后勤，都要参与具体落实工作。五次教育思想大讨论对上海第二医科大学来说具有里程碑意义，促使我们医教研各方面工作得到了显著提高。

人才培养 破格晋升

三是如何做好人才培养工作。从国际交流来说，无论是公派出国还是自费出国，在当时实施的各项措施中都存在一些不足，特别是回国率比较低，这些都引起了我们进一步的思考。所以就出现了组团出国的措施，组团出国保障回国率100%，并且带回了优秀成果。在这个时期进行的国际交流，以及与兄弟学校结合等方式的内外交流，都取得了比较好的成效。

此外，我们在人才培养上进行了一些突破，例如对副高级以上的人才进行破格晋升，这些突破甚至在市级层面上都算是首次，影响较大、效果较好。当时，我们在学校及附属医院层面广泛动员中青年知识分子参与晋升，他们的主要目标就是教授、副教授。当时参与破格晋升的人员大约有六七十人，首批脱颖而出的共有25名，其中，晋升教授的有7位，晋升副高的也有十几位。之后，我们持续按照这个规定来进行破格晋升，进一步解决医教研各方

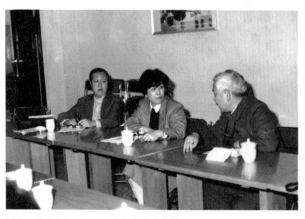

潘家琛（右）与王一飞（左）向来上海第二医科大学调研的时任上海市委副书记陈至立汇报工作

面中层人才的断档，如此人才队伍逐渐扩大，效果显著，甚至对市里其他高校的人才制度也起到了一些促进作用。

上海交通大学医学院能发展到今天，所取得的成绩是来之不易的，与广大师生医务员工，以及历届校友努力密不可分。广大师生医护员工要继续共同努力，完成医学院党委"十四五"规划中提出的"建设世界一流、中国特色、上海风格、交医特质的医学院"的任务。

（口述者：潘家琛，1986—1991年担任上海第二医科大学党委书记）

34 ┊ 只要有百分之一的机会 就要做百分之百的努力

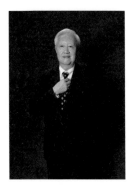

王一飞

我是 1988 年 1 月份正式被任命为上海第二医科大学校长的，当时心情很激动，但也很沉重，因为这是一个严峻的挑战和巨大的考验。我于 1957 年进入这所大学学习，当时在这所大学里面我已经学习工作了 30 多年，但是我从未想过有一天要成为这所大学的校长。原来我是做组织胚胎学研究的，每天在显微镜下观察人体细胞和研究胚胎发育，现在突然要求宏观全局地去管理一所大学，我感觉有点胆寒。但正式接受任命是一种承诺，一种担当，所以我决心在党委的领导下，在班子所有成员的精诚合作下，依靠全院广大师生员工，群策群力，共商上海第二医科大学的发展大计。

得天独厚的大学基因

上任之初，我认真研究了这所大学的历史，采访了很多的老干部和老教授，我发现我们学校有三个很明显的特点，换言之，有三个得天独厚的基因。第一是多元文化兼收并蓄。上海第二医科大学是一所地方高校，但是它办学历史悠久，由圣约翰、震旦和同德三所各具特色的医学院合并而成。大批名医荟萃，如外科的兰锡纯、叶衍庆，内科的邝安堃、黄铭新，还有微生物学家余㵑，儿科学家高镜朗、郭迪，口腔医学家张锡泽和整形外科学家张涤生等。不同流派和多元文化在此相互交汇、碰撞、杂交、融合形成上海第二医科大学独特的海派风

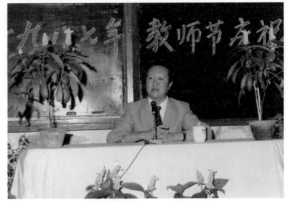

1987 年，王一飞在教师节庆祝大会上演讲

格。例如瑞金医院外科，第一主任是法比学派的傅培彬教授，第二主任是英美学派的董方中教授，两位教授学识渊博，特色鲜明，在同一个外科，精诚合作，相得益彰，形成了瑞金外科见多识广、不断开拓的风格。

第二是勇于创新，敢为天下先。上海第二医科大学在中国乃至世界医学史上有过许多"第一次"的创举。1954 年兰锡纯教授在国内首次打开心脏，完成了心脏二尖瓣分离术；1958 年炼钢工人邱财康全身近 90% 烧伤送进瑞金医院，通过全院多学科专家的努力，克服了创伤性休克、绿脓杆菌感染和皮肤移植三大关，奇迹般地救活了，这个在国际医学史上是一个奇迹。1986 年王振义教授开创性地使用全反式维甲酸成功治疗白血病。当时我正担任副校长，他提出"不一定要杀死肿瘤细胞，而是让它改邪归正"的这个新思路获得了巨大成功。所以我们学校的特点是多元文化兼收并蓄，又敢于破除迷信，勇于开拓创新，我们应当努力继承和发扬这个优良传统。

第三是敢于担当，以天下为己任。立足上海，服务全国，面向世界是上海第二医科大学的特点。1952 年建院后，圣约翰大学医学院院长、整形外科专家倪葆春教授毅然带队奔赴抗美援朝前线救治伤病员。之后，在血吸虫防治、援疆援藏、支援内地医学院校建设、组建援非摩洛哥医疗队方面，我们始终站在第一线。

不拘一格的人才选拔

学习了这段历史后，我感到骄傲和自豪，信心百倍。但一回到 1988 年我上任后的实际状况，顿时感到焦虑和棘手。1988 年时，我们多位一级教授都已到了耄耋之年，由于多年没有正轨培养和晋升，人才梯队断层极为严重，这是我担任校长一职以后，碰到的第一个拦路虎。事业能否发展的关键是"人才"，没有"人才"所有的规划都是空话。党委潘家琛书记带领我们大胆推行破格晋升新政：不唯学历，不唯资历，着重业务实力和发展潜力。通过三个公开，公开述职，公开答辩，公开表决，防止不正之风，严格把关。自荐答辩会上，每个报名人员先用 10 分钟陈述自己的业绩。然后在答辩环节，评委向报名者提三个问题，其中一个须是以外语提问。最后公开投票表决。1989 年 6 月 3 日，我们在大礼堂隆重宣布第一次破格晋升的结果，当时谢丽娟副市长也莅临指导，有 7 人晋升为正教授，18 人晋升为副教授，25 个人全部请上台给他们献上鲜花，颁发证书，集体合影。个别业绩突出的人员，我们从讲师直接晋升为正教授。由于采取三个公开的方法，没有产生任何异议，当时在全校引起了很大震动，人人奋发向上，个个勇挑重担，迎来了人才辈出的崭新局面。

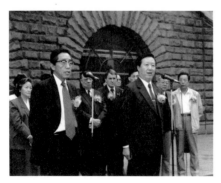

1992 年 10 月 23 日，王一飞校长在上海国际医疗器械展览会暨上海第二医科大学建校 40 周年庆祝活动开幕式上致开幕词

目标导向的国际交流

改革开放后，我们陆续派出不少人员出国进修，但学成后的回归率很低，这又成了一个新的难题。我们党政班子一致认为应该把出国培训与学科建设有机结合，主动、有计划地根据学科建设需要派出人员。很快我们就摸索出三种办法：第一种办法是配套成组派出，比

如仁济医院王一山教授为了解决心脏手术的问题，带队 10 人，包括主刀医生、辅助医生、助手、麻醉师、护士等一起前往美国旧金山圣玛丽医院学习先进的心脏手术技术，目标是在半年内学会这个手术并立刻回国在仁济医院开展。来年要开展新的手术，再派出一个队伍出国学习，这样就不存在回归率的问题。第二种办法是"放风筝"，即学科带头人驻守国内，把团队成员按学科建设需要送到国外进修学习。比如瑞金医院的董德长教授，他的肾脏病学发展需要肾脏药理、肾脏病理、肾脏透析、肾脏免疫等专业人员，他就联系了海内外的著名实验室，像放风筝似的派出人员去学习，而风筝的线捏在学科带头人手里，把团队学习跟学科建设有机结合起来，回归就基本不成问题，而且立竿见影，所在学科很快领先全国。

第三种方法个是长期深度合作。例如新华医院丁文祥教授领衔的小儿先天心脏病手术当时已经是国内领先，为进一步提升技术水平，他们与世界顶级的儿科医院美国波士儿童医院开展长期合作，制订了一个培训和合作的五年计划。每年都有明确的任务和目标，一年上一个台阶，学科发展迅猛，

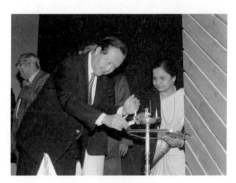

1999 年，王一飞在印度新德里参加的学术会议上作为 WHO 官员点燃智慧之灯

成果卓著。结果美国 HOPE 基金会很看好这个项目，1988 年和我们签订了一个十年的合作计划，在这个基础上成立了上海儿童医学中心。1992 年学校 40 周年庆时进行了奠基典礼，1998 年正式揭幕，现已成为全国有名的儿童医学中心。为使国际交流合作得以可持续发展，我们又相继成立了临床医学专业的英语班和法语班，因为只有新一代能够用外语顺利学习和交流，国际合作交流事业才能后继有人。我们规定每个科都必须有一个教师能用法文授课，同时又成立了医学法语培训中心，这就是今天医学院中法医学部的基础。法国政府非常重视，在我们的合作期间，学校有 5 人获得法国荣誉军团骑士勋章。

改革启航的医学教育

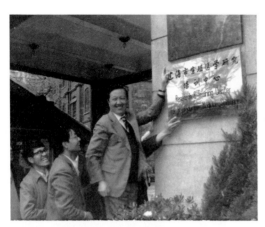

1986 年，王一飞参加上海市生殖医学研究培训中心挂牌仪式

在人才培养与国际交流步入正轨后，我们重点关注提高医学教育质量。我认为一所大学的首要任务是培养高质量的人才，忽视教育工作就不是一所称职的大学，更谈不上一流大学。为研究国内外医学教育的现状和改革动向，我们成立了一个医学教育研究室，我亲自领导这个组，阅读了大量文献并提出我校医学教育改革的构想。与此同时，我们组织全校师生员工进行系列化的教学思想大讨论。讨论分三个阶段，第一阶段的主题是"为什么医学教育必须要改"，当时我做了一个主旨报告："21 世纪的医学科学将走向何方？"因为今天的医学生是明天的医生，你不了解明天的医学发展趋势，怎么能培养出符合时代需求的医学生。全校师生员工初步达成医学教育必须改革的共识。第二阶段着重分析学习国内外先进大学的医学教育的理念、措施和方法，对标上海第二医科大学的不足之处，明确了医学教育改革的重点。第三阶段就是制订整体医学教育改革方案，稳步推进医学教育改革的系统工程。在培养目标、课程体系、教学方法、考核制度改革中我们做了三件事：首先，文理兼修，加强通识教育，把一年级学生先送到复旦大学去学习人文自然科学和社会科学，扩展知识面，因为医生面对的是人而不单单是疾病；其次，改变单纯课堂讲授的教学方法，在进行器官系统整合式教学的同时，提倡和鼓励学生主动学习：一是实施 PBL（以问题为基础的学习），即提出一个医学问题，老师不上课让学生自行查阅资料和开展讨论；二是实施 CBL（以病例为基础的学习），提供一个临床病例，学生自

行收集资料研究，并提出解决方案；第三是实施 TBL（以团队为基础的学习），学生分组领取任务，查找资料，小组汇报，然后由教师点评总结。最后，也是最重要的，立德树人，加强思想政治教育和医德医风教育。要求每个教师不但要授业，而且要传道和解惑：传治学之道，传为人之道；解治学之惑，解为人之惑。通过初步改革，我们整体医学教育水平上了一个新台阶。

把握机遇的发展理念

20 世纪 90 年代初，国家提出建设"211 工程"。最初我们认为上海第二医科大学希望渺茫，因为我们是地方大学，又是单科性大学。如果上海有一所医科大学入选，那肯定是上海医科大学。但二医人从不服输，大家一致认为"只要有百分之一的机会，就要做百分之一百的努力"。我们立即制订了总体发展规划，包括教学规划、科研规划、学科发展规划、人才培养规划、国际交流规划、医院规划和管理规划，同时细化各项规划的分工和管理机制。与此同时，我们积极向市政府和卫生部与教育部汇报工作进展，得到了领导的大力支持。1995 年以后，国家派出的专家组不断来校考核评估，1997 年我们正式进入"211 工程"行列，这是我校发展的重要里程碑。我们深深体会到"机遇永远垂青有准备的头脑"。

忆往昔峥嵘岁月稠，我院七十年的发展历程，雄辩地证明了这是一所多元文化兼收并蓄的医学院，一所勇于创新、敢为天下先的医学院，一所敢于担当、以天下为己任的医学院，也是一所众志成城、自强不息的医学院，一所博极医源，精勤不倦的医学院。

今天上海交通大学医学院蒸蒸日上，我倍感兴奋。我们已经制定了一个新的发展目标：建设一个"世界一流、中国特色、上海风格、交医特质的医学院"—— 我深信我们的目的应当达到，必须达到，也一定能够达到！

（口述者：王一飞，1988—1997 年担任上海第二医科大学校长）

35

特色更特　优势更优
全校一盘棋　争做排头兵

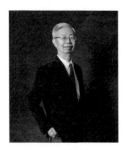

余贤如

我在 1991 年第八次党代会上当选了上海第二医科大学党委书记，当时正处于高校体制改革时期，高校实行党委领导下的校（院）长负责制。我深感责任重大，必须团结班子带领全体师生医护凝心聚力推进学校各项工作。

党委领导下的校长负责制，引领学校各项管理工作

我印象深刻的几项重点工作。第一，重视精神文明建设，学校获得上海市精神文明单位"三连冠"。第二，重视知名专家，无论是高校还是医院，关键是要有知名教授，在我任期内，学校系统有四名院士：王振义、张涤生、陈竺、江绍基。其中，王振义也是国家最高科技奖获得者。第三，经过不断立项和审批，学校进入了"国家重点建设 100 所高校"

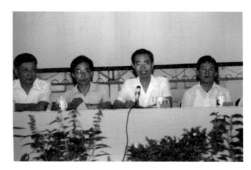

1991 年 9 月 10 日，余贤如出席上海第二医科大学庆祝教师节暨表彰大会并讲话

行列，跻身 211 工程建设高校是千载难逢的机遇，在大家的共同努力下，班子成员向上海市领导汇报了我校的条件和决心，争取到市级高校的"211 工程"立项预审首位，为学校发展上了一个新台阶。第四，在当时艰苦的条件下，创建了上海儿童医学中心，上海市投资了 2.5 亿元，美国 HOPE 基金会（世界健康基金会）出资 2500 万美元，中心在儿童的疾病防治方面发挥了很大作用。第五，要求党政干部做到几个"双向"，双向任职 —— 既是干部又是专业技术人员；双肩挑 —— 既是干部，也是教师，鼓励向教师方向发展，允许干部双向选择；双向交流 —— 学校的干部到医院里去，医院的干部调到学校里来，增强全校干部队伍的凝聚力和向心力。当时有四所医学院校

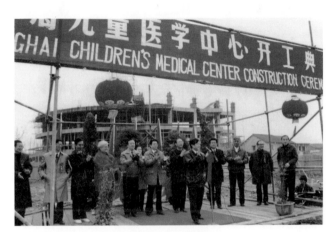

1993 年 12 月，上海儿童医学中心开工典礼

获得博士生导师的审批权，我们是其中之一。此外，学校成立海联会，加强与海外学者联络，通报学校发展情况；同时关心他们的需求，使海外学者更加心向祖国，报效祖国；学校成立的教工之家被评为上海高校优秀员工之家。

全校一盘棋，注重医教研及学科发展调研与实践

在医疗、教学、科学研究方面我们重点策划了很多工作。首先，先把调查研究放在第一位，我大概花了三个月去了解相关情况。根据调查研究，我们探索六年制医学硕士。我们的生源本身起点就比较高，生源的质量在高校里面也比较优秀，当时要求学生德、智、体、美、劳全面发展，还要具有军

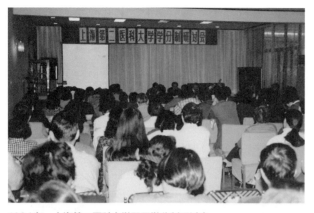

1994 年，上海第二医科大学召开学分制研讨会

事国防的观念。我们在三个方面很重视：一个是建设我们自己的党校，增强党的凝聚力；二是建设好图书馆，购买国外最新的图书，学习先进的技术；再三，是建立科学动物部。因为要做科学研究就要纯种的动物，这是我们学校非常先进的一项工作，在上海高校小有名气。

高校质量主要内涵在于学科知名度。党政班子在对全校学科调研的基础上，运用竞争机制，评选出优势学科。出席评审的有校、院二级资深专家、学科带头人，党政班子主要负责人，最后评选出血液、内分泌、整形、口腔外科、生物分子学、小儿心血管外科、消化、外科（含骨科）八大学科进行重点扶持，评选过程也是明确责任过程，有利学科发展的百年大计，必将成为培育资深专家和院士的摇篮，使校、院二级特色更特、优势更优。

党管干部，开启人才竞争上岗模式

学校创建了完善党校培训机制，提倡党员学习在前、干在前，着重抓党员干部学习，发展党员的培训制度。利用每年暑假举办部处以上干部党校研讨班，讲政治，讲大局，讲责任，讲党性修养，理论联系实际，统一思想，推进学校全局工作。知责明理，极大增强了干部凝聚力，向心力，推进了学校各项改革。发展党员必须先进党校学习，保证党员质量。

学校始终对人才培养非常重视。党委明确要求干部要努力做到双肩挑（行政及专业），双向培训（公派及专业），双向选择（优胜劣汰），双向交流

（校、院二级可相互交流干部）。允许干部可在岗位上攻读学位，符合学位条件的可授予学位。也可择优干部赴国外深造，在干部队伍中形成积极向上，团结奋进的氛围。无论是抗震抢险，还是援藏、援疆等，师生医护员工和干

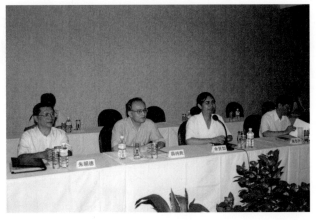

1996 年 9 月 12 日，余贤如参加上海第二医科大学学习贯彻《教育法》汇报会

部都争先恐后要求参加。对于学生管理，每个班级都建立辅导员机制，不但重视才的培养，更重视德的培养。

1992 年，我们有要求、有内容、有目的地进行了教育改革、人事制度改革，要求干部要竞争上岗。比如一个岗位公布，医院人员也可以来报，学校人员也可以报。评委不单单是学校的领导，而是同时邀请医院党委书记和院长，大家集体评议测评，这样选拔出来的干部值得群众信赖，如此形成一种竞争机制。同时，把教学要求理念灌输给处级以上的干部，强调"一盘棋"的思想，形成强大的凝聚力，使得队伍的全局观念更强。医院的困难就是学校的困难，学校的困难就是医院的困难。干部们思想一致，一同探讨怎样使特色更特、优势更优。

医务工作者的职责是看好病，让患者少花钱，减少患者的痛苦，这是我们义不容辞的责任，也是人民的期盼。作为一个共产党员，听党话、跟党走，还要感恩党，在这个基础上才能国强民富，民族和谐世代传。上海交通大学医学院一直是国家医学院校里边的排头兵，我希望也相信上海交通大学医学院一定会一年更比一年强。

（口述者：余贤如，1991—1997 年担任上海第二医科大学党委书记）

36 | 不拘一格降人才
聚力提升基础教学质量

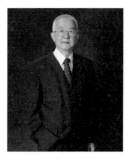

范关荣

我是 1997 年担任上海第二医科大学校长的，从 1990 年到 1993 年我担任上海第二医科大学的副校长、校长助理，所以对学校的情况比较了解。这所学校的成长是与发展与国家的改革发展同步的。

解决后顾之忧 提升教学质量

要提升教学质量，就要先解决教职员工的后顾之忧。首要的就是解决大家的住房困难问题。当时我们利用了一块地，在老沪闵路 500 号，我们借钱造职工住房，建了 100 多套，职工非常开心，因为后顾之忧解决了。我们也努力改善学校环境，想办法把一部分学生宿舍搬到外面去，所以我们抓住机遇下决心把中山南一路的红星工厂买了下来，现在那里是 1000 个学生的住宿区。

解决后顾之忧以后，接下来考虑如何提高基础教学的质量。一定要提高教师的积极性，一定要把教学质量抓好，所以当时我们邀请教授给本科生上课。比如，瑞金医院著名的肾脏内科专家董德长教授，他曾在法国留学，在肾脏病医治方面造诣很深。我记得开学第一天上大课，他穿了一套浅色的西装，打了领带，他感觉给本科生开课非常自豪，学生的反响也非常好。此外，我们规定整个学校各个部处的干部都要去听课，到每一个教室去听课，看老师的上课质量怎么样，最后给老师打分，也让学生对老师的上课打分。通过一段时间这种方式的学习，大家的积极性提高了，教学质量也逐步提高了。

人才选拔培养"两条腿"走路

当时学校基本以教学为主，科研方面相对比较薄弱。在抓好基本教学的同时，如何提高科学研究的质量，提高人才的选拔和培养水平是值得深思的问题。所以要求"两条腿"走路，"一条腿"是在国内外招聘学有成就的专家，参加学校的科学研究工作。

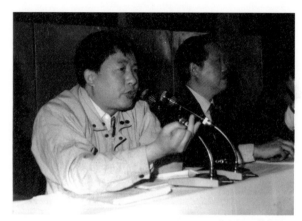

1991年4月12日，上海第二医科大学召开第五次教职工代表大会，范关荣做汇报

当时我自己带队到哈佛医学院，美国的科学研究院、医学研究院招人。同时，发动医学院系统包括附属医院，共同找国外前沿的学科、前沿的科学家，当时引进了曹谊林、盛慧珍，另外陈竺本身是附属瑞金医院派至法国学习的，这三位科学家都在国外学有所成回来。我们组织他们向国家申报重大课题，成功申请到三个"973"国家课题，在全国轰动一时。因为地方院校能够同时拿到三个国家级的重大课题是很不容易的，非常鼓舞人心，这是人才引进取得的成绩。

人才培养的另外"一条腿"，就是我们自己培养人才，特别是加强年轻人才的培养。当时学校的教授晋升制度实现破格晋升，原来副教授需要任现职满五年才有资格申报正教授，但我们不墨守成规，一些国外回来的人才原来没有副教授职称，但是资格已经达到了教授，因此有些主治大夫、中级职称的人破格晋升直接成为教授级。我们破格提拔了许多人才，一批年轻人才得以很快成长。

基础与临床相结合的科学研究与学科发展

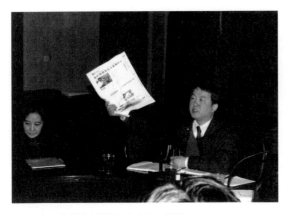

2000年，范关荣在教学工作会议上讲话

科研上面的重大改革，就是如何结合基础和临床，结合国内和国外。基础和临床是密不可分的，临床医生相对思路比较开阔，与基础医学院教师沟通比较顺畅。外科医生要搞科学研究，离不开基础，应该联合起来，临床医生有思路，基础研究

取得结果后可与临床紧密结合，所以这个改革比较成功。

我们还与中国科学院上海分院一起成立了健康科学中心，重点就是他们基础研究的著名专家，与当时学校的基础研究专家集中在一起开展科学研究。当时我们没有经费，学校在很困难的情况下拿出200万元成立健康科学中心，这个健康科学中心直至今日还在工作，产出了很多高质量的文章和科研成果。

学科发展方面，我们有几个非常好的专业，像口腔专业在全国位列前茅，每一个附属医院都有明显特色和专长，比如瑞金医院的特长是血液病、内分泌，高血压；仁济医院的特长是心血管内外科、消化疾病、风湿病；新华医院的特长是小儿疾病；第九人民医院的特长是整形、口腔等。我们的特色就是临床，所以每一个医院都是重点，要求医院严格制订每一年的工作规划并上报到学

校，学校全面支持并定期检查。从临床开始，基础教学也在逐步提高质量，通过全国引进人才并加强培养，另外，临床和基础之间联合申报课题，优势互补。各个医院的特色优势学科在全国还是比较出名的，在全国的影响力逐年递增。

办学模式不断改革　向"国际一流"进军

通过努力，学校在全国有了一定知名度。特别是国家在21世纪建设100所重点大学，其他的都是综合型的大学，我们是单科型的医学院校，但我们一下子就通过了立项，这在全国来说实属不易。各大学的校长和八名院士组成的评审专家组一致通过，说明上海第二

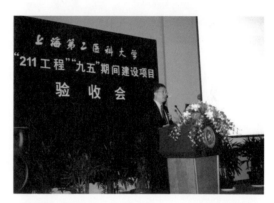

2000年，范关荣在"211工程""九五"期间建设项目验收会上做报告

医科大学在全国的办学成就还是被认可的。当时我们的发展目标就是借助"211工程"跻身国内一流的医学院校，所以达到了国内一流的目标，现在更重要的是向国际一流水平发展。多年来，各任学校领导传递接力棒，每一任都感觉这是使命和责任，要勇于担当。既然坐在这个位置上一定要尽职尽责，力求把工作做得更好。当时我们加强在国际上的合作与交流，从20世纪90年代起，一方面引进人才，另一方面派人出国学习。当时瑞金医院派了一组心内、心外、麻醉、影像专业组成的团队到美国学习，学成归国后完成了全国首例心脏移植手术。

后来，上海第二医科大学和上海交通大学合并，我们提出医学教育跟理工科教育有区别，当时国内医学设备是空白，需要依靠进口，所以医学投

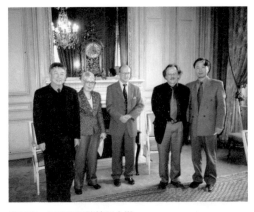

范关荣一行访问巴黎第五大学

入往往比理工科投入大。在这种情况下，如果作为某一个系或者某一个学院发展，往往支持力度不够，会影响医学教育的发展。此外，附属医院跟医学院是紧密结合的，所以合并时我们强调医学院人、财、物要相对独立。附属医院跟医学院都发展非常快，我们的临床医学现在在全国名列前茅，这就是医学院和临床的关系紧密的成果，所以全国都非常肯定我们的模式。

文化传承 不忘初心

博采众长、海纳百川是上海第二医科大学的特色。每家附属医院都有悠久历史，在文化传承方面做得很好。比如在瑞金医院树了铜像的傅培彬教授，仁济医院的兰锡纯、黄铭新、江绍基等，他们都是解放以前回国尽心于学术研究，尽心于为患者服务，成为我们的老师和国家的医学专家的。直至今日，每到清明，新职工还是会到铜像前面去宣誓，向老一辈专家学习，让交医精神代代相传。

在我们国家飞速发展的大好形势下面，我们通过努力，在比较短的时间内让上海交通大学医学院赶上国际前进的步伐，在医学教育科研医疗技术方面达到国际先进水平，为我们国家，为我们全人类做出很大的贡献。希望每位师生医护员工能够弘扬光大医学院的优秀传统，致力于医教研的大力发展，更好地为社会，为患者服务。

（口述者：范关荣，1997—2003 年担任上海第二医科大学校长）

37

深化教育改革 培育创新精神
全面推进学校发展

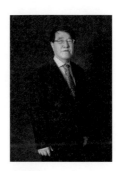

1999 年 6 月 15 日，第三次全国教育工作会议在北京隆重举行，中共中央、国务院同时作出了《关于深化教育改革全面推进素质教育的决定》，这是在世纪之交的重要时刻，中央就教育工作召开的又一次重要会议和作出的一项新的重要决定。这是党中央和国务院为加快实施科教兴国战略作出的又一重大决策。

李宣海

提高认识，培养具有创新精神和思维的人才

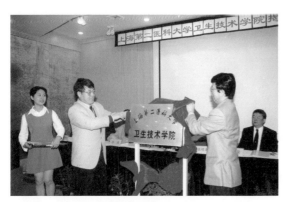

1999 年，李宣海为上海第二医科大学卫生技术学院揭牌

在科学技术突飞猛进、知识经济初见端倪、国力竞争日趋激烈的形势下，我们必须把大力提高全民族思想道德和科学文化素质，增强科学技术创新能力提到关系中华民族兴衰存亡的高度来认识。高等教育，尤其必须

做到"四个统一"：使受教育者坚持学习科学文化与加强思想修养的统一，坚持学习书本知识与投身社会实践的统一，坚持实现自身价值与服务祖国人民的统一，坚持树立远大理想与进行艰苦奋斗的统一。社会主义的大学生要树理想，立壮志，健体魄，强素质。

　　培养具有创新精神和创新思维的人才是历史赋予高校的使命和责任。作为一所培养高级专业人才的医科大学，我们借全国教育工作会议的东风，紧紧抓住本科教学评优工作的契机，认真研究存在的矛盾和问题，动员全校教师和干部职工，广泛开展学习和讨论，通过贯彻全教会精神，进一步明确我们办学的思想，进一步深化学校内部管理体制的改革，从根本上转变那种妨碍学生创新精神和创新能力发展的教育观念、教育模式，以及过于呆板的教育制度。以提高素质为宗旨，以培养创新精神和实践能力为重点，努力造就"有理想、有道德、有文化、有纪律"，在德、智、体、美等方面全面发展的新一代医学工作者。高等院校要迎接知识经济的挑战，创建新的优势、争取新的发展，关键在于人才。以"211工程"建设为契机，全面实施"跨世纪人才工程"建设，进一步加大工作力度，在人才培养中，从机制入手，营造有利于人才成长的良好环境，鼓励和支持人才冒尖，争当领头雁；鼓励和支持中青年人才在教学和科技实践中，勇于攀登，敢为人先，不断创新，真正成为21世纪的教育和科技战线的中流砥柱。

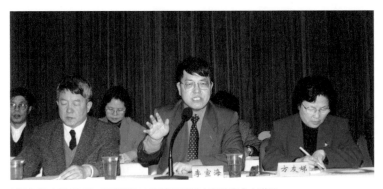

1999年4月12日，李宣海在上海第二医科大学教代会上讲话

解放思想，更新观念，营造创新环境

学校从20世纪90年代初就坚持发展"3T"，即以顶尖（TOP）人才牵头，组建尖端（TOP）科技攻关项目，努力攀登科学高峰（TOP）模式的人才战略目标。学校制订了有所为和有所不为的发展方向，将重心放在寻觅顶尖人才、吸引顶尖人才、利用顶尖人才上，加大对顶尖人才的投入，形成顶尖人才的学科"特区"，开拓、发展生命科学的前沿学科，构筑学科发展的新优势。引入增量是指引进高水平的科技人员，利用他们的创新思维，盘活我校一部分科研和人才资源，形成知识创新的规模效应。我校陈竺教授作为我国生命科学领域专家，42岁当选中科院院士，是当时中国科学界最年轻的院士，也是上海血液学研究所所长、上海人类基因组重点实验室主任。在这里引入增量，盘活存量，就是将陈竺头脑里的创造性思维导入各个领域。人类基因组研究计划（Human Genome Project，HGP），是当前国际生物学、医学领域内一项引人注目的研究计划。人类基因组研究的目的是确定人类的总体结构，弄清大约10万个人类基因的结构、功能及其染色定位，从而在整体上认识人类遗传信息的组成、功能和调控方式。科学竞争十分激烈，中国要想在人类基因组研究计划中占有一席之地，就必须发挥中国多民族和人口资源的优势，

人类基因组研究要打"二医牌""上海牌""中华牌"，就要组建科研集团军。学校首先在校内拆"围墙"，以"智力"陈竺的创新思维为纽带，形成人力资源的重组，使顶尖人才的辐射形成规模效应。生物学、遗

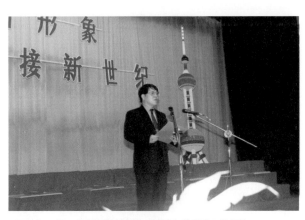

1999年1月，李宣海做上海第二医科大学党建工作报告

传学是生命科学的前沿学科，而我校生物、遗传教研室除了教学之外，还承担很少的科研任务。学校决定邀请陈竺、陈赛娟分别担任校遗传、生物教研室的主任，陈国强和黄薇分别担任分管科研的副主任；并将人类基因组研究的"863"高科技项目引入教研室，使教研室一批从复旦、华师大、上师大生物系毕业的年轻骨干教师，有机会在 HGP 尖端科学领域里施展自己的才华。1989 年底，我校遗传学被国家教委批准为博士学位授予点。学校打破各研究所界限，把人类基因组研究和一些重大疾病基因研究，如内分泌疾病、心血管疾病、肿瘤、遗传病等相结合。另外，对下丘脑 — 垂体 — 肾上腺轴进行了集中攻关研究，测序 3 万多条 EST（基因表达序列标签），克隆了新的全长 cDNA180 条，在国际上首次建立了下丘脑 — 垂体 — 肾上腺轴基因表达谱。高血压研究所在 HGP 的研究过程中又成立了上海血管生物学重点实验室。研究打上海牌，在国家科委的支持下，在张江高科技园区成立国家人类基因组研究南方中心，有复旦、中科院及各医科大学的参与，由陈竺任中心的主任。HGP 打中华牌，"九五"期间由陈竺院士牵头的"人类基因组研究"的国家自然科学基金的重大项目已经实施，国家重大基础项目（"973"项目）获得启动。

开辟学科"特区"，构筑人才高地

学校通过开辟学科"特区"建设，摸索科技发展的新思路、新政策，着力推动学校科技体制改革的纵深发展。我们认为经济特区建设较倾向于"融资"，促进资本的增值，推动经济的发展。学科特区的建设，应着力于"融智"，形成智力资源的增值，推动学科的发展。周光召先生认为人才有多种层次、多种结构，对顶尖人才尤其要特别关注，因为顶尖人才往往具有丰富的创造力。学校要为顶尖人才创建一个"特区"环境，制定"特区"政策，形成一个"特区"管理机制。"学科特区"就是要给予他们优惠的政策倾斜，较大的人、财、物投入，特事特办、超常规的管理方式，"特区"政策倾斜的关键是构筑人才资源的高地，形成优秀中青年脱颖而出的良好环境。营造一个尊重知识、尊重人才的良好氛围，提供更好的舞台，创造更多的机会，加大优秀青年人

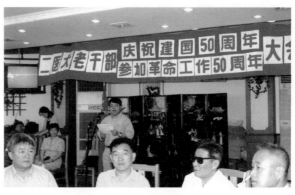

1998 年 9 月，李宣海在上海第二医科大学老干部庆祝建国、参加革命工作 50 周年大会上讲话

才的培养力度，促使一批优秀的人才，特别是一批青年人才脱颖而出，真正做到用政策吸引人，用事业留住人。构筑人才资源的高地，形成知识创新的制高点。

（撰稿：李宣海，1997 —1999 年担任上海第二医科大学党委书记）

摘录自 1999 年《上海二医报》、1999 年《研究与发展管理》

38 激发教学工作活力 与时俱进培养医学人才

党的十一届三中全会后，学校确立了"以教学为中心，提高教学、医疗、科研质量和水平"的任务。为了进一步提高认识，统一思想，激发教学工作的活力，推动教学改革工作的深入开展，学校多次开展了教育思想大讨论。

恢复六年制法语班，着重培养复合型医学人才

1988 年，上海第二医科大学根据国家教委关于医科类学制统一调整为三、五、七年 3 种学制的决定，临床医学专业学制重新调整为五年制，同时获准试办硕士水平的七年制班。

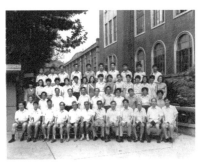

1986 年 4 月，上海第二医科大学 1980 级医学专业法语班毕业留念

为保持和发扬学校法语传统特色，学校在 1981 年恢复了"文化大革命"期间中断的医学法语班，学制为六年，临床教学任务由附属瑞金医院承担。1986 年又开设临床医学专业英语班，学制为五年，由附属瑞金医院、仁济医院共同分担。

在培养复合型医学人才方面，学校通过加强校际合作，培养学生的理科基础，

与复旦大学等高校建立了教学合作关系，联合培养本科生。学校先后将临床医学专业85名学生分别送往复旦大学、华东师范大学、上海师范大学代培两年，探索医学院校与综合性大学挂钩，加强医学生理科基础培养的发展道路。

学校与复旦大学开展理医结合、联合办学，当年即实行了校际合作，安排医学专业30名新生到复旦大学学习两年。为加强合作，相互取长补短，促进学科发展，1988年4月6日，复旦大学校长谢希德等11人来校，与党委书记潘家琛、校长王一飞及相关部门负责人就进一步加强合作事宜达成初步协议。

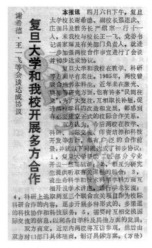

与复旦大学合作报道

教育思想大讨论激发教学工作活力

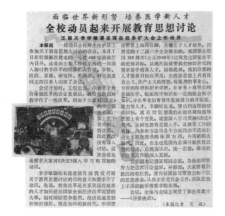

第一次教育思想大讨论报道

与此同时，为了进一步提高认识，统一思想，激发教学工作的活力，推动教学改革工作的深入开展，20世纪80年代，上海第二医科大学开展了7次教育思想大讨论。

1985年，校长王振义主持召开校务扩大会议，研究动员全校师生医护员工开展教育思想大讨论。全校系部、研究所、教研室、科室负责人及附属医院代表出席。本次讨论主题为"面临世界形势，培养医学新人才"。王振义在会上强调，学校始终要把教学工作放在突出位置，动员全体师生就教学改革方案进行学习讨论，改革教学，提高教学质量；搞好教学工作的同时，还要做好医疗和科研工作，医、教、研三方面工作要齐头并进，不能分家。

学校的第二次教育思想大讨论历时一个月。当时，讨论的核心是加强重点学科的建设，认为抓重点学科建设是提高学校教学医疗科研水平所必需的，是对外交流走向世界的必由之路，有利于为国家培养数量更多、质量更高的医学人才。

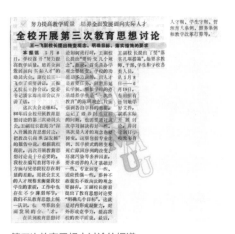

第三次教育思想大讨论的报道

学校组织的第三次教育思想大讨论则着重研究全面实现培养目标，制定齐抓共管的各项措施，促进教育教学质量的提升；大力加强学生的思想政治教育，着重抓观念转变，抓措施落实。当时，副校长王一飞在动员会上作《深入开展教育思想讨论，把教改引向纵深发展》的报告中指出，进行教育思想讨论首先要转变观念：一是办学观念要转变，学校功能是多方面的，出人才是首要任务，但用延长学制、增加学时的办法不行，片面强调各自学科的重要性，忘记了培养医生这个关键问题，需要通过这次学习加以解决；二是人才的观念也要转变，要求培养的人才基础好一些，专业面宽一些，适应性强一些。

学校开展的第四次教育思想讨论则把"提高教学质量，引入竞争机制，注意整体效能"提上日程。通过本次大讨论，确认了学校的教学特色，即发挥临床教学质量高和基础理论教学三段式的特色；确定

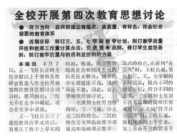

第四次教育思想大讨论的报道

了学校的努力方向，即建立有层次、高质量、有特色、符合社会需要的教育体系；确定了近期目标，即制订三、五、七学制教学计划；制订教学质量评估和教师工作量计算方法；引入竞争机制，修订学生奖惩条例。校长王一飞在总结大会上要求全校师生要有危机意识，要进一步修订完善教学计

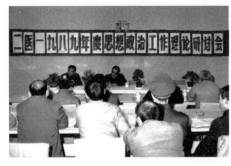

上海第二医科大学 1989 年度思想政治工作理论研讨会

划（包括五年制和七年制的教学计划），落实相关具体措施；思想政治工作要在"准"字上下功夫，要关心全校不同层次同志的疾苦，努力创造一种"人和"的气候；教育要与医疗、科研、学科建设和师资培养结合，后勤要为教学一线服务；要抓好成人教育，搞好现有医教研队伍的智力开发。

党的十三届四中全会、五中全会后，学校在教育思想学习和讨论上认真学习领会会议精神，学习学校教育先进模范事迹，回顾坚持社会主义办学方向，抵制各种错误思想干扰，恢复、调整、健全、巩固有关保证社会主义办学方向，提高教学质量的制度，加强教风、学风建设，明确每个部门教职员工、学生为把学校办成培养社会主义事业接班人坚强阵地所肩负的责任，以及各自的整改措施。

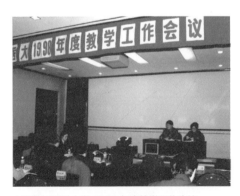

上海第二医科大学 1998 年度教学工作会议

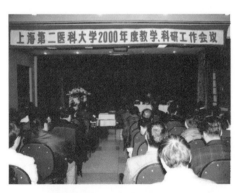

上海第二医科大学 2000 年度教学、科研工作会议

此后两次教育思想大讨论还分别讨论了"改革课程体系和教育内容，培养高质量的医学人才"，"深化教学改革，培养高质量人才"。1996 年，学校在进行课程建设和改革上，提出教学改革的十大目标，并采取措施加以落实。

（周栋）

39 打破铁饭碗 引来金凤凰
青年人才扎根医教研第一线

　　加强培养和提高师资队伍建设，是办好学校，提高教学、医疗、科研水平等各项工作的一项根本性战略任务。20世纪80年代开始，学校采取了一系列的措施，建立起师资队伍培养和建设的新机制，使师资队伍的学术水平和工作能力得到显著提高。这期间，涌现了一大批优秀人才。

严抓青年教师基础理论，恢复住院医师24小时负责制

　　"文化大革命"时期毕业生基础理论学得少，根基薄弱。针对这种情况，学校开办了青年教师进修班，要求所有三年制毕业生必须脱产学习1年。学校专门安排了老教授为青年教师上课，以夯实他们的理论基础。

　　同时，住院医师24小时负责制在1983年也逐步恢复。当年，学校规定各附属医院对刚毕业的住院医生一律实行住院医师24小时负责制，这样做不仅能使住院医师在临床上打下扎实的基

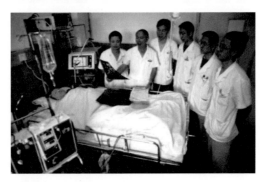

临床查房

础、扩大知识面，也能让他们更好地担负起教学医院繁重的医教研任务。

当时的住院医师 24 小时负责制期限暂定为 3 年。3 年期间，住院医师分科不分专业，原则上第一年在所学专业科室学习，第二、三年在其他相关科室轮转，其中科外轮转不少于一年；轮转结束时，各科要对该医生进行考核，成绩计入档案，作为其晋升的重要依据。第四年开始分专科，但不分科内小专业；第五年任住院总医师。

首批试点全国高等学校教师职称改革，恢复晋升职称工作

1978 年 3 月 7 日，国务院批转《教育部关于高等学校恢复和提升教师职务名称问题的请示报告》。根据文件精神，学校党委着手开展恢复教授、副教授职称工作，在 1978 年 7 月公告恢复教授 34 名，副教授 38 名。

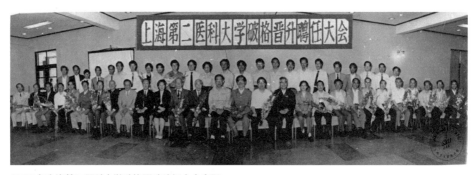

1989 年上海第二医科大学破格晋升聘任大会合影

同时，学校恢复了晋升职称制度。仅 1978 年到 1982 年间，学校先后晋升 12 名教授、139 名副教授；恢复 108 名讲师，晋升 510 名讲师，461 名主治医师，25 名助理研究员和 30 名主管技师。

实行专业技术职务聘任制度，是我国专业技术人员管理制度的一项重大改革。1986 年 8 月，国家教委召开高等学校教师职称改革试点工作会议。会上明确提出改革高校过去单纯评定学衔的职称制度，实行"专业技术职务聘

任制"，将学衔评定和具体职务聘任统一起来。高校根据教学实际需要设置专业技术岗位，设立教师职务为教授、副教授、讲师、助教四级，在经过评审委员会认定、符合相应条件的专业技术人员中聘任。此次会议召开的一个月后，学校成为上海市首批教师职称改革试点院校之一。

三年后，上海第二医科大学举办了建校以来的首次破格晋升。破格晋升制度不仅着眼于晋升，更着眼于培养。在实践工作中，学校将公开竞争、公平衡量、注重实绩、择优选拔的原则由专业技术范畴扩大到行政、业务、后勤各个系列的人才选拔中，逐渐成为上海第二医科大学人才培养工作中的重要组成部分。

创造"配套成组"出国学习模式，回归率100%！

20世纪80年代初，学校在国际学术交流中采用"请进来""走出去"的办法，加强与国际学术机构交流，并作为师资队伍建设的一个途径，但在实施过程中出现了人才流失、回国率不高等情况。

为此，1984年起，学校在贯彻党中央制定的"按需派遣、保证质量、学用一致"的出国留学方针中，根据各学科发展建设需要，围绕学科发展和人才培养，大胆创造了"配套成组"这一出国学习方式——将不同层次、不同专业的中青年业务骨干集中培训，围绕一个课题、一个学科建设或共同任务目标配套成组出国学习，变被动选派为主动按需求选派。这种做法使得出国人员在国外保持一个学科团队，凝聚在一起，共同探讨科研课题，获得出国学习和培训的最佳效果。

1991年，国家教委批准学校3个专

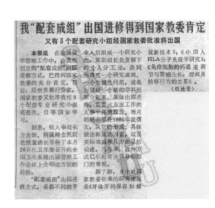

上海第二医科大学"配套成组"出国进修相关报道

题研究组出国。学校用"配套成组"方式建组，3个小组分别赴美、日、英短期学习，实行课题研究组长负责制，学习目的明确，人员配套合理，因此在国外短期学习不但达到预期效果，而且回归率100%，回国后即能学以致用，开展临床应用和基础研究。

师资队伍顺利"新老交替"，陈竺、陈赛娟等优秀人才涌现

重点学科的水平在一定程度上取决于学术带头人的水平，充分发挥学术带头人的作用是学科建设的关键。学校各重点学科的带头人都是事业心强、学术地位高、有一定组织能力的著名教授。

"八五"期间，校党委领导班子对学科建设进行了充分的调查研究，在此基础上找准学科建设这个师资队伍建设过程中的关键环节，确立了"稳定队伍、优化结构、提高质量，选拔培养中青年骨干师资和学科带头人，争取在10年内顺利完成师资队伍的新老交替"的目标。为此，学校建立了由党政领导牵头，组织、人事、科研、教学、设备等部门参加的领导小组，发挥各职能部门联合作战的整体优势，以保证选拔人才工作各环节得以顺利进行。

第一批7个重点学科经过多年建设，培养和选拔了一批优秀学术骨干担当起学术带头人的重任，如口腔学科的张锡泽教授培养出新的学术带头人邱蔚六教授，整复外科的张涤生教授培养出关文祥教授，消化学科的江绍基教授培养出萧树东教授，成人心血管学科的黄铭新、王一山教授培养出黄定九和朱洪生教授，围产学科产生新学术带头人吴圣楣教授。口腔、整复、消化、成人心血管、围产学科均完成了学科带头人的新老交替工作，平均年龄从67.8岁降到58.6岁。

众所周知，高校师资队伍中出现的梯队断裂、人才低谷现象，会使重点学科梯队建设受到影响。因此，学校根据重点学科建设的经验，非常谨慎地对待学科带头人的新老交替工作。根据实际情况，学校在人才梯队建设中冲

破以往梯队层次和年龄的概念，将培养重点放到跨世纪人才（小于45岁）的选拔、扶植及培养上，并尽快地将一些优秀青年人才推向医、教、研工作的第一线。

很快，15个重点学科有21名青年科技人员被纳入市、校两级优秀青年重点培养计划。学校各职能部门对这些青年业务骨干在出国进修、考察交流、晋升晋级、科研经费、研究生导师增列及研究生招生、实验室设施采购、个人生活保障等方面积极创造条件，给予政策倾斜和配套管理。

在此努力下，大批优秀青年人才逐步涌现。如血液重点学科的陈竺、陈赛娟夫妇1989年获法国医学博士学位后，回到上海血液学研究所。学校各管理部门积极为他们筹建实验室，落实研究启动经费，并配备研究生及工作助手，使他们的科研工作很快做出成绩。陈竺夫妇在全反式维甲酸诱导早幼粒白血病分化的分子机制研究方面，发现了t（15；

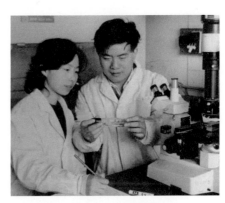

陈竺、陈赛娟夫妇在上海血液学研究所

17）染色体易位所致的融合基因 PML-RARa，在国际上首次报道了该融合基因分子异质性，对t（15；17）的 DNA 异常重组，并建立了反转录酶/多聚酶链反应（RT/PCR）技术检测 APL 微小残余病变的方法，在国际上首次报道了APL 中的变异型染色体易位 t（11；17），并克隆了一个新的融合基因 PLZF-RARa。这是我国学者自行发现的第一个人类疾病相关基因，实现了我国生命学科领域中人类新基因克隆"零"的突破。

值得一提的是，学校在用工制度方面也建立了重大改革措施。从1986年开始，学校实施合同制，打破了长期以来一成不变的"铁饭碗"制度。学校与被录用的新职工签订用工合同，明确双方的责、权、利。同年，开始对职工实行聘任制，学校成立人才交流中心，对下岗人员实行统一管理和安排。

40 | 医教研一体，奠定集团化优势合作

　　上海第二医科大学探索医疗、教学、科研合一的集团化模式与医疗资源的优化配置，充分发挥医院集团的整体优势和规模效应，为保障人民健康、攀登医学新高峰，作出积极贡献。

附属医院发展沿革

　　1977年以来，学校与上海市、区（县）26所医院建立了教学合作和教学挂钩关系，教学挂钩医院床位合计达9000余张，基本满足了学校临床教学需要。

　　20世纪80年代，学校附属医院包括：附属瑞金医院、附属仁济医院（1972年更名为第三人民医院，1984年恢复名为仁济医院）、附属新华医院、附属第九人民医院、附属宝钢医院（2005年更名为第三人民医院，2014年并入附属第九人民医院），共有床位3014张，每年接受住院患者5.5万名，接受门诊治疗360万人次。附属医院均已成为各具特色，能承担医疗、教学、科研的综合性教学医院。1982年，学校在上海市卫生局的支持下，恢复了与上海市第六人民医院的教学合作关系，建立医学系三部。为加强临床教学基地建设，学校不仅建立了原有的教学建制，而且有了新的发展。全院设医学基础部，医学系一、二、三部，儿科系，口腔系等6个系部，恢复70个教研室，新建

13个教研室，并以附属宝钢医院为教学基地，积极筹建医学系四部。

进入20世纪90年代，各附属医院继续坚持改革开放，把加强重点学科和医学领先专业的建设作为医院建设的重点，从而进一步提高医疗质量和学术水平。1993—1994年，经市卫生局组织专家评审，附属瑞金、仁济、新华、第九人民医院先后被确定为上海市三级甲等医院，附属宝钢医院为三级乙等医院。

附属医院各有所长，医教研合作共攀高峰

附属瑞金医院

建于1907年的瑞金医院，为适应社会主义市场经济的需要，点线面相结合，层层深入，实施集团化改革，即医院由独立自主的单一体制走向"合作、兼并、联合、集团化"模式，从而达到扩大规模效应、盘活存量、优化资源、降低医疗成本、提高工作效率、有利于

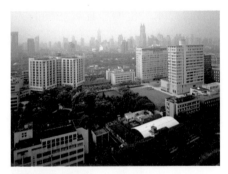

附属瑞金医院远景

医疗市场竞争的目的。瑞金医院与卢湾区中心医院、市政医院进行了合作、合并的改革尝试，实现资源共享、优势互补、盘活存量、提高效益，走出了医院集团化管理的新路子。

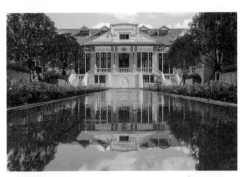

附属瑞金医院

1999年8月4日，瑞金医院与卢湾区中心医院合作、与市政医院合并的签约仪式在瑞金医院举行。瑞金医院与卢湾区中心医院合作之后，卢湾区中心医院在保留原名的同时，还冠名"上海第二医科大学附属瑞金医院卢湾分院"；此外，

瑞金医院与市政医院采取合并方式。瑞金医院通过向两院输入瑞金的管理模式，使分院和分部的各项工作取得了较大的进步。

2000年9月18日，瑞金集团化改革又有新动作。由闵行区卫生局和瑞金医院合作的上海瑞金医院集团闵行医院成立，瑞金实行医院集团化管理的改革，使患者在医疗服务质量和医疗成本两方面都真正受益。集团成员医疗资源优化配置、互补协作、各司其职、功能日益明确。总院逐步将主要精力用于救治危重复杂、疑难患者及部分教学，促进了医教研水平的提高。而分院和分部患者的增加，使医护人员的实践机会大大增多，又有总院专家直接指导，医技诊疗水平也明显提高。同时，集团成员之间的双向转诊和医疗用品、药品集中采购，先进仪器、设备、高新诊疗技术的共享等，使医疗成本得以降低，最终使患者得到实惠。

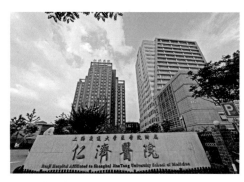
附属仁济医院

附属仁济医院

创建于1844年的仁济医院是上海最早的一所综合性西医医院。从20世纪80年代起，仁济医院国际交流活动率先蓬勃开展，先后与美国、荷兰、日本、澳大利亚等国的医院、研究机构签订科研合作项目，并通过举办有国际影响力的学术会议以及选派骨干人员出国进修等形式积极开展交流合作。心胸外科、心内科、消化科、风湿科、普外科等优势学科率先通过"引进来，走出去"等形式，紧贴国际学术前沿，取得了一大批重要临床科研成果。这一时期，仁济医院风湿科陈顺乐（1995年）、消化科萧树东（1998年）先后获得国家科技进步二等奖，逐步在国际上形成了较高的学术影响力。

为配合上海市发展浦东新区的总体规划，配套医疗设施，仁济医院从

1983 年规划初时即着力于成为浦东第一所综合性医院，为浦东地区居民和周边百姓获得优质医疗服务资源提供切实的保障。1994 年，仁济医院东院的筹建工作启动。1996 年 8 月 28 日，仁济医院东院举行开工典礼，1997 年 8 月主楼结构封顶，同时医院在浦建路沿街门面开设东院区临时门

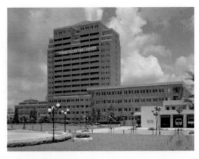

仁济医院外景

诊部，为浦东居民提供优质医疗服务。1999 年，占地 78 亩，建筑面积 4.25 万平方米的仁济东院建成启用。后经过多次改扩建，截至 2021 年，仁济医院东院区共占地 130 亩，建筑面积 20.77 万平方米。

仁济医院东院开业后，与上海儿童医学中心等周边地区 14 家医疗单位签约，组建浦东医疗联合体，在该地区医疗技术、医学教育和科研上发挥重要作用；与 13 家医院签订双向转诊协议，树立了仁济医院在浦东的中心地位。根据市政府和浦东新区的要求，仁济医院充分发挥三甲医院高水平的临床综合优势，成为浦东新区医疗保健中心，医疗急救中心和涉外医疗点。至此，仁济医院主院区正式迁移至浦东，结束了浦东地区没有三级甲等综合性医院的历史。

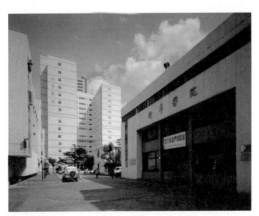

附属新华医院

附属新华医院

建于 1958 年的新华医院始终承担学校儿科和临床医疗系的教学任务。改革开放后，与世界卫生组织、联合国人口基金会、联合国儿童基金会、世界健康基金会以及欧美相关高等医学院校、学术机构建立协作项目和友好交

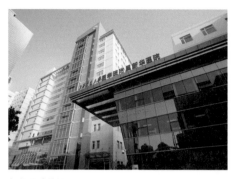

新华医院外景

流，加强医教研建设和师资培养。

自 2002 年起，附属新华医院与上海市崇明县堡镇人民医院开始进行合作办医的尝试。5 月 19 日，新华医院堡镇分院在崇明堡镇人民医院揭牌。2005 年 1 月 14 日，上海新华医院集团成立，成员单位包括新华医院（含上海儿童医学中心）、附属宝钢医院、崇明县堡镇医院、杨浦区中心医院。

新华医院集团成立后，新华医院的医疗管理模式和技术输出为各集团成员的发展提供了强大的推动力，各成员单位都根据市场定位和各自的专业特色，资源共享、优势互补，在新的医疗管理体制下取得了长足的发展。医院集团化管理顺应了城镇医疗资源在重组的基础上向更高层次发展的要求，从而使国有医疗资源战略布局与社会主义市场经济体制相适应，充分发挥医院集团的整体优势和规模效应，有利于充分利用医疗资源，有利于为社区、为患者提供连续、及时、有效、多样化的医疗保健服务。如今已是在国内外具有一定影响的，集医疗、教学、科研为一体的医学中心。

附属第九人民医院

附属第九人民医院的前身"伯特利医院"创建于 1920 年。1951 年更名为上海第九人民医院，1985 年 10 月，医院由"上海第二医学院附属第九人民医院"更名为"上海第二医科大学附属第九人民医院"。1987 年 10 月，上海

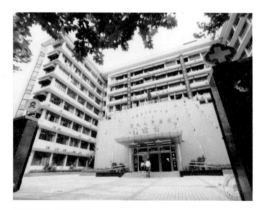

附属第九人民医院

第二医科大学口腔系更名为上海第二医科大学口腔医学院。1988年9月，上海市整复外科研究所在第九人民医院成立。

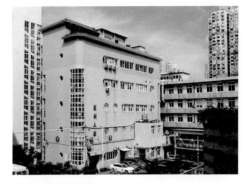
第九人民医院外景

改革开放后，第九人民医院大力开展对外交流合作，与多国相关院校签订多项合作协议，派出成百人次前往世界各国学习交流，并接收来自法国、日本、美国、南斯拉夫等国家的医师进修，对外学术交流促进了医院医教研工作开展，加速了人才培养工作，提升了医院国际声誉。1993年，第九人民医院被确定为上海市三级甲等医院，口腔颌面外科、整形外科为上海市重点学科，口腔内科为医学领先专业。1995年8月，成立上海第二医科大学九院临床医学院，成为上海第二医科大学附属医院中唯一拥有两个临床医学院的附属医院。在此期间，第九人民医院医务人员在医疗和科研工作中取得一系列成就，口腔颌面外科、整复外科、骨科得到快速发展，医院整体实力显著提升。

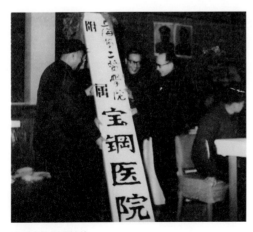
附属宝钢医院挂牌

附属宝钢医院

附属宝钢医院创建于1978年，1980年由上海市卫生局批准为上海第二医学院附属医院，承担宝钢近10万职工及家属的医疗任务。1982—1983年，建设完成宝钢医院一期工程。包括：外科大楼、手术楼、门诊楼、传染科门诊楼，总建筑面积25600平方米，床位300张，

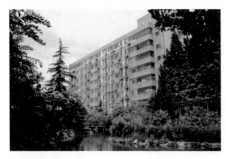

宝钢医院外景

绿化场地6000余平方米。1985年6月，医院更名为"上海第二医科大学附属宝钢医院"。1987年成立宝钢医院医学大专部。1991年底完成内科病房大楼建设，床位增加至150张，建筑面积为5100平方米。1993年宝钢医院被评为三级乙等医院。1994年6月，宝钢医院临床医学大专部撤销，成立二医宝钢临床医学院。1996年获卫生部批准挂牌"爱婴医院"。1997年12月，"宝钢医院创伤急救中心"挂牌成立。2005年，两校合并之际，附属宝钢医院更名为上海交通大学医学院附属第三人民医院，2014年11月，经上海市人民政府同意，上海交通大学医学院附属第三人民医院纳入上海交通大学医学院附属第九人民医院。

建设现代化综合性儿科医教研中心——上海儿童医学中心

附属上海儿童医学中心由上海市人民政府与世界健康基金会合作共建，位于上海市浦东新区，是一所现代化的综合性儿科医疗、教学和科研中心。1998年6月1日，上海儿童医学中心运营开业，时任国家主席江泽民为医院题写院名，时任美国总统夫人希拉里·克林顿女士为医院开张剪彩。附属新华医院全面负责筹建和一体化管理。中心成立后，新华医院儿科重点转移至此。

建院后，上海儿童医学中心门诊和住院人数以每年20%的速度增长，并先后设立了多个上海市临床

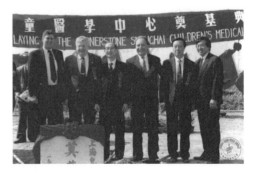

1992年，卫生部部长陈敏章等出席上海儿童医学中心奠基仪式

医学中心，包括小儿心血管病诊治中心，小儿外科畸形诊治中心，儿童听力障碍诊治中心，创伤急救中心，新生儿转运和抢救中心，儿童听力和言语障碍诊治中心，儿童心脏超声培训中心，先天性心脏病介入治疗

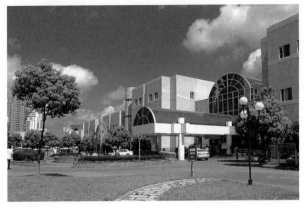

上海儿童医学中心

及培训中心，儿童营养、疑难病联合诊治中心，儿童肿瘤联合诊治中心，新生儿骨骼疾病矫治中心，儿童发育落后临床干预中心，儿童康复、青春期医学等一系列多学科、跨学科的临床中心。进入 21 世纪，中心强大的科研实力不断彰显。医院还积极与国外医学机构开展交流合作，与欧美 12 所医学院校建立了合作关系。附属上海儿童医学中心是国家首批"211 工程""985 工程"及"双一流"儿科重点建设学科，2017 年获批成为国家儿童医学中心。

附属医院医疗成果创多项第一

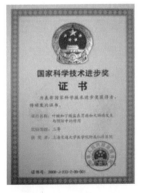

1993 年，国际上最早提出采用叶酸治疗慢性萎缩性胃炎

国际上最早提出采用叶酸治疗慢性萎缩性胃炎

1993 年，附属仁济医院江绍基、萧树东、房静远等在国际上首次发现叶酸具有阻断 ENNG（一种常见的化学致癌物质）诱导的犬胃癌发生和治疗慢性萎缩性胃炎的作用，经不断摸索在国际上最早提出采用叶酸治疗慢性萎缩性胃炎（胃癌的重要癌前病变），为上海地区胃癌发生率明显降低做出了积极贡献。

世界首例同种异体气管移植术

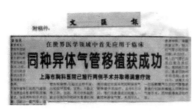

1997年，世界首例同种异体气管移植术

1997年，附属胸科医院周允中、赵珩为一位由于左支气管良性狭窄引发左全肺不张、呼吸困难的女患者成功植入一段同种异体气管。术后不久，患者呼吸、体温恢复正常，植入气管出现排痰功能。术后3天，植入气管由苍白变为淡红色，表明植入气管已存活。

世界首例非血缘供体"裁肺"移植

2002年，附属胸科医院胸外科高成新、胡定中、杨骏、徐美英等为一名20岁双肺淋巴管平滑肌瘤病的女患者实施了右中、下叶肺移植，切除了患者病变较严重的右侧肺，"截取"供体的右肺中、下叶用于移植，填补了当时上海市大脏器移植的空白点，是上海第一例肺移植手术，也是当时世界上首例采用非血缘供体进行成人单侧肺叶移植的手术。

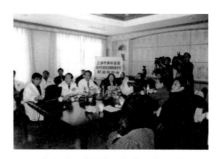

2002年，世界首例非血缘供体"裁肺"移植

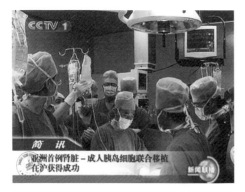

2003年，亚洲首例成人胰岛细胞移植、首例成人胰岛细胞—肾联合移植

亚洲首例成人胰岛细胞移植、首例成人胰岛细胞—肾联合移植

2003年，附属上海市第一人民医院成功完成亚洲首例成人胰岛细胞移植。2005年又在亚洲率先为33岁的终末期肾病（尿毒症期）女患者施行首例肾脏与成人胰岛细胞联合移植，该技术当时在世界医学界

尚处于起步状态。2005 年，主刀医生谭建明将一只健康肾脏植入患者身体右侧后，又将经过严格培养的胰岛细胞经肝脏门静脉注入患者体内。术后患者肾、胰岛功能等生化指数恢复正常。

亚洲首例腹腔七器官联合移植

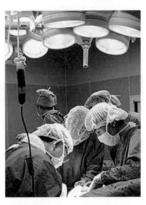

2004 年，附属瑞金医院彭承宏、李宏为等成功为一位家族性胃肠道腺瘤性息肉综合征的女性患者进行了肝脏、胰腺、脾脏、胃、十二指肠、全小肠和结肠等 7 个脏器联合移植，将病变脏器完整取出，然后将修整好的供体器官整块地植入患者腹腔，手术历时 14 个小时。这是我国首例也是亚洲首例大规模的器官移植手术。

2004 年，亚洲首例腹腔七器官联合移植

国内诸多首例奠定交大医学的领先地位

1987 年，附属精神卫生中心张明园团队国内首创开发基于国际标准化阿尔兹海默病筛查诊断工具，成为后续同类研究的金标准，为老年服务和政策制定提供了科学数据。

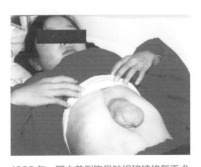

1996 年，国内首例胸骨缺损移植修复手术

1996 年，附属第九人民医院张涤生、钱云良、戴尅戎和唐思聪等为一名患有先天性胸骨裂的 9 岁患儿成功施行国内首例胸骨裂手术。

2002 年，附属瑞金医院李宏为、彭承宏施行国内首例"劈离式肝移植"手术，将总重量为 1080 克的供肝按解剖结构分成230 克、850 克的左、右半肝，分别移植到两位患者身上，手术历时 13 个小时。

2006 年，附属上海儿童医学中心陈静团队在国内首次尝试使用造血干细

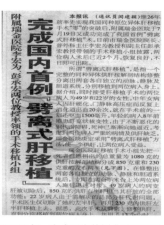

2002 年，完成国内首例"劈离式肝移植"手术报道

胞移植技术，成功为一位患有先天性免疫缺陷症的患者重新建立免疫系统。

（于沛东）

41

科研之路 百花齐放
研究机构成立累累硕果

在经历了 1978 年全国科学大会和科技体制改革，以及"七五""八五"攻关之后，学校获得各类科研项目数和研究经费显著增加。随着国际学术交流的发展，学校陆续建立了一批研究机构和重点学科，研究成果在数量和质量上得到明显提高，为提升教育和医疗质量、促进师资培养发挥了巨大推动作用。

1986 年，附属瑞金医院王振义教授在国际上首先成功使用国产全反式维甲酸诱导分化治疗急性早幼粒细胞白血病，不但被法国、日本等一些国家的学者证实，而且在国内广泛运用于临床。附属瑞金医院领衔的全国维甲酸治疗白血病协作组当时使 700 余例

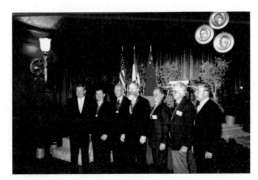

1994 年，王振义教授荣获肿瘤研究大奖——凯特林奖（左三为王振义）

白血病患者完全缓解，总体完全缓解率达到 85%~90%，患者最长存活 7 年。1994 年，王振义凭借在白血病诱导分化研究和治疗方面取得的突破性成就，获得国际癌症大奖"凯特林"奖，成为第一位获得该奖的中国人。这也是学校科研发展百花齐放的一个缩影。

各类研究所成果丰硕

作为学校建立的第一个研究所，上海市伤科研究所在 20 世纪 80 年代承担的 18 个课题中，三分之一为中医和中西医结合研究，1 项为国际合作课题。至 1990 年，该所共获各类科技成果奖 15 项次，国家级部委奖 6 项，解放军总后勤奖 1 项，中科院上海分院奖 1 项、市级奖 3 项、局级奖 4 项。

1985 年，上海市烧伤研究所科研项目"大面积三度烧伤治疗技术"荣获国家科技进步二等奖。1990 年，其外科学（烧伤外科）被上海市高教局批准为重点学科。1992 年，研究所通过领衔国家自然科学基金重大项目，探索烧伤创面愈合规律和创面进行性加深的机制，明确了我国首创的"混合移植"成功覆盖创面的免疫学机制。

20 世纪 80 年代，上海市儿科研究所承担国家科委、国家计生委、国家自然科学基金、卫生部及市科委、卫生局、高教局等不同层次的课题，按期完成并通过学术鉴定。获科技成果奖 21 项次，其中国家级部委级 7 项，市级 5 项，局级 7 项，市博览会奖 2 项。新生儿筛查工作在全国领先。该所研究编制的"家

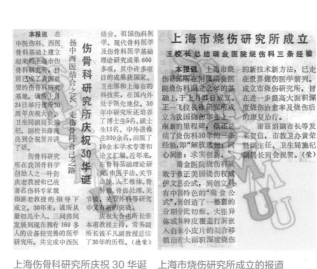

上海伤骨科研究所庆祝 30 华诞的报道　上海市烧伤研究所成立的报道　《上海二医报》刊登的上海市儿科医学研究所的简介

庭用儿童生长发育保健卡"被推荐为世界各地世界卫生组织儿童健康合作中心的参考样板。

上海市内分泌研究所期间承担国家"七五"攻关、国家自然科学基金、卫生部、国家中医药管理局及上海市各级科研题 22 项，发表论文 100 余篇，刊登在国外杂志及国际学术会议交流 40 余篇，主编《临床内分泌学》《糖尿病在中国》《中国医学百科全书·内分泌代谢病分册》，参加编著《内科学》等 9 本书籍，获科技成果奖 19 项次，其中国家及部委级奖 11 项，市级奖 4 项，局级奖 4 项。1979 年，在经过试点班之后，卫生部正式委托内分泌研究所举办全国内分泌进修学习班，至今已有来自国内逾千位学员结业，成为中国内分泌学界重要的人才培养基地。从这个培训班走出去的医生，很多都成了全国各个地区的学科带头人。

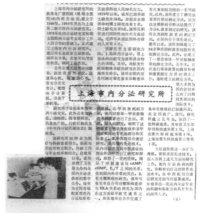

《上海二医报》刊登的上海市内分泌研究所的简介

据 1997 年数据统计，上海市免疫学研究所获科技成果奖 9 项次，其中国家及部委级奖 5 项，市级和局级奖各 2 项；发表论文 200 多篇，包括国际学术会议交流 30 篇和国外杂志 28 篇。

20 世纪 80 年代，上海市口腔医学研究所先后承担国家自然科学基金、国家教委、卫生部及市科委等课题 40 多项，共发表论文 200 多篇，其中刊登于国外杂志 20 多篇，国际学术会议交流 40 多篇。编写《口腔颌面外科学》等著作 4 部，参编《老年口腔医学》等 10 余册。获科技成果奖 19 项次，其中国家及部委级奖 7 项，市级

2001 年，由上海市免疫学研究所等共同主办的"国际免疫学讨论会"举行

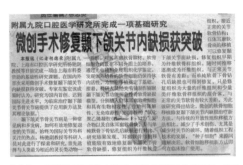

《上海二医报》刊登的上海市口腔医学研究所研究成果

奖8项，局级奖4项。在国内首先建立人舌鳞状细胞癌Tca-8113细胞系，首先开展颅颌面联合根治术治疗晚期颌面部恶性肿瘤。

上海市消化疾病研究所承担国家科委、卫生部和上海市"六五""七五"胃癌攻关课题和国内、国际协作课题。研究所主编国内第一部胃肠病学著作《临床胃肠病学》，出版《内科理论与实践》《慢性胃炎》《激光医学》；主编《中华消化》《国外医学消化分册》及《斯堪的纳维亚胃肠学（中文版）》3种杂志。

上海市高血压研究所在20世纪80年代共承担国家自然科学基金、国家"七五"攻关、国家科委、卫生部及上海市科委、卫生局、高教局等科研任务19项，世界卫生组织合作研究1项。至1990年，研究所共发表论文220余篇。

上海生物医学工程研究所在20世纪80年代承担国家自然科学基金、国

《上海二医报》刊登的上海市消化疾病研究所研究成果

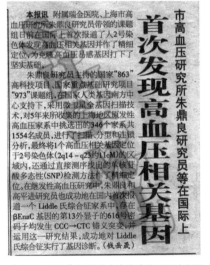

《上海二医报》刊登的上海市高血压研究所研究成果

家科委、中科院、卫生部及市各级科研任务。获国家"六五"攻关及卫生部奖共3项，市级及局级奖各1项。其间，该所牵头的8个单位，承担国家科委的激光安全防护研究任务，首次向国际公布黄种人眼和皮肤的激光损伤阈值，制定中国激光劳动卫生标准和激光产品性能安全标准。研究所还主编了《激光技术与医学应用》《激光医学》及《人工器官》3部参考书籍。

1987年建立的上海血液学研究所，首任所长是血液学专家王振义。上海第二医科大学期间，该所先后获国家教委及卫生部奖各1项。截至20世纪90年代中期，研究所共发表论文200余篇，其中刊登于国家级期刊113篇，地方级期刊66篇，国际学术会议交流21篇。同时研究所编写《血栓与止血基础与理论》《现代临床实验诊断学》与《血液学及血液学检验》等8部著作。

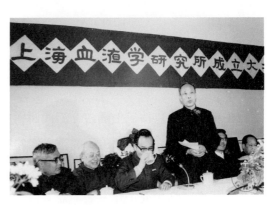

1987年，上海血液学研究所成立

上海市整复外科研究所于1988年建立，其研究方向为颅颌面畸形发生机制与整复技术、人体血管分布显微解剖和神经肌肉移植、疤痕形成机制和新治疗方法，以及淋巴阻滞性疾病的生理、病理和治疗。该所主编了国内第一部《整复外科学》以及其他中英文教科书。

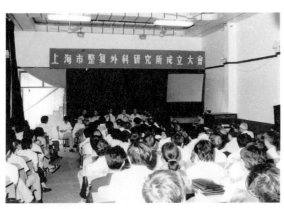

1988年，上海市整复外科研究所成立

各研究中心发展壮大

中华人民共和国卫生部
人类基因组研究重点实验室
LABORATORY OF HUMAN GENOME RESEARCH
MINISTRY OF PUBLIC HEALTH
P.R. CHINA

1993 年，人类基因组研究重点实验室成立

20 世纪 80 年代，上海第二医科大学先后成立上海第二医科大学临床药理研究中心、上海第二医科大学医学生物工程研究中心、上海第二医科大学传统医学研究中心、上海市生殖医学研究与培训中心、上海生物材料研究测试中心。学校还承担了国家和市级重点实验室的建设任务。其中包括卫生部内分泌代谢病重点实验室、卫生部内科消化重点实验室、卫生部人类基因组研究重点实验室及多个市属重点实验室和校属实验室。

为适应科学研究工作发展的需要，学校根据学科建设和科研方向，将部分直属研究室扩建成研究所，同时又陆续新建一批研究所、研究中心和直属研究室。至 1994 年，全校有市属研究所 5 个，世界卫生组织研究合作中心 2 个；校、医院属研究所，研究中心，卫生部重点实验室，市重点实验室，直属研究室等纷纷建立。此外，基础医学院及各附属医院拥有 40 多个以研究为主的实验室。

42 | 海纳百川,
创新开拓国际化发展之路

上海作为改革开放的排头兵、创新发展的先行者,以较高的政治、经济、文化发展水平和开放程度,开辟出一条社会主义现代化国际大都市建设的新路。上海第二医科大学在"海纳百川"的国际化都市中孕育成长,不断开拓国际化交流渠道与多元方式,以博大胸襟积极进取,始终立于时代前沿。其不仅拥有丰厚的历史传统和文化底蕴,也持续保有前瞻性国际化视野、创新的科研教学水平。

五十余年国际高校交流史,多层次办学成果丰硕

根据中国与阿尔巴尼亚的文化协议,附属仁济医院心胸外科早在 1967 年 12 月,就接受 1 名阿尔巴尼亚医师进修心脏外科一年,学校至此开始接受外国进修生。

在上级单位与国外友好人士的支持下,学校坚持相互学习和相互交流的原则,从 1980 年开始先后同国外一些著名大学、国际

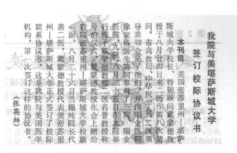

上海第二医学院与美国密苏里州堪萨斯城大学签署协议的报道

组织建立了友好合作关系。1980年8月，上海第二医学院与美国密苏里州堪萨斯城大学建立校际联系。兰锡纯院长代表上海第二医学院与戴蒙德教授代表的密苏里州堪萨斯城大学签订校际联系协议书。两校建立校际关系后，多次互派院长、教授、学生访问参观和讲学交流，并相互授予学者名誉与客座教授称号。

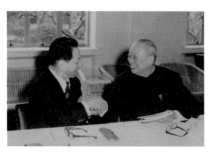

日本大阪齿科大学教授与上海第二医学院院长兰锡纯深入交流

创建于1911年，位列日本前沿的大阪齿科大学校长白数美辉雄1978年5月曾来上海访问，主动提出要与上海第二医学院建立校际联系。1981年5月3日至7日，以白数美辉雄为团长的大阪齿科大学代表团访问了上海第二医学院及其口腔系。其间，白数美辉雄被授予上海第二医学院名誉教授。7日，两校正式签订校际联系协议书。多年来双方校领导、教授、医师各有40余人到对方讲学、进修并进行学术交流活动。

1983年起，随着上海与美国旧金山、比利时安特卫普、德意志联邦共和国汉堡、波兰格但斯克等城市建立友好城市关系，学校又与上述城市的4所医学院签订校际联系协议书，其交往活动都列入友好城市活动计划之中。至1990年，学校又与美国宾夕法尼亚大学医学院、荷兰格罗宁根大学等学校建立了校际联系关系。

确立多项国际合作，多个中心落成

1979年8月20日，世界卫生组织神经科学组访华。学校参与接待并就技术合作进行了商谈，初步达成合作事宜。1980年6月，上海市免疫学研究所被世界卫生组织命名为"免疫遗传学研究合作中心"。1988年7月改名为"免疫遗传学与免疫病理学研究合作中心"。该中心成立以来，不断得到世界卫

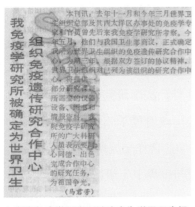

上海市免疫学研究所被确定为世界卫生组织免疫遗传研究合作中心的报道

上海儿科医学研究所被世界卫生组织命名为"儿童体格生长和社会心理发育合作中心"的报道

生组织的支持，在建立 HLA 分型、标准细胞配组和自身免疫性、风湿性疾病等方面的研究均取得了进展。

1985 年，附属新华医院、上海市儿科医学研究所接受联合国儿童基金会 GR012 项目，成立边远少数民族地区儿科医师培训中心，至 1989 年已培训 436 名医师，同时又接受联合国人口基金会 CPR/85/P06 项目，成立围产监护技术大培训中心，至 1989 年已培训 417 名医师。此外，上海市儿科医学研究所被世界卫生组织命名为"儿童体格生长和社会心理发育合作中心"，并取得家用儿童生长发育保健卡等研究成果。

医学教育国际化，开拓对外学术交流与合作

与此同时，学校高度重视对外发展合作，大力开展交流活动，如接待世界各国各类来访外宾，邀请外籍专家学者来校讲学并授予名誉、客座教授，与多个国家的大学、医院、研究机构签订合作协议，还与世界卫生组织、联合国人口基金会有着广泛联系。此外，学校还主办各类国际学术会议，派出人员出国访问、考察、进修和参与学术交流，多人次获国外授予的荣誉称号和奖章。

与法国医学界的合作交流一直是学校国际交往中的重要组成部分。多年来

庆续前行 奋楫争先

1985—2005 上海第二医科大学时期

247

的中法交流与合作结出了丰硕的成果。1985年，法国驻华大使馆科学参赞苏里里兰和文化参赞波底希来校访问，与王振义等校领导开展深度交流。学校与法国医学界的学术交流合作项目纳入政府合作渠道，得到中法混合委员会的承认与支持。1985年9月，法国研究技术部部长居里安专程来校，代表法国政府授予邝安堃教授骑士勋章，以表彰他为开展中法合作交流所做的贡献。

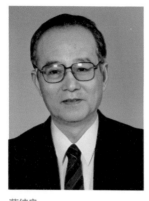

薛纯良

在此期间，学校与世界卫生组织（WHO）也有着密切的联系。早在1976年，就有附属新华医院薛纯良医师赴日内瓦世界卫生组织总部寄生虫病处任医学官员，他是中国恢复在联合国合法席位后首批赴联合国专业机构任职的最年轻的官员，为我国组织引进具有国际先进水平的医学科技项目，填补了当时中国医学理论和技术的空白。

1978年5月，瑞金医院医生胡庆澧随时任卫生部长钱信忠前往日内瓦世界卫生组织总部开会和面试，开始了WHO为期三个月的临时顾问工作。1988年1月，由中国卫生部推荐，世界卫生组织总干事马勒博士任命胡庆澧为世界卫生组织日内瓦总部助理总干事。在担任助理总干事期间，胡庆澧负责了从人类生殖研究、培训专门规划、基本药物行动规划，到非遗传性疾病、卫生技术、应急计划和人道主义行动等全球范围的大量规划和课题。

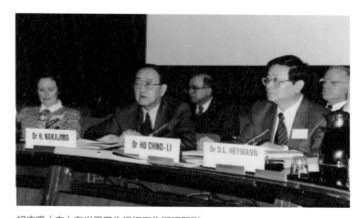

胡庆澧（右）在世界卫生组织工作期间留影

后来，胡庆澧又兼任世界卫生组织副总干事。自 1978 年 11 月起，他在世界卫生组织兢兢业业工作了 20 年，铺就"人人享有健康"之路，先后访问了 5 大洲、51 个国家和地区，为全球妇幼卫生、计划生育、计

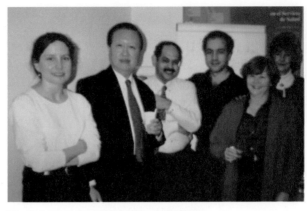

王一飞（左二）在世界卫生组织工作期间留影

划免疫，尤其是为消灭脊髓灰质炎及新生儿破伤风等做出了卓越贡献。

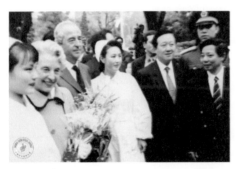

1994 年，法国总理巴拉迪尔访问上海第二医科大学及附属瑞金医院

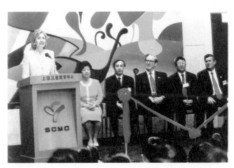

1999 年，法国罗·阿大区主席孔巴维尼来校访问

　　1995 年，王一飞在担任上海第二医科大学校长期间，受卫生部委派，经市政府批准，赴瑞士日内瓦世界卫生组织人类生殖特别规划署任医学官员，担任亚洲及太平洋地区合作项目主管，并协调与管理分布在全球 5 大洲 60 多所世界卫生组织人类生殖研究培训合作中心。在日内瓦的 6 年联合国官员生涯里，王一飞展现了杰出的工作能力和才干。

　　为顺应医学教育国际化的趋势，学校通过国际互访、主办国际会议、开展合作科研等方式，推动学校医、教、研各项事业不断发展。改革开放以来，学

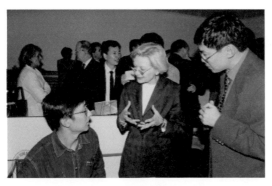

1998 年，希拉里访问上海儿童医学中心

校接待了一批又一批的来访外宾。20 世纪 90 年代以后，来访外宾的批次和人数有了显著增加，交往层面也逐渐扩大。1994 年，法国总理巴拉迪尔及夫人访问学校与附属瑞金医院；1998 年，美国总统克林顿夫人希拉里访问附属上海儿童医学中心；1999 年，法国罗·阿大区主席孔巴维尼一行访问学校；2004 年，法国总统希拉克访问学校。

举办全球医学高峰论坛，推动各领域科研合作

1981 年，学校开始举办各类国际学术会议，经国务院批准，由学校与国际烧伤协会联合举办国际烧伤学术讨论会，会议主席由附属瑞金医院烧伤科教授史济湘担任，副主席为国际烧伤协会秘书长、美国丹佛大学鲍斯维克教授。出席人员包括美国、日本、澳大利亚、南斯拉夫、菲律宾等国家和中国香港地区的代表 16 名，中国（内地）17 个省市代表 51 名。

20 世纪 90 年代以后，学校在主办国际会议方面取得丰硕成果，会议次数多、规模大，影响深远。其中包括2003 年举办的"全球医学教育高峰论坛"等。上海第二医科大学与国外医学院校、科研机构联手共建科研机构，推动医学各领域的科研合作，取得丰硕成果。多年来一直聘请各类海内外著名专家、教授、学者，

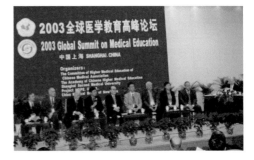

2003 年，全球医学教育高峰论坛

参与指导学校及附属医院的各项工作，并为做出突出贡献的海外专家授予荣誉称号，表彰他们在学校发展中发挥的积极作用。

　　进入 21 世纪，学校坚持社会主义办学方向，深化同国外知名医学院校的合作，利用各种优势资源，推进国际化办学，提高学校整体科研水平与参与国内外竞争的能力，使学校适应新世纪上海对医学人才和医疗服务的要求，朝一流城市、一流医学教育的发展战略目标不断迈进。学校与美、法、德、澳、日等数十个国家和地区的知名医学院校建立合作关系，通过国际合作办学，引进国外先进的教学理念、课程体系、课程设置、教学方法和精品课程，分享国外优秀大学的国际化办学成果，加快推进学校国际化办学进程。

（许琳、张寅、吴佳宇）

43 | 世纪之交谋发展
"211" 工程建设成果丰硕

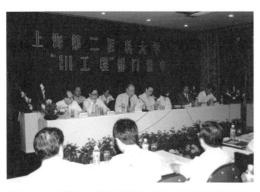

1996 年，上海第二医科大学接受"211 工程"部门预审

20 世纪 90 年代末，面临世纪之交的重要历史发展机遇，上海第二医科大学加大改革开放力度，加快学校发展速度，努力向具有中国特色社会主义的医科大学奋发迈进。随着"211 工程"建设和"九五""十五"时期的发展，学校各项工作平稳有序、顺利推进、健康发展，在医教研各领域不断取得突出成绩。

"211" 工程立项并通过 学校发展迈上新台阶

"211 工程"是国家教委提出，并经党中央、国务院正式批准的高等学校重点建设项目。在世纪之交，学校充分把握国家高等教育发展的宝贵机遇，根据学校发展目标与定位，大力加强与促进"九五""十五"时期重点项目建设，实现跨越式发展，将学校发展水平推向了新的高度。

为积极争取进入"211 工程"重点建设行列，早在 1993 年 9 月，学校就向上级主管部门提出了申报请求。1996年7月经国家教委同意，由上海市人民政府组织的以时任中国医学科学院院长、协和医科大学校长、中国工程院院士巴德年教授为主任的预审专家评审委员会对学校申请进入"211工程"进行了预审。国家教委及

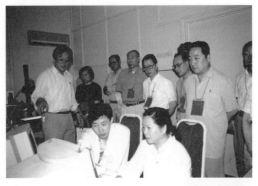

1996年，上海第二医科大学接受"211工程"部门预审

上海市领导出席会议。评审委员会认为上海第二医科大学"已成为一所在国内堪称一流的医科大学"，学校的"211工程"建设整体规划目标明确、合理，措施得力。全体专家一致同意上海第二医科大学列入国家"211工程"建设项目，建议上海市人民政府报请国家教委予以审核并批准预备立项和正式立项。1997年，学校"211工程"项目审核通过。一年后，"211工程"各类建设资

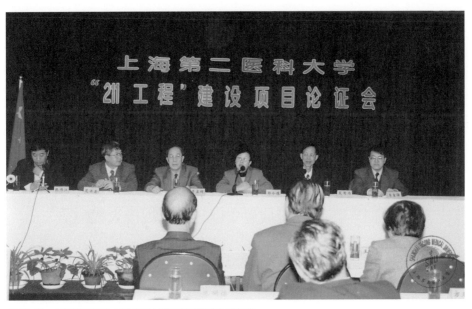

1997年，上海第二医科大学"211工程"建设项目论证会

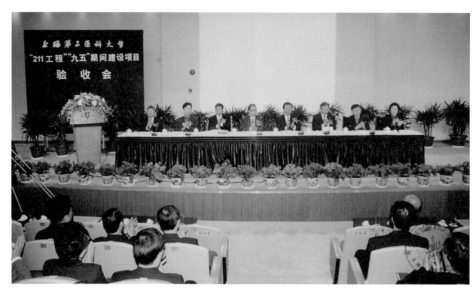

2002年，上海第二医科大学"211工程""九五"期间建设项目验收会

金陆续到校，标志着学校"211工程"建设进入全面启动阶段。

2002年，学校"211工程"建设项目接受国家验收。当年，以中科院院士、原复旦大学校长杨福家教授为组长的验收专家组来校进行项目验收。在两天时间内，专家组根据国家"211工程""九五"期间建设验收有关文件精神和验收办法，通过听取校长范关荣"211工程"建设项目总结汇报，实地考察重点学科、重点实验室、教学与公共服务设施，对照立项报告认真审阅有关资料，召开学科带头人、中青年骨干教师座谈会等途径，对"211工程"建设项目进行了全面的评估和验收。

"211"工程建设成果丰硕，招生规模大幅翻倍

"九五"期间，经过"211"工程建设，学校的学科与师资队伍建设、科学研究、人才培养、办学条件、基础设施等方面取得了一系列显著成绩，获得了一批生命科学研究领域的标志性成果，学校的综合实力、学术地位空前

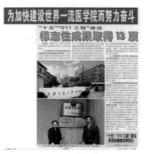
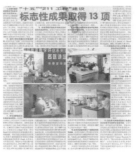

"十五"期间"211工程"建设共取得标志性成果13项

提高，为成功实现"十五"发展目标打下了坚实的基础。其中，投入建设的9个学科全部达到国内先进水平，部分学科达到国内领先或国际先进水平。可以说，通过"211工程"建设，学校的学科水平、学术地位得到了显著提高，学校在医学领域的综合优势与特色更加凸显。

值得关注的是，建设一流的大学需要有结构合理、富有竞争力的师资队伍作为基础，而随着"211工程""跨世纪人才培养工程"的全面实施，学校以创新思路大胆引进海外顶尖人才，并加大人才培养力度，一批在国内外有影响的学科带头人和优秀中青年骨干脱颖而出。以陈竺、沈晓明、盛慧珍、臧敬五、盛祖杭、王铸钢等为代表的一批优秀中青年骨干师资，不仅担当起学校科研、教学以及重点学科群建设与发展的中坚力量，更向国际医学新课题发起冲击。

在"211工程"建设的支持下，学校科研工作取得了显著进展。"九五"期间，学校列入建设的重点学科共获各级纵向科研项目447项，全校在中文科技期刊上共发表论文3299篇，被SCI收录论文204篇，两项排名均列全国高校前列。在科技成果方面，获部、市级以上科研成果奖199项，其中国家级科技成果奖15项。

本科教学是学校的立校之本，研究生教育是强校之路。学校通过"211工程"人才培养计划的实施，也使学校的人才培养迈上了新台阶。从招生人数来看，七年制本硕连读招生数1997年为75名（占本科生招生人数13%），到了2001年，已经扩大到 390 名（占本科生招生人数 58.2%）。同时，研究生规模也迅速扩大，2001 年，在校研究生总数达 1052 名，其中硕士研究生 670 名，博士生 382 名，研究生占全校学生比例 23%，较"八五"期间增加了 40%。

超额完成"211"建设目标，各项工作取得重大成绩

"十五"期间，经过全校师生员工的努力，学校在教学、科研、医疗、管理、校园文化、基础建设等各项工作中都取得了重大成绩。比如临床医学、口腔医学等专业，学校在保持传统优势的基础上，加快了医学教育改革与创新步伐；护理学和医学检验学专业在国内较早试行了"五改四"学制及授予理学学士的改革，并建立和完善了与之相适应的培养计划、课程体系和教学内容；从 2002 年起，学校还在国内率先开设了"4+4"八年制临床医学硕博连读专业。

到了 2005 年，学校又启动了"八年一贯制"临床医学专业人才培养模式，适时开办了药学、食品卫生与营养学及医药营销等 3 个新的本科专业。此时，

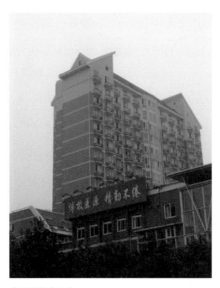

合肥路学生公寓

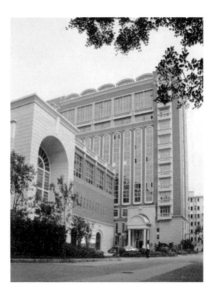

科教综合楼

学校中外合作办学渠道已更加宽广，合作模式也更加多样，留学生规模有了明显扩大。

与中科院上海生命科学研究院共同培养 PH.D 和 MD 双博士学位研究生也是学校"十五"期间的重要探索，学校按照医学科学学位和医学专业学位两种模式培养研究生，为国家储备了大量生命科学与临床医学相结合的高层次、复合型人才。为了进一步适应学科结构的调整，学校还完善了博士生导师遴选制度。

国家级科技成果奖 5 项，部市级科技成果奖 119 项，SCI 收录论文数是"九五"期间的 2.89 倍……一系列好成绩的取得，证明了通过"十五"期间的学科建设，学校学科实力明显增强，科研成果名列前茅。此时的学校，已超额完成了"211 工程"建设项目的预期目标。

同时，各附属医院不断增强教学和科研实力，为上海乃至全国的医疗卫生事业做出了显著贡献，如建设了 11 个上海市临床医学中心，9 个上海市专业临床质量控制中心等。其间，学校制定并完善了医疗质量管理制度，建立了全面督查与专项整治相结合、明察与暗访相结合、突击检查与日常管理相结合的医疗质量督查工作体系。

在学校的历史中，一批顶尖人才相继被引进，一批前沿学科相继诞生。进入 21 世纪，在不断完善上述行之有效举措的基础上，学校又推出了"百人计划"，进一步夯实了人才基础，使学科人才梯队和师资队伍的年龄、结构、层次和质量都有了明显改善。

软实力提升的同时，学校的硬件设施也在"改头换面"。"十五"期间，学校抓住"211 工程"建设的契机，新建并启用了卢湾校区东院科教综合楼和合肥路学生公寓，全面改造了信息资源中心大楼、体育馆等设施，极大改善了师生的学习、工作和生活条件。临床模拟等实训基地的建设，更是进一步增加了医学生的实践机会。

（刘轶琳）

44

全力以赴 抗洪救灾
镌刻"上海医疗队"担当

20 世纪 90 年代中期，上海第二医科大学积极开展救灾防病和支援医疗建设，服务社会、服务人民。1998 年南方抗洪时期，学校积极组建医疗队，赴抗洪第一线救灾防病。上海医疗队在抗洪救灾第一线全力以赴、倾情付出，镌刻医者担当，深得灾区百姓的认可和感激。

患难见真情 慷慨解危难

1998 年夏，无情的洪水肆虐我国长江、嫩江及松花江等地区。上海第二医科大学全校师生医护员工闻讯心系灾区群众，纷纷伸出援助之手，积极捐款捐衣物，70 多名离休干部自发捐款 1 万余元。师生员工组织了"为灾区人民献一份爱心"活动，对来自灾区的 20 名同学提供一次性补助费 500 元，并对部分学生实施了学费减

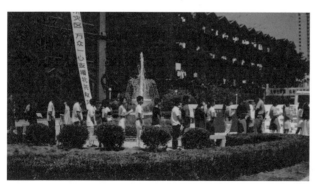

1998 年，上海第二医科大学师生为灾区捐款

免、缓交、补贴或贷款等帮扶措施。在5所附属医院，医护员工不仅完成高温期间超负荷的门急诊医疗任务，还慷慨解囊、踊跃捐款，5所医院共募集捐款62.08万元，全校向灾区捐款额累计达150万元。

使命必达 扛起"上海医疗队"大旗

为确保大灾之后无大疫，学校各附属医院医护人员在踊跃捐款捐物的同时，积极报名参加抗洪救灾，并在极短时间内组成医疗队。在抗洪"上海市救灾防病医疗队赴湖南灾区动员大会暨授旗仪式"上，队长朱正纲、高仕铭分别从上海市领导手中接过"上海医疗队"大旗。身着"上海医疗队"字样T恤的附属瑞金、仁济医疗队分别于8月30日和9月9日飞赴湖南澧县、安乡县抗洪第一线救灾防病。

瑞金赴湘医疗队由时任瑞金医院副院长朱正纲任队长，是上海首批赴湘救灾防病医疗队之一，同时还受共青团中央和全国青联的委托，作为全

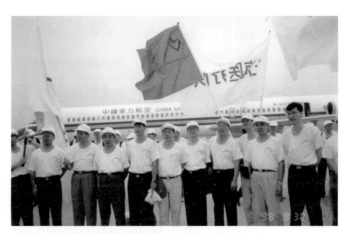

1998年，瑞金医院赴湖南医疗队全体医疗队员在机场合影

国10支中国青年志愿者医疗防疫服务队之一参加抗洪救灾。医疗队携带了近20万元的医疗物品，于8月30日夜达到澧县，住在距离防洪大堤仅100米的农户家里。

医疗队主要任务是救治这一受灾区3万余名灾民中的危重患者，他们每天抽出部分人员乘小船到较远的大堤上，为因交通不便而无法出来看病的灾

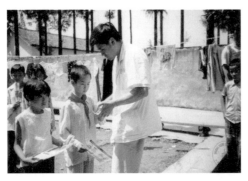

1998 年，瑞金医院医疗队捐款捐物给受灾地区的学生

民提供服务。赴湘救灾期间，医疗队为实现"大灾之后无大疫"的目标，不顾条件艰苦、环境恶劣，共治疗灾民 7000 余人次，上门为 9 个行政村送医送药。

在救灾同时，医疗队员还关注当地的救灾保学情况，在新学年开始前，拿出 7000 元，资助了当地 120 名受灾贫困学生。时任中共中央政治局常委、国务院副总理李岚清等领导亲自到医疗点看望了瑞金医疗队队员。9 月 18 日，瑞金医疗队在湖南澧县医疗点完成 20 天救灾防病任务后凯旋。

以时任仁济医院副院长高仕铭为队长的仁济医疗队于 9 月 10 日下午抵达指定灾区——湖南省安乡县重灾区安造大垸。在半个月的救灾医疗工作中，队员们以"学习、服务、锻炼"的六字精神，积极投入防病治病的工作中，共诊治患者 5404 人次，挽救危重患者 5 例，进行卫生宣教 24 350 人次，为安福镇大湖门医院义诊一天，为安福乡镇干部体检 30 人次，发放药品 3 万元，进行消毒、灭蝇面积 34 950 平方米，发放消杀药剂 560.8 千克，做好水源管理 3820 处，粪便管理 3810 处，搭建简易厕所 60 处，食品卫生管理 2732 户，发放宣传资料 700 份，培训了 40 名卫生防疫人员，并为黄山头镇中学改建水池，解决了近 1000 人的用水问题。

此外，医疗队员们为

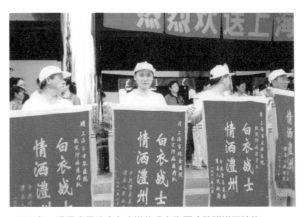

1998 年，澧县人民政府在欢送仪式上为医疗队赠送了锦旗

帐篷小学的孩子们捐赠价值 8000 元物品和 1000 元现金。通过半个月的服务，队员们学到了许多，也经受了锻炼。在总结救灾工作中，队员们还建议以卫生机构为工作重点，驻扎基层卫生机构，帮助重建和恢复医疗卫生防疫网络，使当地医院切实发挥一级医院的作用。9 月 28 日，仁济医疗队满载灾区人民的深情厚谊和 10 面锦旗，胜利返回上海。

铭记抗洪救灾精神

在上海市卫生局召开市援湘医疗队总结表彰大会上，附属瑞金、仁济医疗队由于出色地在湖南澧县、安乡县完成救灾防病任务，得到灾区群众和上级领导的好评，同时被授予"上海市救灾防病先进集体"荣誉称号，并记集体三等功一次。校党委要求各单位结合本职工作，开展向瑞金、仁济两支援湘医疗队员学习活动，发扬伟大的抗洪精神，努力把全校的各项事业推向高峰。此后，上海第二医科大学举行了援湘医疗队总

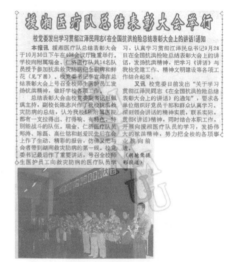

拨湘医疗队总结表彰大会举行的报道

结表彰大会。学校向附属瑞金、仁济两支医疗队的 14 名队员授予"抗洪救灾防病纪念铜牌"。医疗队员代表郑涛、陈磊、高仕铭和赵爱敏先后在会上作了汇报。

45 | 白衣铠甲 决战非典
在"暴风眼"中扛起大旗

2003 年，一场突如其来、肆虐呈狂的传染性非典型肺炎（以下简称为"非典"）在神州大地蔓延。教育部发出通知，要求全力预防坚决阻断"非典"在高等学校的传播。上海市委、市政府提出了"四个确保"的防治要求。按照中央和市委、市政府的要求部署，上海第二医科大学举全校之力，采取多项措施，做好"非典"防治工作。

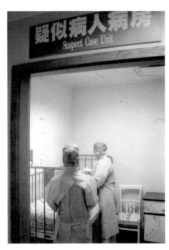

非典时期附属上海儿童医学中心疑似患者病房

担当重任 不负使命

在此期间，5 家附属医院被设为"非典"防治监测点。附属上海儿童医学中心被列入上海市首批"非典"定点医院。被定为"非典"定点医院后，附属上海儿童医学中心首先成立了防病领导小组，并集医院医护骨干之力成立了非典型肺炎医疗救护小组，开辟了专门收治的"非典"病房、疑似病房，继而开设了发热门诊和观察室，制订了应急处置预案，配备了副高以上职称的医师负责"非典"患儿的会诊。

为贯彻"早发现、早隔离、早治疗"的原则，上海儿童医学中心还承担了全天候的会诊任务，随叫随到。医务人员多次半夜前往儿童医院、长宁区中心医院等地会诊。

作为第二批"非典"定点医院，附属新华医院决定在防"非典"工作领导小组下，设立由医务、护理等相关职能部门人员组成的防"非典"工作办公室、统一协调、实施防治工作，由质量控制办公室主任领导、协调、督促、检查发热门诊工作。新华医院成立以沈晓明校长为总指挥、朱正纲副校长为常务副总指挥的"非典"定点医院指挥部。同时还成立以呼吸科专家邓伟吾、黄绍光为顾问，林建海为组长的"非典"防治工作专家组，做好精心部署和安排。

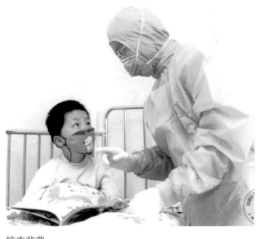

抗击非典

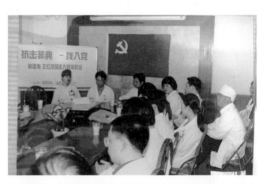

非典期间，附属新华医院林建海、王红萍两位同志"抗击非典一线入党"审批会

"非典"期间，新华医院女性医护人员还组建了一支抗击"非典"娘子军医疗队，赴香港支援防控工作。

院内防治　牢守阵地

在抗击"非典"这场战斗中，全国上下一盘棋。附属上海儿童医学中心、新华医院先后成为"非典"定点医院不仅是两所医院的大事，也是所有附属

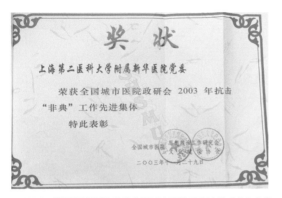

2003年，附属新华医院荣获全国城市医院政研会抗击"非典"工作先进集体

医院和学校的大事。

附属瑞金医院在做好院内防治工作基础上，将原28舍学生宿舍整修成发热患者隔离病房，同时抽调感染科、呼吸内科等有经验的医护人员和工勤人员支援发热门急诊和隔离病房，还配备了6名医生、4名护士作为应急医疗队成员，随时准备支援上海儿童医学中心工作。

附属仁济医院克服人员少、场地小的困难，东西两部建立了隔离区，扩大了专家队伍，配备了10张隔离床位，在原有发热门诊的基础上，24小时内开设了发热专诊，建立了观察室，并组建了一支赴内蒙古疫区的医疗队。

附属新华医院被列为第二批"非典"定点医院后，时任仁济医院院长范关荣提出，兄弟医院不会袖手旁观，主张每个医院承包一两个病区，提供病区所需的人力和物力。这一建议得到其他附属医院的大力支持。

附属第九人民医院为加大防治力度，在医院急诊室2楼建立发热门诊的基础上，将急诊室3楼改为隔离病房，并加大人力的培训和物力投入，在做好自身工作同时支援定点医院防治工作。附属宝钢医院虽然人员少、场地小、设备少，但在完成本职工作的同时，也积极承担支援定点医院的工作任务。

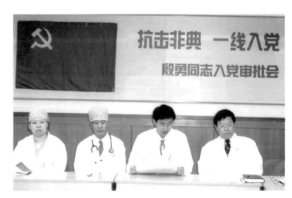

2003年5月6日，附属上海儿童医学中心内科殷勇医师火线入党

值得一提的是，各附属医院党员纷纷递交请战书，要求增援定点医院，更涌现了一批火线入党的积极分子。同时，各附属医院发挥青年志愿者力量，作为防治的后备人员，接受医院随时调遣。

科研攻关 服务人民

与此同时，学校的科研工作者在抗击"非典"的特殊时期，仍然没有放弃科研攻关，并取得了一些防治相关的科研成果，为一线服务。

时任附属新华医院副院长孙锟率领的科研小组研制出"非典"专家远程

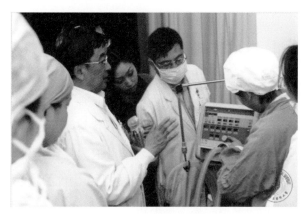

2003 年，附属瑞金医院黄绍光教授讲解呼吸机

会诊系统。该系统如缝纫机大小，可方便移动，通过应用最新计算机网络技术和无线通信技术，在高保真的前提下，远程获取诊断与鉴别诊断所需的重要信息，从而实现"非典"的远程专家会诊。专家只要坐在该系统前，通过电子听诊器音频信号的网络传输、保真胸部 X 线片的网络高保真传输和显示心电、呼吸、血氧饱和度、血压信息的数字化传输等，就能对患者是否已患"非典"做出诊断。该系统分别安放在上海市传染病医院和上海肺科医院进行调试使用，取得良好效果后，向全市推广。

针对在抗"非典"中医护人员的零距离接触情况，为保护医护人员不受飞沫喷溅，附属仁济医院研制出封闭式吸痰管系统，利用防毒面具的活性过滤器作为呼气管道的过滤消毒器，安装在呼吸机的呼气出口管道处，采用负压密封式气道抽吸痰液，并且在吸氮装置也增设活性炭空气过滤消毒器，从而达到既救治患者又预防感染的目的。该系统在"非典"的防治工作中为保护医护人员发挥了积极作用。

此外，学校多项抗"非典"科研课题取得进展，如上海血液学研究所陈赛娟教授领衔的用多种复试 PCR 和荧光定时定量法早期诊断和全程监测试剂盒，该研究获得中科委的立项；由健康科学中心臧敬五和龚毅负责的新型抗SARSβ-IFN 制剂研究等 3 个课题获上海市委批准立项；由病原生物学教研室刘晶星负责的上海市"非典"病原检测课题协作组获得上海市卫生局立项；同时，教育部授权公共卫生学院负责关于"非典"预防与治疗的 3 本教材的编写。

2003 年 6 月以后，我国的"非典"疫情基本得到控制。后"非典"时期，上海第二医科大学积极发挥学科优势，开展"'非典'对卫生系统的中长期影响"等研究，探讨政府和非政府力量在公共卫生事件应急防范中应承担的责任和运作机制，针对突发公共卫生事件的防范，我国法制如何建设等问题，为上海市政府提供决策依据。

46 加强精神文明建设
携手创建文明单位

　　1992年，上海第二医科大学首次荣获"上海市文明单位"的称号，接过沉甸甸的证书，一切努力皆有所获。

　　20世纪90年代以来，学校响应党中央号召，贯彻落实党的十五大精神和市委、市政府、市教委所提出的文明单位创建要求，成立了精神文明工作指导委员会，制订了精神文明建设规划，以提高师生医护员工的整体素质和学校的文明水准为抓手，不断加强学校精神文明建设，使学校文明创建工作跃上新台阶。

以思想政治工作促进精神文明建设

　　思想政治工作既是精神文明建设的重要内容，又是物质文明建设和精神文明建设的有力保证。为了发挥全体教师育人的积极作用，学校在实现邓小平理论进课堂、进教材、进头脑上加大力度，把思想政治教育渗透到专业教学的各个领域。努力培养有思想、有道德、有文化、有纪律、身心健康，适应社会主义市场经济的发展，富有献身精神

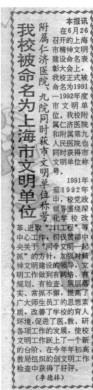

我校被命名为上海市文明单位

本报讯 在6月26日召开的上海市精神文明建设命名表彰大会上，我校正式被命名为1991—1992年度市文明单位。我校附属仁济医院和附属第九人民医院也同时获得市文明单位称号。

1991年至1992年中，校党政领导围绕深化学校改革、进取"211工程"等中心工作，积极贯彻中央关于"两个文明一起抓"的方针，加强对精神文明建设的领导，文明工作做到有网络、有规划，有检查、层层落实，常抓不懈，提高了广大师生员工的思想素质，改善了学校的育人环境，促进了医、教、研各项工作跃上了一个新的台阶，在今年年初高教局组织的创文明工作检查中获得了好评。

（李德林）

上海第二医科大学被命名为上海市文明单位的报道

的社会主义高级医学人才。"九五"时期，学校紧紧围绕"211工程"建设，分层次、有针对性地对全校师生医务员工开展思想道德建设、法制建设、爱国荣校教育。

学校坚持各种精神文明创建活动，提高广大师生员工的参与意识。学校党委以学校两级党校为依托，对入党积极分子开展三级培训，组织中青年、大学生挂职锻炼等工作，为党的事业培养后备人才和生力军，以党建工作促进学校精神文明建设发展。校本部发挥工、青、妇等群团组织优势，形成合力。以"文明窗口""文明班组""文明班级""巾帼建功""上海第二医科大学十佳好事"等活动为载体，加强精神文明的基础建设，使文明班组每两年按15%，文明班级每年按30%的比例逐年递增。

以服务人民奉献社会为宗旨

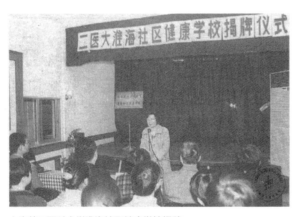

上海第二医科大学淮海社区健康学校揭牌

成立全国首所社区健康学校"上海第二医科大学淮海街道社区健康学校"，组织博士生、硕士生、本科生到社区进行健康知识宣传与社区居民结对，担任社区老人的健康顾问。各附属医院以精神文明和物质文明两提高为目标，以服务人民奉献社会为宗旨，深入开展文明科室、文明窗口、文明寝室、文明岗等创建活动，同时积极开展行风建设，创建样板病区、系统化整体护理病区、样板门诊、样板窗口、开展评选优秀护理部主任、优秀护士长、护士等评选工作，以及评选高尚医德活动，不断提高患者的满意度。

学校、医院文明建设携手进步

学校大力推进精神文明建设，坚持以人为本，积极探索新形势下精神文明建设的新思路、新办法，把精神文明建设工作与提高全体师生的素质，提高学校、医院的文明程度结合起来。

自 1992 年首次获得"上海市文明单位"称号以来，学校及附属医院连续多年获此殊荣。2003 年，附属瑞金医院、仁济医院、新华医院、第九人民医院、宝钢医院以及卫校全部荣获"上海市文明单位"称号。12 家附属医院也连年获上海市文明单位称号。

全国文明单位是一个单位在精神文明建设中含金量最高、综合性最强、影响力最大的单位名片。在全国文明单位创建工作上，学校与各附属医院不懈努力、不断突破。学校连续数次获得"全国文明单位"这一荣誉，凝聚着全体医院师生医护的心血和汗水，展示了师生医护团结奋进、积极向上的精神风貌。

2005 年 10 月，在中央文明委召开的全国精神文明建设工作表彰大会上，隆重表彰全国文明城市、文明村镇、文明单位，正值上海第二医科大学向上海交通大学医学院转型之际，学校、附属瑞金医院、第六人民医院第一次获得"全国文明单位"称号，同时附属医院再次实现"上海市文明单位"满堂红，全校上下人心振奋。截至 2005 年，学校蝉联 7 次"上海市文明单位"。

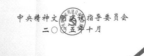

2005 年，上海第二医科大学被评为"全国文明单位"

（张倩）

47

承前启后　继往开来
上海第二医科大学喜迎建校
50 周年

2002 年，上海第二医科大学迎来建校 50 周年。回顾过往，二医人与时代共呼吸，与社会共发展，脚踏实地、努力探索。矗立世纪之交，学校加大改革开放力度、加快学校发展速度，在努力提高教学质量和科研水平的同时，牢牢把握向具有中国特色社会主义的医科大学奋发迈进的关键时期，承前启后、继往开来。

同心同德　积极筹备

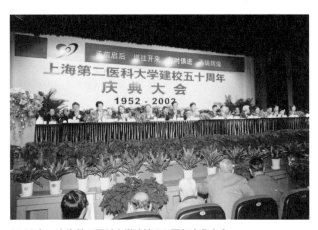

2002 年，上海第二医科大学建校 50 周年庆典大会

50 周年校庆筹备工作启动之初，学校下发了《关于做好 50 周年校庆工作的通知》，对校庆工作作出总体部署，要求全校上下同心同德、精心组织、周密安排，以高昂的姿态和丰硕的成果迎接建校 50

周年的庆典。50 周年校庆的时间为 2002 年 10 月 25 日至 26 日，主题是"承前启后 继往开来 与时俱进 再铸辉煌"，庆典内容包括了庆祝大会、学术报告、文艺演出等。被誉为"四个一工程"的一本学校宣传画册、一部学校录像片、一个校史陈列馆、一本《校友精英集》的工作随即展开。校庆工作一经部署，各职能部门、二级学院、附属医院围绕校庆主题，紧锣密鼓进行筹备。梳理学校 50 年的发展历程，见证学校跨越式发展的步伐，每一位参与者都感到由衷自豪。

大咖云集 共襄盛事

10 月 25 日，校史陈列馆正式揭牌标志着校庆活动正式开始。该馆经过学校半年多的积极筹备，于校庆前落成，记录了学校 50 年的发展历程和主要成绩，宣传了为学校发展做出贡献的杰出人物和主要事迹，展示了学校优良的医学教育传统和深厚的历史文化底蕴，成为对学生进行爱国荣校教育的重要基地。校党委书记赵佩琪主持上海第二医科大学校庆 50 周年庆典大会，校长范关荣做了题为"传承二医优良传统，开创世纪新的辉煌"的讲话。外宾代表、兄弟院校代表、校友代表、师生代表先后致辞。各级领导、党代会、人大、政协、老干部等代表出席大会。

学术探讨 展望未来

校庆期间，作为庆祝活动的重要组成部分，学校还举办了多场次的专业学术交流活动。9 月 27 日，上海第二医科大学王振义教授和加拿大讲法语医师联合会共同倡议的"中国加拿大多学科医学研讨会"在科教综合楼学术报告厅举行，这既是一次医学学术交流会，也是一次中法文化交流的盛会。

作为校庆 50 周年和附属瑞金医院院庆 95 周年的重要学术活动，第二届

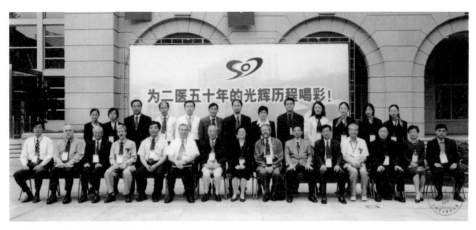

2002年，中加多学科医学研讨会

中美21世纪医学论坛在上海国际会议中心举行。诺贝尔医学奖获得者美国弗·默雷德教授、国际心脏外科权威丹顿·考雷教授和中科院副院长陈竺3位专家在论坛发表演讲，与数百位中美院士、医学专家共同分享21世纪最引人关注的信息医学、基因诊断和治疗、肿瘤治疗、器官移植等前沿学科的最新发展，探讨生物医药技术的产业化、医学教育和医疗体制的改革等重要课题。

同时，高镜朗教授塑像落成暨儿科学研讨会在附属上海儿童医学中心举行。此外，首届中法医学教育学术交流会举行，法国外交部中法医学教育项目协调员凡桑同，巴黎第十二大学医学院院长勒布拉，格勒诺布尔第一大学医学院院长德布吕出席，就法文班医学教育、课程设置改革进行了深入交流。

（张倩）

云程发轫

踵事增华

（2005—今 上海交通大学医学院时期）

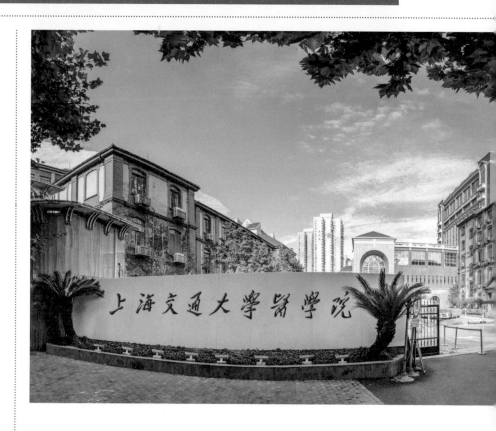

48 初心不改传薪火
踔厉奋进谱新章

征程万里云鹏举，敢立潮头唱大风。2005 年，上海交通大学与上海第二医科大学合并，成立了新的由教育部、上海市政府重点共建的上海交通大学医学院，进入"985"高校行列。2010 年，上海交通大学医学院成为卫生部与教育部合作共建的第一批十个重点高校中的一员。如何扎根中国大地，立足发展实际，走出一条综合性大学建设高水平医学院的中国道路，在中国一流综合性大学办好一流医学院，是上海交通大学医学院新时期改革发展的重要课题。

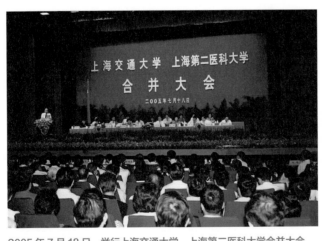

2005 年 7 月 18 日，举行上海交通大学、上海第二医科大学合并大会

上海交通大学医学院充分发挥教育部、上海市"部市共建"，以及教育部和卫生部的"部部共建"优势，始终秉承和发扬"海纳百川、求真务实、守正创新、精诚奉献"的学院精神，牢记"报效祖国、服

务人民"的办学使命，主动对接国家战略需求和世界科技前沿，不断完善卓越医学创新人才培养体系，努力提升学科发展和医疗服务质量，持续建设高水平师资队伍，在新的征途上开创医学院全面发展新篇章！

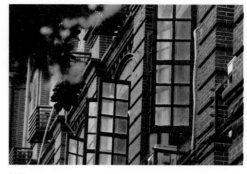
校园一隅

从地方队到国家队

2005 年 7 月 18 日，是学校发展里程碑上的一个重要日子——上海交通大学、上海第二医科大学合并大会举行。全国人大常委会副委员长、中科院院长路甬祥对两校合并表示祝贺。教育部部长周济，中共上海市委副书记、市长韩正分别在合并大会上讲话。教育部副部长吴启迪宣布两校合并决定和新上海交通大学领导班子。中共上海市委副书记殷一璀主持大会并宣布新上海交通大学医学院领导班子。中科院副院长陈竺、上海市人大常委会副主任胡炜、副市长严隽琪、市政协副主席王荣华等出席大会。

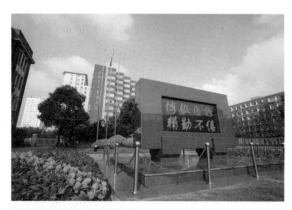
院训"博极医源、精勤不倦"

站在一个全新的起点，学校在建设世界一流大学和一流医学院"两个一流"的目标指引下，在遵循综合性大学发展规律和遵循医学学科特殊规律"两个遵循"的方针指导下，积极探索在综合性大学中建设高水平医学院的创新实践之路。医学院全体师生教职医务员工凝心聚力创事业，聚精会神谋发展，抢抓机遇，深化改革，充分利用"部市共建"的体制优势，逐步实现从地方队向国家队的转变、从教学科研型院校向高水平研究型院校的转变，综合实力、核心竞争力和社会影响力大幅提升，开启了冲击一流的新征程。

始终聚焦卓越医学人才培养 不断创新医学生培养模式

学院围绕立德树人的根本任务，落实全员育人、全过程育人和全方位育人的理念，加强医学生的思想政治教育和人文精神培育，提升卓越医学生的综

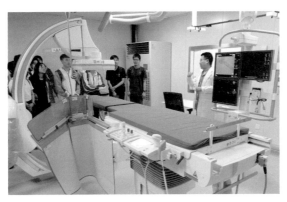

临床教学课堂

合素质和能力。通过教学方法的系统整合与有机结合，如基础医学 PBL、科研训练 RBL、前后期多学科整合课程、临床案例 CBL 教学、客观结构化临床考试等，形成以学生综合能力提升为核心的"PRICE"特色医学教学体系。此外，实施医学教学改革，坚持接触临床前移、医学问题前移和科研训练前移，推进人文通识教育与医学教育紧密结合、临床与基础医学教育结合、科研训练与医学实践结合。

医学思政教育改革始终是医学生培养的重中之重。学院以"一体化、双联动、三贯通"的育人理念为引领，改革学生思想政治工作体制，打造文化育人、实践育人的一体化"大教育"格局；探索"辅导员－班导师"双师联动；实施通识教育、医德医风教育与专业教育贯通，基础与临床贯通，科研训练与医学教育贯通的"三贯通"教育改革等，贯彻落实"立德树人"根本任务、扎实推进"卓越医师"培养举措。

截至 2022 年，学院拥有国家级一流本科专业建设点 7 个。在沪综评批次、本科批次临床医学专业录取分数连续多年位列本市医学类高校第 1 位。全国 30 个省市自治区临床医学类专业录取分数线位于 12 个省市医学院校第一，16 个省市第二。全国 80% 的省市临床医学类录取分数线高居综合性大学前五位。建设国家级临床教学培训示范中心培育建设单位 2 个，国家级虚拟教研室试点建设项目 2 项。完善研究生学位论文原始实验数据监管平台建设，试点启用研究生电子实验记录系统。构建"以培养解决临床复杂问题的能力"为目标的医工交叉博士生培养质量评价体系。稳步增加博士生招生数量，建立以研究生培养质量为核心的导师考核评价体系，制订毕业后教育质量督导方案。

始终聚焦学科发展方向，不断优化学科结构

学院不断加强学科内涵建设，以重大医学和健康问题为导向，加强转化医学研究，提升协同创新能力，注重学科建设的战略谋划，推进医学学科联动发展，着力打造高峰学科和专业学科群。持续推进"双一流"与上海市高水平地方高校建设，学科水平不断攀升。2022 年，ESI 引文量排名，8 个学科进入全球前 1% 学科，4 个学科进入全球前 1‰学科，临床医学全球 92 名，稳居全国第一；U.S.News 排行榜显示，临床医学等 4 个学科位列全国第一，内分泌及代谢等 8 个学科位居全国前三，11 个学科位列世界百强；ARWU 世界一流学科排名显示，临床医学稳居全国第一；基础医学、药学、公共卫生等学科均位居国内前列。

学院加强附属医院临床学科整合式、协同式、包容性发展，不断提高解决重大疾病和临床疑难杂症的综合实力。2022 年，12 家附属医院拥有 21865 张床位，年均门急诊服务 4189.6 万人次，年均出院 126.8 万人次，年均住院手术 94.1 万人次，手术人次占上海总量的 1/3，治愈疑难杂症患者占上海总量

排行榜	学科	世界排名
ESI 2022.07	临床医学(92、国内第一)	前1‰
	药理学与毒理学(26)	
	生物学与生物化学(72)	
	分子生物学与遗传学(80)	
	神经科学与行为科学(206)	前1%
	免疫学(194)	
	微生物学(207)	
	精神病学与心理学(369)	

2022 年 ESI 排行榜

的 1/2。此外，学院拥有 4 个国家医学中心，3 个国家临床医学研究中心，74 个国家临床重点专科，占上海市国家级临床重点专科总数的 54%，还有 16 个上海市"重中之重"临床医学中心和重点学科，39 个专病诊治中心，为上海乃至全国人民提供优质的医疗服务。

学院持续推动"医＋X"学科交叉战略，率先在国内创新提出医工交叉模式，搭建平台、探索机制，培育出一批国家重大重点科研项目和成果，在生物医学工程、脑科学、精准医学三个领域已有 651 个研究主题居世界前沿地位。在手术机器人、3D 打印技术、人工智能辅助诊断等领域的医工研发团队，探索出一套适应交医模式的医工交叉成果转化工作机制，推动医学院科技成果快速转化。以新医科统领医学教育创新，推进医科与多学科深度交叉融合，开创了医工联合培养研究生的模式。在全国高校率先设立"医工交叉研究基金"，增设转化医学重大项目，附属医院加快以信息化建设为主的智慧医院建设，以及国家级医学中心、重点实验室等创新平台，为复合型人才培养提供有力支撑；率先在全国高水平综合性大学的理工文等学科中招录优秀本科毕业生，创新"X＋医学"的复合型培养模式，学生在完成临床医学专业四年学习后，授予临床医学专业博士学位；在推进学科交叉融合上，则着力建设"医＋X"人才培养体系，在已有医学专业课程中融入人工智能和 5G 等前沿技术，构建交叉学科课程体系和实践培养基地，培养医学生复合型创新能力。

始终聚焦"党管人才"战略，不断构建多维度人才发展机制

学院坚决实施党委领导下的院长负责制，从严治院，依法治院，发挥党

委坚强领导核心作用，把管党治党、办学治院的主体责任牢牢扛在肩上、落到实处。认真贯彻民主集中制原则和"三重一大"决策制度。履行"把方向、管大局、作决策、促改革、保落实"的领导职责。学院不断完善党管人才工作机制和创新人才培养机制，

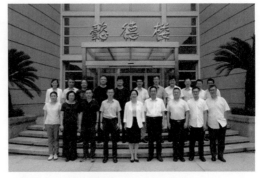

2022 年援藏、援滇干部合影

完善干部选任"一报告两评议"，积极落实市教委"人才揽蓄行动方案"，持续开展"组团式"援藏、援疆、援滇医疗人才选派工作。在总揽全局、协调各方、统筹谋划、科学决策中推进了医学院的跨越式发展。

学院通过狠抓教师专业队伍和干部管理队伍建设，优先确立人才优先发展战略布局，形成了激发人才创造活力的制度优势，以及人人皆可成才、人人尽展其才的生动局面；建成了一支包括两院院士、中组部"973项目"首席、国家杰青等在内的高层次人才队伍，以及富有创新精神和国际视野、能支撑医学院可持续发展的人才队伍体系。探索多元分类评价体系，构建多维度人才发展机制，一大批青年人才成长为学校办学的中坚力量。近 5 年来，交大医学院新增院士 4 人，国家级高层次人才 76 人次，国家级青年高层次人才 117 人次。

学院加强现代大学制度和内部治理体系建设，健全师生员工参与民主管理的工作机制。努力打破资历围墙，建立多元分类评价体系，以学术贡献、社会贡献、支撑人才培养情况为评价重点，制定科学合理、各有侧重的人才评价标准。突出教育教学实绩，针对不同类型教学任务，分类设置教学工作评价指标。推进代表性成果评价改革，突出评价研究成果质量、原创价值和对经济社会发展实际贡献。健全"三类"职称晋升体系，精准推进"六型"分类评价，完善破格晋升和破格导师制度。推出荣誉激励体系，对教学、管理、研究三类人群推

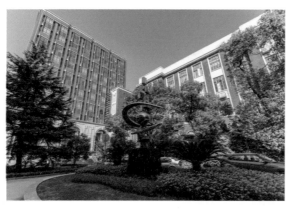

校园风景

出上药杏林育才奖、绿叶管理服务奖、九龙医学优秀青年人才奖。此外，通过育引并举人才战略，多年来吸引和培育了许多海内外优秀的高层次人才，正在探索形成与世界一流大学相适应、符合中国国情，并富有医学院特点的学科发展模式和体系，加快推进新医科交叉复合型人才队伍建设。

对标国家战略和世界一流，医学院发展永远在路上。在顺应大势、服务大局中创新驱动、协同发展，将中央和上海的战略需求贯穿于医疗、教学、科研和管理等各项工作，不断提升办学办医水平，不断推进一流医学院建设，为国家和上海的医学教育和医疗卫生事业的发展贡献交医智慧和交医方案。

（李学澄）

49

党旗高扬 初心如磐
以一流党建引领
一流医学院建设

上海交通大学医学院成立 70 年来，始终坚决贯彻党的教育方针，始终坚持社会主义办学方向，始终与国家高等医学教育和医疗卫生事业同呼吸、共命运，励精图治、开拓创新，推动学校各项事业取得了长足发展。新时期，学校围绕"世界一流、中国特色、上海风格、交医特质"的发展理念，以加强思想政治建设、培养卓越医学创新人才为重点抓"树人党建"，以强化基层党组织功能、提升组织力为重点抓"聚力党建"，以发挥医学院校专业优势、服务健康中国和健康上海建设为重点抓"融合党建"，通过实施"四大引领工程"，探索和打造一流医学院特色党建之路，为学校改革与发展奠定坚实政治基础。

"政治思想引领工程"：将党建与人才培养相融合

党员教育有"力度"更有"温度"。交大医学院党委以习近平新时代中国特色社会主义思想为引领，深入开展党的群众路线教育实践活动、"三严三实"专题教育、"两学一做"学习教育、"不忘初心、牢记使命"主题教育、"四史"学习教育和党史学习教育。把握庆祝改革开放 40 周年、新中国成立 70 周年、建党百年等重大时间节点和事件，开展"话初心、忆初心、践初心"

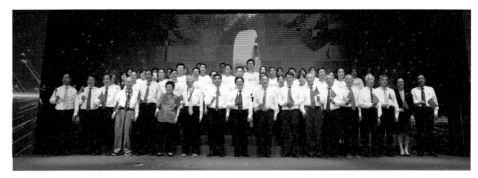

上海交通大学医学院庆祝中国共产党成立 100 周年大会

主题活动。

一所以"博极医源、精勤不倦"为精神的医学院校的初心是什么？一所喊响"健康所系、性命相托"誓言的医学院校培养的人才该如何践行使命？2019 年，交大医学院启动市教卫工作党委"伟大工程"示范党课建设，在"博极医源守望初心 精勤不倦践行使命"的党课上给出答案。前行的医学事业的开拓者与实践者讲述"不忘初心踏征程，继往开来谱新篇"的办学历程；医务工作者党员以诗歌形式表达白衣执甲、逆行抗疫最前沿的感人事迹；教学、科研、医疗领域的老中青党员同台共话入党"初心"。党课带

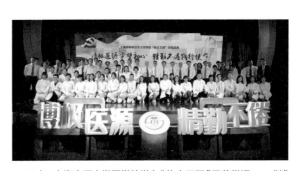

2019 年，上海交通大学医学院举办"伟大工程"示范党课 ——"博极医源守望初心 精勤不倦践行使命"

领师生重温历史、锤炼党性，实现了艺术感染力和思想引领力的统一，激励"交医人"将为党育人、为国育才的初心使命薪火相传。

打造具有医学院校特色的立体化干部培训体系。为打造适应一流医学院建设的干部队伍，学校党委制定《上海交通大学医学院干部教育培训规划（2019—2023 年）》，聚焦事业需要、组织要求和干部成长需求，抓好不同

类别、层次、岗位干部培训，每年组织"处级干部能力提升计划""中青年骨干培训班""优秀青年人才培育计

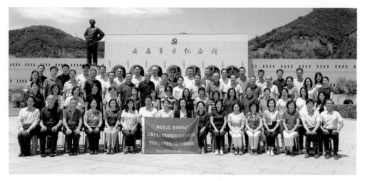

上海交通大学医学院系统中层干部党史学习教育暨能力提升专题培训

划""管理干部海外专项培训计划""思想政治和教育教学能力培训"等班次。培训注重盘活存量与激活后备相结合、主动走出与积极请进相结合、理论授课与现场教学相结合、专题党课与交流体会相结合，提升了干部的政治素养和工作能力，拓展了国际视野，不断激发着干部在医学院建设进程中攻坚克难、奋发有为。

"双师联动"突显立德树人效应。针对医学生培养特点和个性化需求，交大医学院率先在国内医学院校实施本科生"双师联动"工作机制，即在专职辅导员外，再配备一名医教研管等岗位带头人任班导师，其中不乏"973"首席科学家、上海市特聘教授。"小医"可就感兴趣的科研、工作、生活等问题向"大医"提问，"大医"或讲述医路经历和如何做一名好医生的人生感悟，或直面医患关系和医生职业发展困惑，鼓励"小医"坚持医学理想，克服困难，勇于开拓。

以"双师联动"为驱动，学校进一步探索"读、说、演、学、行"全景式活动思政形式，打造原创"大师剧"——《清贫的牡丹》，首推"健康中国"思政课程建设，开展朋辈教育、"本研计划"以及"授帽""授袍""感恩""缅怀""宣誓"等五项仪式教育，形成全方位的立德树人"培养皿"，使悬壶济世的担当、高超精湛的技术、团结合作的精神、百折不挠的意志和健全丰满的人格成为医学生内化于心的价值追求。

"组织引领工程"：将党建与教学科研医疗相融合

从"有形覆盖"到"有效覆盖"。交大医学院深入贯彻落实《中国共产党普通高等学校基层组织工作条例》，结合工作需要，将部分二级单位党总支升格调整，使二级单位党组织均为党委建制。坚持应建尽建原则，科学合理设置党支部，党支部总数由2018年之前的332个增加到438个，并推进党支部标准化建设，推动党的建设高质量创新发展。

实施附属医院党建质量提升行动。学校认真贯彻中央关于加强公立医院党的建设工作的实施意见，制定《关于加强附属医院党的建设工作的实施细则》，落实党委领导下的院长负责制。一是在制度建设上体现规范化。指导医院制定内设机构负责人选拔任用有关规定，规范医院议事决策流程。如附属瑞金医院党委建立健全党委书记与院长会前定期沟通、申报议题事前论证等工作机制，并形成"三重一大"议事清单，明确议事决策流程和范围；附属新华医院党委由党委委员牵头，临床科主任、支部书记和行政部门主任组成紧密型搭档，促进科室医疗、教学、科研工作和党的建设协同发展。二是在组织建设上体现标准化。指导各医院增设组织处（部）、宣传处（部）、党委教师工作处（部）、纪检监察办公室等部门，增加党务工作人员数量，配齐专职组织员，推进支部标准化建设，选优配强党支部书记，临床一线党

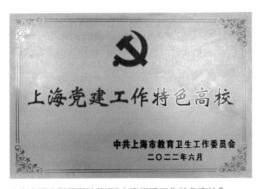

上海交通大学医学院获评"上海党建工作特色高校"

支部书记"双带头人"比例98%以上。三是在阵地建设上体现功能化。指导附属仁济医院、第九人民医院建设完成市教卫工作党委系统示范性"党建服务中心"；指导附属上海儿童医学中心党委"智慧党建"信息管理平台建设，为党建工作装上"红色引擎"。

以党建项目化提升基层党建质量。2019—2021 年，交大医学院、基础医学院及生物化学与分子细胞生物学系党支部分别入选并完成市教卫工作党委"党建工作特色高校""党建工作标杆院系""党建工作样板支部"项目建设。基础医学院在创建"标杆院系"过程中，突出抓好复合型党务工作者队伍建设。实施选配、培养双向机制，将学术水平高、组织能力强、群众威信高的教学科研骨干，选拔充实到党支部书记和支部委员队伍。每年举办支部书记、支部委员培训班，提高党务干部思想政治素质和党务工作能力，同时指派专职党务干部一对一地对党支部书记进行指导。"国家杰青"病理生理学系党支部原副书记郑俊克通过党务培训和工作实践后，当选系党支部书记；青年教师沃雁经过海外研修、参与 PI 课题组的科研训练等，在教学科研能力方面均得到提高，后顺利晋升副教授，并当选党支部书记。截至 2020 年底，该学院顺利实现教师党支部书记"双带头人"全覆盖。

"服务引领工程"：将党建与服务为民相融合

"岗位建新功、党员见行动"。学校党委根据上级党组织的部署要求，严格落实"双报到""双报告"制度，开展"党员到社区、人人做公益"志愿行动。组织党员"亮身份"活动，落实党员示范岗、党员责任区等工作。结合新冠肺炎疫情防控形势，组织师生医务员工投身抗疫救治、预防宣教和科学研究。

共绘城市基层党建同心圆。作为黄浦区唯一高等医学院校，学校充分发挥医学专业优势，推进黄浦区"文化思南"区域化党建品牌建设，将"文化思南"优质文化资源引入校园，加强师生思想政治教育；建设"广慈－思南医学健康

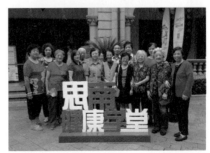

联合打造"思南健康学堂"

创新园区"，助推产学研一体化；打造"思南健康学堂"，并参与黄浦区公共卫生应急防控能力提升项目、区属医疗机构医护人员进修项目、全民健康精准检测公益项目建设。

"食定量，清淡鲜，生冷炸，莫沾边"，提起"思南健康学堂"，黄浦区的很多爷叔阿姨们都会竖起大拇指，"交大医学院的年轻医生每个月开课，讲的都是生活里经常碰到的生活健康知识，还有慢性病如何调理，特别实用！"作为区域化医疗服务的品牌项目，"思南健康学堂"于2015年8月由交大医学院同市卫计委、黄浦区委宣传部联合创办，成为一个常态化、科普性、公益性、开放式的健康文化品牌活动。在交大医学院整合系统各方资源基础上，嘉宾邀请方面已突破了医学院及附属医院界限，众多上海乃至全国医疗卫生系统的知名专家或权威人士来到"思南健康学堂"主讲疾病诊疗、营养保健、卫生预防、医患沟通等方面知识。活动至今已开展60余期，参与6万余人次。

"组团式"援疆援藏，培养"带不走"的医疗队。学校主动服务健康中国战略，奉献在雪域高原、南疆基层和彩云之南，为健康脱贫攻坚作出贡献。提到"组团式"医疗援疆，不能不提上海市第八批援疆干部，时任喀什地区

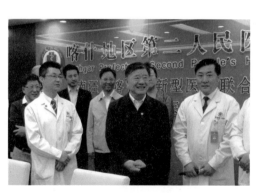

2016年4月，第十二届全国人大常委会副委员长陈竺考察调研新疆喀什二院工作

第二人民医院（简称喀什二院）院长、附属新华医院副院长吴韬。2013年，针对喀什二院当时整体设备短缺、医技力量薄弱、管理机制落后等问题，吴韬大胆提出开展医疗人才"组团式"援疆思路。次年1月，喀什地委、行署决定由吴韬任喀什二院院长兼法定代表人，上海援疆医生任科室

负责岗位，整体介入医院管理建设和创"三甲"工作。2015年1月，喀什二院顺利通过"三甲"医院评审。

在雪域高原日喀则，同样跃动着交大医学院精准扶贫、助力健康中国的医者仁心。近年来，交大医学院系统按照精准对接、压茬轮换，已派出30名来自

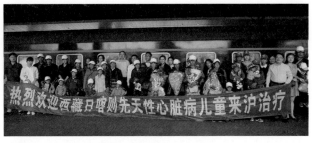

欢迎日喀则先天性心脏病儿童来沪治疗

附属医院优秀中青年专家，克服地理条件带来的高反不适，组成"组团式"援藏医疗队。与此同时，积极探索基于医学论坛、技术引进以及人才培育的柔性援建模式。2017年5月26日至6月2日，交大医学院在海拔3836米高原的日喀则举办两院青年医学论坛，与会青年医生同援藏医生一起，为当地300多人次群众提供了义诊服务，并针对高原紫外线强、眼病高发等实际，举行了"睛益求精"眼科青年医师（西藏日喀则）培育项目推进会，为日喀则培育一批眼科人才。通过一系列医疗支援措施落地，日喀则市人民医院于2018年成功创建"三甲"医院。

实施"典型引领工程"，将党建与校园文化相融合

发挥"头雁作用"，不做"盆景"做"苗圃"。自2015年起，交大医学院党委按照"分类指导、整体推进、典型示范、稳步提高"的思路，以一年

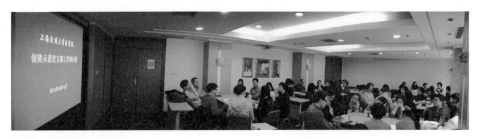

示范党支部创建工作交流研讨

半左右的时间为一个创建周期，开展创建示范党支部工作。学校党委要求参与创建示范支部建设的单位，不仅做"盆景"，形成良好的舆论导向，更要做可以推广的"苗圃"，发挥典型引领的辐射作用，提升系统基层党建整体水平，同时通过总结和凝练创建工作中的好思路、好做法，探索出可比、可学、可用的经验模式，提升创建工作的价值。目前，创建工作已完成三个轮次，30个基层党组织获评"示范党支部"。工作成效得到上级党组织和广大师生医务员工认可。相关信息在市委组织部主办的《上海组织工作》上刊载，2018年入选"市教卫系统基层党建工作特色项目"。

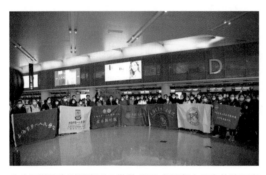

交大医学院先后派出了8批共569名医务人员奔赴武汉疫情防控第一线

弘扬伟大抗疫精神，凝聚强大抗疫力量。国有难，召必应，战必胜！2020年，面对突如其来的新冠肺炎疫情，交大医学院医护人员积极响应党和国家号召，一夜成军，先后组建8批次569名医护队员逆行支援武汉，182名医护人员作为"四大天团"支援上海公共卫生临床中心。2022年，面对上海市新一波严峻复杂的疫情，学校党委再次向各级党组织、全体共产党员发出倡议，并开展"党旗飘扬·同心战疫"行动，派出12000余名医护人员奔赴全市近40家集中隔离救治点，全力参与救治工作；党员干部和师生纷纷主动请缨，驰援本市核酸检测和流调；300余名校外居家管理干部下沉社区，参与防控志愿服务；师生医务员工立足工作学习岗位，守护平安校园、平安医院。交医人用齐心抗疫的生动实践展现了"敬佑生命、救死扶伤、甘于奉献、大爱无疆"的职业精神，为打赢大上海保卫战作出了重要贡献，也为校园文化建设积累了一笔宝贵的精神财富。

树立先进典型，发挥示范引领作用。积极宣传推进学院改革发展过程中的先进人物和典型事迹，以先进典型引领校园文化建设。党的十九大以来，交大医学院系统获评"全国优秀共产党员"2人、"全国研究生党员标兵"1名，入选"全国党建工作样板支部"3个；获评"上海市优秀共产党员"6人，入选上海市先进基层党组织1个、上海市党支部建设示范点2个；当选党的十九大、二十大代表各1人，市十一次、十二次党代会代表各1人。此外，一批基层党组织和党员获市教卫系统和校级表彰。

中国工程院院士、上海市科协主席、交大医学院附属瑞金医院转化医学国家重大科技基础设施（上海）首席科学家陈赛娟同志于2021年获评全国优秀共产党员。作为科研工作者，陈赛娟秉持"科研报国"的信念，在血液恶性肿瘤的转化医学研究中取得多项原创性成果。作为临床医生，她不畏艰苦、潜心钻研，确立了轰动世界的急性早幼粒细胞白血病治疗"上海方案"。作为研究生导师，她春风化雨，桃李天下，为国家造就了大批医学科研人才。作为管理者，她秉持"以人为本"的理念，领导白血病研究团队成为优秀创新群体。拥有50多年党龄的陈赛娟同志怀着生命至上、人民至上的使命与担当，用实际行动诠释了一名共产党员的初心本色。附属仁济医院重症医学科党支部是个积极向上、善于战斗的团体，在2022年本市疫情防控中，仁济重症医学科责无旁贷地再次冲上了前线，先后派出了40人参与了定点医院、方舱、市公共卫生临床中心等抗疫一线工作，党员占比达到60%。仁济医院南部院区作为新型冠状病毒感染患者定点医院收治患者近3000例，其中重症医学科收治重型、危重型患者90余例，治愈近50例。仁济东院SICU病区留守党员组成临时党小组，在保证正常医疗工作的情况下交出了"零感染"的满分答卷。基于上述出色的工作

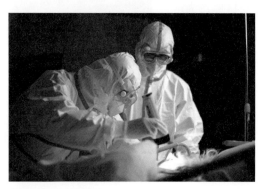

疫情中的医务人员

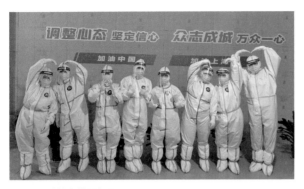
新冠肺炎疫情中的医务员工

表现,2020年支部获评"上海市先进基层党组织",科室获评"上海市抗击新冠肺炎疫情先进集体"。2022年3月,支部入选第三批新时代高校党建"双创"工作全国样板支部创建单位。

　　党旗高扬谱华章,初心如磐启新程。上海是中国共产党的诞生地、初心始发地、伟大建党精神孕育地。作为中心城区的黄浦区,有着得天独厚的红色资源与悠久绵长的革命文化。交大医学院则是距离中共一大会址、中国共产党"产床"最近的高校院区。红色基因铭刻在全体师生医务员工心中。交大医学院党委将夯实现有工作基础,在党的建设实践中深度融入身边这片红色之地、初心之地,在立德树人、办学治院中深入践行伟大建党精神,继续谱写出"走在前列、不辱门楣、无愧于党"的诞生地的交医发展新篇章,为实现建设具有中国特色的世界一流医学院的目标,为推进健康中国和健康上海建设作出新的更大贡献。

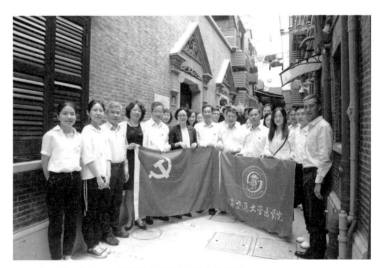
2021年建党百年之际,医学院师生代表寻访红色印记

历届党代会：始终坚持党的引领

　　1959 年 8 月 16 日至 8 月 24 日召开中共上海第二医学院第一次代表大会，正式代表 150 人，大会一致认为提升教学质量、科学研究水平是学校基本任务，且要与生产劳动结合，与群众卫生运动相结合。大会通过关子展为党委书记、刘湧波为党委副书记。

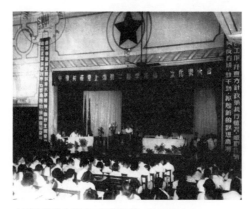

中国共产党上海第二医学院第一次代表大会

　　1960 年 9 月 7 日至 10 月 2 日召开中共上海第二医学院第二次代表大会，正式代表 159 人。这是一次整顿思想作风，富有教育意义的大会。大会贯彻

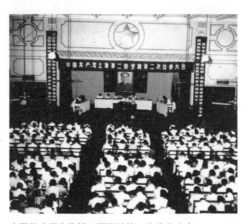

中国共产党上海第二医学院第二次代表大会

了整风精神，展开了批评与自我批评。大会通过关子展为党委书记，刘涌波、张明秀为党委副书记。

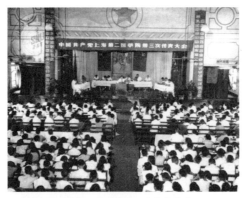

中国共产党上海第二医学院第三次代表大会

1961年9月13日至9月17日召开中共上海第二医学院第三次代表大会，正式代表201人。大会总结了一年来的整风运动，确定了下一学年工作任务，经过批评与自我批评，统一了思想认识。大会选举了新的党委会，通过关子展为党委书记，刘涌波、宋文生、张明秀为党委副书记。

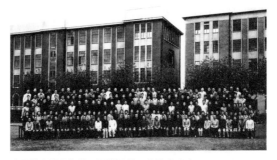

中国共产党上海第二医学院第四次代表大会

1962年10月5日至10月14日召开中共上海第二医学院第四次代表大会，正式代表198人。大会要求结合深入学习党的八届十中全会公报和《论共产党员的修养》，以实际行动响应中央号召。大会通过关子展为党委书记，刘涌波、宋文生、张明秀为党委副书记。

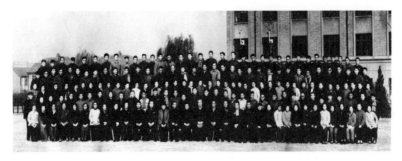

中国共产党上海第二医学院第五次代表大会

1964年11月27日至12月13日召开中共上海第二医学院第五次代表大会，正式代表202人。大会提出要对当前教学工作中存在的问题，进行深入的调查研究，带动群众搞好教改；继续整顿医疗作风，改进服务态度，提高医疗质量；加强对参加农村社会主义教育运动的工作的领导。大会通过关子展为党委书记，刘湧波、宋文生、张明秀为党委副书记。

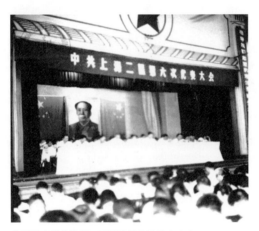

中国共产党上海第二医学院第六次代表大会

1972年8月25日，中共上海第二医学院第六次代表大会开幕，正式代表282人，列席代表121人。大会作了工作报告。选举左英等19人为中共上海第二医学院第六届委员会委员。8月28日，上海市委批复同意建立中共上海第二医学院委员会，同意左英任党委书记，石云龙、骆德三任党委副书记。

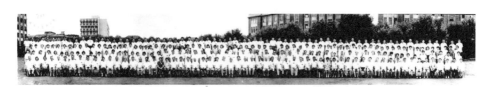

中国共产党上海第二医科大学第七次代表大会

1986 年 7 月 11 日至 7 月 14 日中共上海第二医科大学第七次党代会召开。正式代表 266 人，列席代表 101 人，特邀代表 21 人。潘家琛代表党委作《为把我校办成高质量、有特色的社会主义医科大学而奋斗》的报告。大会选举产生新一届党委委员 11 人、纪委委员 9 人。潘家琛任党委书记，林荫亚任党委副书记，程鸿璧任党委副书记兼纪委书记。

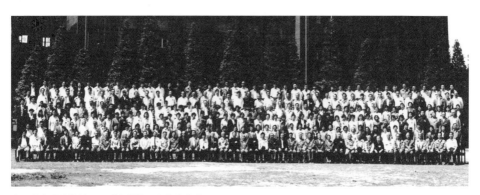

中国共产党上海第二医科大学第八次代表大会

1991 年 5 月 17 日，中共上海第二医科大学第八次党代会召开。正式代表 294 名，列席代表 38 名，民主党派、无党派人士特邀代表 28 名。潘家琛代表党委作《加强党的领导，调动一切积极因素，为建设高水平的社会主义医科大学而奋斗》报告。根据上级决定，本次大会后，学校的领导体制实行党委领导下的校长负责制。大会选出党委委员 17 人。余贤如任党委书记，程鸿璧、严肃任副书记，程鸿璧兼任纪委书记，符诗高任纪委专职副书记。

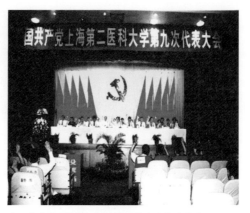

中国共产党上海第二医科大学第九次代表大会

2001 年 9 月 27 日至 28 日，中共上海第二医科大学第九次代表大会召开。正式代表 300 人，列席代表 83 人，特邀代表 25 人。大会同意赵佩琪同志代表校党委作《抓住机遇、加快发展，为我校在新世纪取得更大成绩而努力奋斗》的工作报告。会议选举赵佩琪任党委书记，孙大麟、黄红任党委副书记，孙大麟任纪委书记。

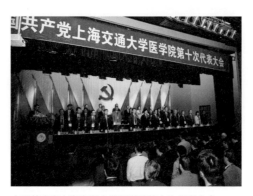

中国共产党上海交通大学医学院第十次代表大会

2012 年，中共上海交通大学医学院第十次党代会召开，大会同意孙大麟同志代表医学院党委作《深化改革，破解难题，科学发展，推进一流医学院建设》的工作报告。

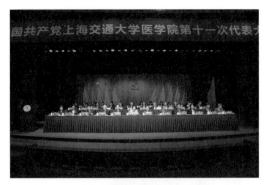

中国共产党上海交通大学医学院第十一次代表大会

2018 年，中共上海交通大学医学院第十一次党代会召开，大会表决通过了《中国共产党上海交通大学医学院第十一次代表大会关于十届委员会报告的决议》和《中国共产党上海交通大学医学院第十一次代表大会关于十届纪律检查委员会工作报告的决议》。

（葛鹏程、孟煜）

50

无惧挑战　紧握机遇
加强学科建设与人才培养

我 1997 年来到学校工作，于 2000 年起担任上海第二医科大学 / 上海交通大学医学院党委书记。曾与三位校长合作，第一位是范关荣校长，第二位是沈晓明校长，第三位是朱正纲校长。在整个 11 年工作期间，我们把学校的发展作为首要任务，重点在于学科建设和人才培养这两支队伍的建设。

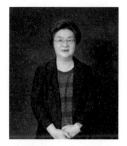

赵佩琪

加强学科建设　提升办学实力

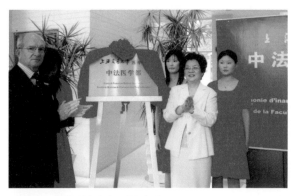

2007 年，赵佩琪为中法医学部揭牌

学科建设对于一个学校非常重要且具有标志性，证明了一所学校的办学实力和核心竞争力。我们分析了整个学校的学科情况，将学科的带头人、接班人、骨干等人才梯队对标世界前沿，重新规划新兴学科。

例如，基础部把分子生物学、神经生物学和免疫学等作为重点学科，然后带动一般的学科发展，取得了很好的进展。

又如，我们的病生教研室，当时学科处于一个比较后进的状态，我们就加强人才引进，两年之内这个学科就有了很好的发展，最后成为上海市的劳动模范集体。以此为例，经过几年的努力，医学院的学科发展取得了很大的进展，整个科研水平有了很大的提高。

专业队伍和干部队伍建设

在人才队伍建设上，我们抓两支队伍，一支是专业队伍，一支是干部队伍。专业队伍上，我们从国外引进一批人才，执行了一个柔性流动的政策，我们不强调人必须回到学校，提出不为我所有，而要为我所用，哪怕是他回来一年、两年，或者一年里面回来几个月，只要对我们的学科发展有好处，这就可以作为我们人才引进的方针。这在当时也是比较先进的理念，《解放日报》都对我们进行了报道。这项方针政策执行得非常人性化，引进了一大批优秀"海归"，比如盛慧珍同志，她回来以后建立了干细胞的研究室，成为首席科学家。

此外，我们还实施了人才特区政策，率先实行了 PI 制度，使回归人员可以施展自己的才能，这些政策执行使我们有了一批新兴的学科，也有了一批优秀的人才。我们还实行了年薪制，根据每个人不同的情况给引进人才一定的收入，但是对其有考核、有任务、有要求，如果任务没有完成，考核不合格的话，就要重新考虑。整个人才改革使我们的科研有了很快的发展，在上海有目共睹，也为现在的发展奠定了很好的基础。除了人才引进以外，我们对自己的专业人才，青年教职员工实行了"百人计划"，在三年里面选拔 100 名优秀的青年教师到国外去进行培训，每个人是 3 万 ~ 5 万元的经费，通过"百人计划"我们培养了一批优秀的青年人才。

一个学校的发展需要一支强有力、能干事的队伍，干部队伍建设的举措一个是挂职锻炼，另一个是轮岗，可以从医院到学校，也可以从学校到医院，如此干部就有多岗位的锻炼。我们用这个方法培育一批"苗子"，并在这些"苗子"里大胆选拔，很多都是通过轮岗和挂职锻炼以后培养出来的青年干部。此外，当时的辅导员队伍年纪偏大，我们就重新选拔，使他们年轻化、专业化。优秀辅导员选出来后进入干部队伍去培养，加强辅导员队伍的建设，使我们这支队伍有更强的战斗力。

党建与精神文明建设

2000 年，学校深入发展"三讲"教育活动和保持共产党员先进性教育活动，"三讲"主要是讲学习、讲政治、讲正气，当时要每一个人对自己画像，要求处级以上干部自己给自己找问题，而且背靠背广泛地听取群众的意见，进行深刻剖析和认真

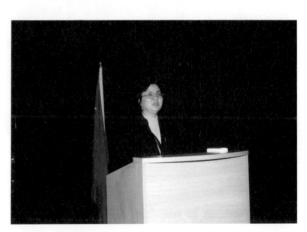

2001 年，赵佩琪代表在上海第二医科大学创建文明行业评审汇报会上作工作汇报

学习，这对我们每一位干部思想和能力上的提高都起到了非常重要的作用。2005 年，领导带头开展保持共产党员先进性教育活动，党员的先进性得到了充分的发挥，同时也使党群关系、干群关系有了明显的改善。在精神文明建设方面，原来我们是上海市文明单位，在我们任期内，我们下决心一定要创建全国文明单位，在全校师生的努力下，我们终于首次建成了全国文明单位。

2002 年是上海第二医科大学建校 50 周年，当时学校举行了隆重的庆典活

动，我们提出来的宗旨是既要节俭，又要隆重。所以我们在礼堂开了一个大会，庆祝我们学校建校 50 周年，校长在报告中回顾了 50 年来学校的发展。许多校友从全国各地和国外回到了学校，院史馆新馆正式开馆。

社会责任　义不容辞

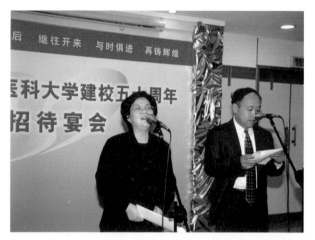

2003 年传染性非典型性肺炎蔓延，当时学校和附属医院承担了非常重要的社会救治工作，为上海和全国的非典疫情防控作出了巨大贡献，当时学校全面投入 SARS 的救治工作中。令人动容的是，很多共产党员都说"我是党员我去"，

2002 年，赵佩琪在上海第二医科大学建校 50 周年招待宴会上致辞

那时的救治工作很危险，一旦进入抢救点后就不能出来。我经常和青年学生讲，这不是电视剧里的表演，而是真实的事情。记得有一次我到仁济医院参加出征前医疗队的座谈会，有一位青年护士发言说："我马上要到内蒙古进行 SARS 抢救工作，虽然我的孩子只有两岁，但是我愿意去，因为我是共产党员，还有很多像我女儿一样，两岁的孩子和他们的母亲等待着我们去抢救，"她说，"我义无反顾地要去。"像这样令人感动的事还有很多，我们把一支支队伍送出去又接回来，很多老师和医务人员都申请火线入党。

援疆、援藏、援滇是国家交给学校支援西部的任务，同时对青年教师、医务人员来说也是一种很好的锻炼机会，虽然条件比较艰苦，但有很多青年教师、青年医务人员都积极报名。援疆、援藏、援滇对当地的医疗事业有很

大的帮助，对他们本人也有很大的提升，学校也因此培养了许多优秀的干部。学校严格选拔、培训医务员工，并要求他们在当地多作贡献，服务好当地老百姓。响应国家号召，满足社会需求，这是学校应该担当的责任。

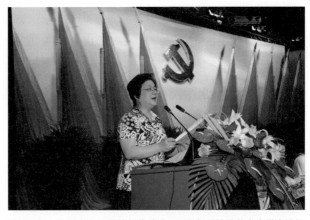

2008 年，赵佩琪在医学院纪念建党 87 周年暨抗震救灾先进事迹报告会上讲话

抓住机遇　促进发展

2005 年上海交通大学和上海第二医科大学两校强强合并，这是进一步贯彻国家高校发展战略和推进上海科教兴市战略的重要举措，也是深化上海教育综合改革事业，加强教育部和上海市合作的实践探索。这是学校发展的一次新机遇，一定要做到统一思想，以进一步促进学校的发展。

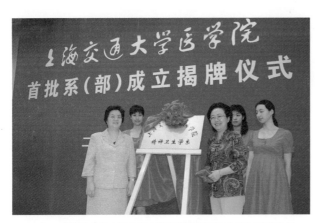

2007 年，赵佩琪出席上海交通大学医学院首批系（部）揭牌仪式

两校合并后十余年的迅速发展，证明了当时的战略举措对医学院是有利的。一是办学层次提高了，二是生源质量也有了大幅提升，三是医工深度合作，取得了显著的成果，医学院医教研管等各方面得到

301

了全面发展。

当代大学生是幸福的一代人，也是身负重任的一代人，希望你们能够努力学习，健康成长，把自己培养成德智体美劳全面发展的新一代交医人。正值上海交通大学医学院成立 70 周年之际，祝愿医学院的明天更加灿烂辉煌。

（口述者：赵佩琪　2000 — 2008 年担任上海第二医科大学 /
上海交通大学医学院党委书记）

我从上海第二医科大学博士毕业以后，分别在附属新华医院和附属上海儿童医学中心工作，之后回到学校工作。离开学校后我在上海市教委工作，在市政府工作时又分管教育和卫生。最近几年我在海南工作，我认为上海第二医学院之所以得以诞生，主要在于中国共产党能够把三所不同背景的教会医院紧紧地团结起来，自始至终党的领导是推动学校发展的一个很重要的原因。虽然离开了学校，但让我有机会用另一种目光远距离地看学校。我对学校的认识，自下而上、

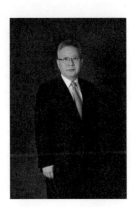

沈晓明

自上而下，自内而外、自外而内，近看、远看，都看过，因此我认为，我对学校的认识是比较客观和全面的，而且有着特殊的情缘。

在我担任上海第二医科大学校长期间，上海第二医科大学和上海交通大学合并，成为上海交通大学医学院。我既当过上海第二医科大学的校长，又当过上海交通大学医学院的院长。因此，我在学校的历史上有特殊的一面，使得我对学校的情缘比一般人更加深厚。

重视国际教育合作 潜心培育医学领军人才

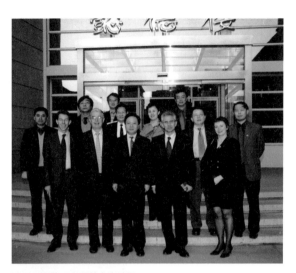

法国巴斯德研究所赴上海访问

我在担任校长期间特别对几件事非常重视。第一件事是重视国际教育合作，我花了大量精力接待外宾，一周2~4次。有几个成果印象比较深刻，第一个成果是关于国际护理教育。当时刚成立了国际护理学院，有一年送40多个学生到美国去参加美国国家注册护士考试，结果发榜后发现我们的通过率是80%。当时美国本土的护理学院毕业生，参加注册护士资格考试的通过率是75%~80%，这说明当时成立不久的国际护理学院已经有相当高的教学水准，即使是以国际的标准来衡量也很过硬。

学校党委决定实施青年医生境外培训计划即"百人计划"，连续五年每年派出100个青年医生去国外学习。比如范先群、陈芳源、闻大翔等，都是当年学校派出的第一批青年医生，他们现在都已经成为国家层面上的重要专家。

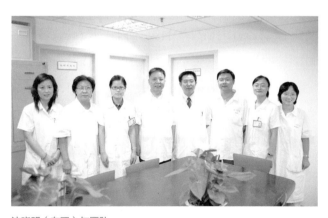

沈晓明（左四）与团队

重视临床研究 提升学校科研排名

第二件事是非常重视临床研究。当时我们看病看得很好，开刀开得很好，但是我们临床研究的水平并不高，为了改变这个现状，学校开展了大量调研与系列座谈会，鼓励大家着力提升临床研究的能力与水平，而这个政策推动了学校后续一系列高水平临床研究与论文的发表。现在我们医学院无论是高质量论文数量还是国家级项目经费等，都已经在国内名列前茅了。

重视教育教学改革 首创住院医生规范化培训

第三件事，重视教育教学改革。学校推动了住院医师规范化培训，它是一个制度建设的过程。这个想法得到了学校的领导班子和附属医院领导的大力支持，因此我们策划了《上海第二医科大学住院医师规范化培训方案》，出台了《上海第二医科大学住院医师规范化培训管理办法》《上海第二医科大学住院医师规范化培训的导师遴选和管理办法》等，形成了一个完整的制度体系。到现在为止，这项改革已经推广到全国每一个医院。要强调的是，住院医师规范化培训不等于住院医师制度，我们国家有住院医师制度已经很多年了，但是有这样一个体系化、规范化的培训，我们学校是全国第一家。

同时，我们建立了"4+4"的医学教育体系，在全国高校理工类专业优秀本科毕业生中优中选优，在医学院学习4

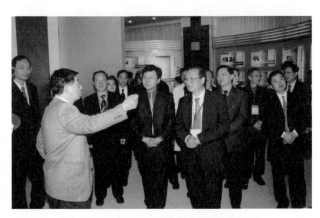

2003 年，沈晓明陪同教育部评估专家走访瑞金临床医学院

年后，授予医学博士学位。第一年招收约40名学生，每一个学生都是当年想考医学院没有考上的孩子，他们也都没想到还有机会，所以这些孩子都对医学充满着理想和激情。

重视人才引进 培养复合型人才

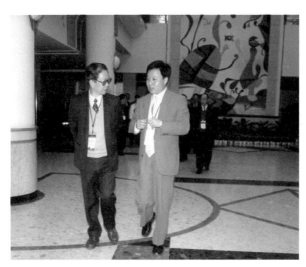

2002年，附属上海儿童医学中心院长沈晓明介绍医院情况

第四件事，学校非常重视从国外引进人才。当时已经开始有一些早年出国的中国留学生，在美国的大学做到教授后愿意回国发展，我们引进了一大批这样的年轻人，这些人在学校的发展过程中起了很重要的作用。

再有就是复合型人才培养。我刚到上海第二医科大学工作的时候，第一个挑战就是非典，附属医院承担了全市非典防控工作的大半。从2020年至今，我们都还在共同抗击新冠肺炎疫情，因为参与过这些疫情防控的工作，我对疫情防控有自己深刻的认识和见解。我认为从历次疫情暴露出来的情况来看，如果推演到医学教育，我们亟须做一件事情——就是培养一批临床医学和公共卫生的复合型人才。现在临床医生缺乏公共卫生知识，而从事公共卫生工作的人员对临床一窍不通，如果有更多的对公共卫生有一定研究或者比较熟悉的临床医学专家，疫情防控工作能够少走很多弯路。

从上海第二医科大学到上海交通大学医学院

2005 年，教育部和市委经过商量决定上海交通大学和上海第二医科大学合并。学校第一时间召开党政联席会议向大家宣布市委的决定，每个人都一致表态表示支持。当时我们提出 6 个条件：第一，保留独立法人的地位；第二，保留上海交通大学医学院的相对独立性；第三，希望上海交通大学医学院依然列在上海市属高校的名单里面，在上海市依然是一所独立的高校，享受和其他高校同等的待遇；第四，保留原有上海市拨款渠道，并且建立不低于其他学校的增长机制；第五，保留独立的招生代码；第六，保留学校和附属医院的管理关系，就是学校党委统一领导附属医院党委，附属医院的干部管理仍然由医学院负责。市委讨论研究后决定独立法人不行，其他都可以实施，最后我们就按照这么一个框架来签的合作协议。到目前为止，全中国医学院校并入综合性大学的很多，我们这个并校的方案是全国行业内认为最好的。

两校合并后的上海交通大学医学院发展非常好。我注意到最近 8 年最权威的教育部评估当中，上海交通大学医学院都是牢牢占据医学院校第一名。当然这个成绩的取得是和全校教职医务员工的努力、市委市政府的支持和上海交大的包容分不开的。

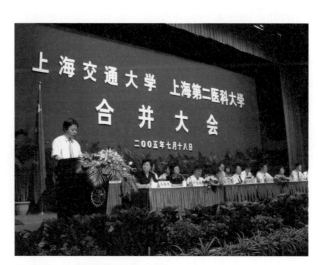

2005 年，沈晓明在合并大会上发言

回顾历史 展望未来 任重道远

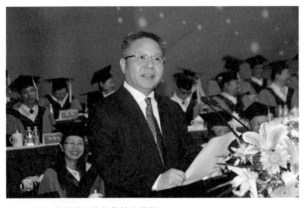

2014 年，沈晓明在毕业典礼上致辞

学校发展史是我们党领导高等教育发展的真实写照，是一部党领导高等教育发展的历史，也是党领导高等教育发展的一个成功范例。我离开学校已经整整 15 年，15 年间我无时无刻不在关注学校发展。母校成立 70 周年，我愿意对学校未来的发展提供一些个人思考。我认为学校在今后的发展中要关注四个关系。首先是实力和声誉的关系，衡量一所大学社会声誉很重要，尤其是医学院，更要注重社会声誉，在不断提升办学实力的同时希望母校能够在社会声誉方面有更大的进步。其次是希望学校关注塔基和塔尖的关系。我们的国家自然科学基金项目数连续多年位列第一，高水平研究论文数也是位居前列，说明我们具备研究能力的医生数量不少，塔基是可以的，但是我们在塔尖上具有国际影响力的战略科学家数量还是相对不多的，所以我希望学校更加关注塔身——也

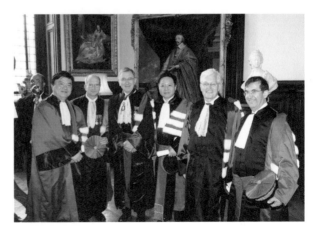

2005 年，沈晓明（右三）与陈竺（左一）被巴黎大学授予荣誉博士学位

就是中青年医学科学家的培养。再次就是医学院和附属医院的关系，我们学校的附属医院数量很多，力量也很强，医学院要在行政层面上统筹好各个附属医院，更要在学科层面上统筹好各个附属医院。最后则是医学院和大学的关系，上海交通大学和上海第二医科大学合并的最大亮点，是保留了医学板块的相对独立，我希望这样一种相对独立不要成为医工结合的障碍。医学院要主动在上海交通大学发展的大格局中寻找自己的机会。

我作为一个老的"二医人"、上海交通大学医学院曾经的管理者，这是我对学校今后发展的一点期待。希望上海交通大学医学院的师生医务员工能继续凝心聚力、再创辉煌！

（口述人：沈晓明，2003 — 2006 年担任上海第二医科大学校长 /
上海交通大学医学院院长）

52 ┊ 一肩挑起教书育人
一肩挑起救死扶伤

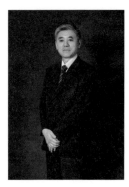

朱正纲

回顾这几十年的人生经历，我是从年轻的外科医生逐步成长起来的。从 1998 年 7 月走上管理岗位，担任附属瑞金医院副院长，到 2014 年 8 月我卸下所有的行政岗位，先后有 16 年从事管理工作。这么长的时间里，我始终没有忘记自己是一名外科医生，所以我始终坚持参与各项医教研工作。作为一个单位的管理者，特别是担任医学院院长等主要行政管理工作以来，我力争全力以赴，因为学校的发展和我的作为有直接关系，所以我尽自己所能努力工作，并且积极依靠整个班子，依靠全体师生医护员工，发挥整体力量共同建设交大医学院。

两校合并 维护医学教育特殊性

上海交通大学和上海第二医科大学原是属于两个完全不同类型的学校，一个是以工科为主的综合型大学，一个是纯医学教育的大学；一个是部属院校，一个是上海市属院校。所以合并初期确实碰到很多问题，管理体制上需要不断探索。两校合并初期需要做的大量磨合及学科改革工作，包括如何在综合型大学里发展好医学院等一系列问题。我的主要精力就是让两校合并之后的工作逐步走上正轨，按照上级党委要求，做到有利于医学教育的发展、有利于在综合型大学里面继续办好一流的医学院，力争在

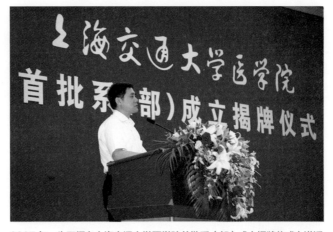

2007年，朱正纲在上海交通大学医学院首批系（部）成立揭牌仪式上讲话

党委领导下把这项工作做好。在四年任期里，我的工作主要围绕这些方面开展。

当时教育部和上海市委、市政府对我们两校的合并有一个原则上的指导意见。

第一，一个法人。原来两个大学是两个独立法人，两校合并之后只能有一个法人，不能继续保持两个法人的体制。所以取消上海第二医科大学的法人，使之完全并入上海交通大学。上海交通大学原来没有医学院，为了把上海交通大学建设成为世界一流大学，必须要设医学院。全世界绝大部分一流的综合型大学都有很强大的医学院，所以这是中央领导在考虑发展我国高等教育事业的同时，做出的带有战略性的布局。

第二，相对独立。上海第二医科大学有很多附属医院，合并后依然保留原来符合医学教育发展的模式，有些管理还是以医科大学的管理架构继续进行下去，所以是相对独立。

第三，部市共建。合并之后医学院接受双重领导，教育部通过上海交通大学管理我们，上海市政府按照原来的管理体系继续对我们学校实行管理。

第四，两个一流。建设一流的上海交通大学，同时建设一流的上海交通大学医学院。

一个法人，相对独立，部市共建，两个一流。这四句话也为妥善处理两校合并之后发生的一系列问题提供了很好的原则性指导框架。刚开始合并时，确实产生了一些矛盾，对上海交通大学的领导而言，医学教育是一个新课题，不能完全用工科教育思维管理，两者存在很大区别。例如，原上海第二医科大学有公共教育的教研室——数学教研室、外语教研室、体育教研室等，新生入学要进行通识教育，基本上是公共课程；同样上海交通大学也有各种类似教研室，合并后我们逐步把两支原有的教研室队伍合并重组，统一开展通识教育。医学院一年级新生全部住到上海交通大学校园里，开始学习医学专业时，再回到医学院。

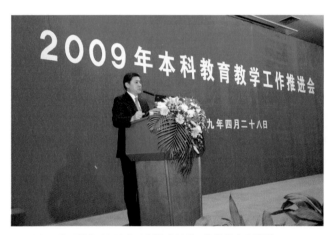

2009年，朱正纲在2009年本科教育教学工作推进会上讲话

医学教育以及附属医院的发展有相对特殊性，不能用综合型大学工科理念管理。工科学生毕业后满5年就可以申报评审工程师了，而医学教育投入巨大、周期很长。例如国外学医5年不可能拿到医生执照，最短的是8年。医学教育的服务对象是人的生命，是患者，生命是高于一切的，所以医学教育有特殊性。

并校之后，我和党委书记赵佩琪同志进入上海交通大学的领导班子，我们两人当时尽可能在上海交通大学领导班子层面上更多反映医学院的要求，更多向上海交通大学领导班子介绍医学院办学特点，力求在解决具体矛盾方面得到上海交通大学主要领导和其他班子成员的支持。在医学院层面，我们向医学院班子成员宣传上海交通大学的办学理念，经常探讨作为地方性的医科大学如何参加建设国际一流高校。合并为医学院发展带来很多机遇，只有相向而行，才能减少矛盾，达到两校深度融合的最终目的。

多年后回头看，两校的合并还是相当成功的。取得的成绩在我们国内高等教育和医学教育里面是公认的，这也为其他高校类似的合并提供了比较好的经验。

注重科研产出 坚持建设一流的师资队伍

学校经过多年发展，逐步在全国的医学高等教育，尤其是临床医学方面位居全国前列。在我任医学院院长期间，临床医学教育开始位列全国第一，这也是多年来综合实力的具体体现。两校合并带来机

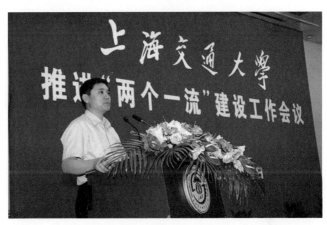

2007 年，朱正纲在上海交通大学医学院推进"两个一流"建设工作会议上讲话

遇，最重要的是经常思考如何加速医学教育，推动临床医疗的发展。历届医学院领导班子始终贯彻这样的理念，即办一流的医学教育，必须建设一流的师资队伍，所以我们始终把师资队伍建设摆在所有工作的重中之重。那时候从海内外引进了一批在国际上很有影响力的教学和科研人员，他们相对都比较年轻，大约 40 岁左右，在国外的一流医学院校长期从事教学研究。强大的师资队伍对医学教育的发展具有很大的促进作用，几届领导班子始终把师资队伍建设作为重中之重、加以落实，所以我们也采取了一系列的举措，培养我们自己的年轻后备人才。时至今日，上海交通大学医学院有今天这样的发

展成绩和多年来坚持一流师资队伍建设密不可分。

在两校合并之后，医学院非常注重科研工作与成果产出，2007年、2008年我们积极组织医学院系统的教师与医务人员申报国家级大奖，因为只有标志性科研成果才能体现出一个学校的综合实力，才能在社会上、学术界具有影响力。我们做了很多组织工作，在附属医院和各学院中逐个落实。我们曾在一年内成功拿到6项国家级大奖，包括国家科技进步奖、国家科学技术发明奖等，整个上海交通大学那一年是历史上的大丰收，一共拿到10个奖项，其中6项出自医学院，所以那时候上海交通大学也非常震动，大家认识到要办一流的综合型大学，没有医学院的参与是很难成立的，应该说两校合并还是比较成功的。

我们是大学教师，既是临床教师，同时也是医务人员。在搞好医疗服务的同时，既要上好课也要做好科研，只要长期坚持下去，建设一流大学，一流医学院校，一流医学中心就有实现的可能性，否则和国际上的一流医学院和医院的差距会越拉越大。

传承伟大精神 彰显医者本色

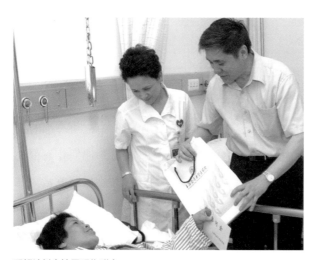

看望汶川大地震受伤群众

医学院在中国社会发展中至关重要。我们具有双重身份，既要教书育人，又要救死扶伤，所以教育和医疗服务在社会发展当中重要性越来越凸显。

在国家每个特殊时期，都有交医人的奉献。从抗美援朝开始，交医就有一批医务人员到前线参加医疗队伍、救治志愿军伤员。当血吸虫病肆虐时，交医医务人员赶赴郊区积极参加防疫治疗工作，治疗晚期的血吸虫病和开展外科手术。1998年，百年一遇的特大洪水，造成了人民生命财产巨大损失，我担任上海市第一支医疗队队长，带队奔赴湖南澧县参加抗洪救灾。那个时候我们坚持了几个星期，救治了大量患者。汶川地震时，我担任医学院院长，先后多次到汶川地震前线参加当地的援建工作、慰问医疗队员。特别是新冠肺炎疫情发生后，医学院与各附属医院派出一支又一支医疗队伍冲锋在前。每当我们国家发生灾难，发生突发事件时，我们的医务人员始终冲在第一线，他们用专业知识、实际行动践行了党在新时期的发展路线，为我们国家的发展做出了医务人员应有的贡献。

找差距 创成绩 打造医学院发展黄金期

上海交通大学医学院发展得好，除了政策层面、制度层面有优越性之外，最主要的还是重视师资力量的建设。我始终认为，无论是医学院还是附属医院，都是学术性非常强的单位，而非简单企业，发展一定要依靠人才。如果我们的师资力量强大，那一定会培养出一大批高质量的后备医学人才，师资队伍建设是一个大学发展的永恒课题。

医院同样如此，经济发展了，医院硬件条件会越来越好，但患者来医院来并非

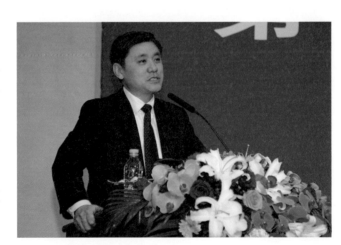

朱正纲在院领导述职大会上发言

要享受宾馆式的服务，关键是要把病看好。别人不会开的刀你能开好，别人看不好的病你能看好，这才是最重要的，能看好疑难复杂的疾病需要依靠一流的医生、一流的医疗服务，而这也关系到人才的培养。如果医院有一批优秀的高水平医疗专家，那医院的医疗服务能力与社会声誉将会越来越好。

回顾上海交通大学医学院走过的 70 年发展历程，离不开党的正确领导，无论是学校的发展还是医院的发展，都应坚持加强党的领导，在师生医务员工中加强社会主义理想信念的教育。在未来的发展中，我们应当继续团结在党的周围，按照党的要求做好本职工作，为社会主义事业的发展做出应有的贡献。我衷心希望上海交通大学医学院的全体师生医务员工继续弘扬医学院的优良办学传统，始终以人民健康为最大的工作追求，在学习上、工作中精益求精，用最好的成绩、最好的服务为国家的医学教育和医疗卫生事业贡献力量。

（口述者：朱正纲，2006—2010 年担任上海交通大学医学院院长）

53

深度融合　追求卓越
锻造医学院第一个
十年发展黄金期

我是2008年到任交大医学院的，经历了汶川大地震、上海世博会等重大事件，我们开展了大量灾后重建、志愿服务等工作，为国家的卫生健康事业发挥了积极作用。同时不断加强深度融合、追求卓越发展，奋力锻造医学院第一个十年发展黄金期。

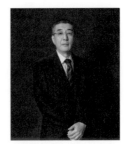

孙大麟

深度融合　实行干部挂职轮岗制度

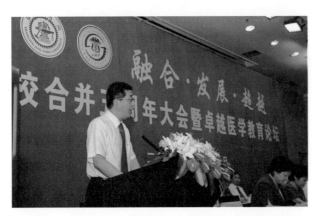

2010年，孙大麟在两校合并五周年纪念大会暨卓越教育论坛上讲话

2010年是上海第二医科大学和上海交通大学合并五周年，经过初步磨合期，总体上工作开展比较顺利。医学院党委提出要深度融合，具体的措施中有一个比较主要的，就是希望上海交通大学与医学院的

干部双向轮岗。挂职轮岗对象主要是 35 周岁以下的年轻干部，一般来说都是科级干部。当年上海交通大学与医学院各派出六位干部挂职轮岗，要求一年全部挂实职 —— 每天在挂职地方上班，在实质性的岗位上开展日常工作。一年以后，双方挂职干部交流感想的时候，我发觉他们已经进入了一种比较好的境界，至少是一种良性的、向上的发展。一年干部挂职结束后，我们留下了五位上海交通大学挂职干部在医学院工作，这样的模式有利于改进我们和校本部之间的管理理念与沟通方式。时至今日挂职轮岗干部培养模式一直延续、卓有成效。

重视科研 加强临床研究队伍建设

交大医学院附属医院都是教学医院，应承担科研任务。有些医生会觉得每天看病、出门诊、开手术已经很累了，还要业余时间去做科研，感觉压力很大。我们调研下来也发现，医生确实很难一心二用，特别是一些水平比较高的临床医生，花很多精力在科研工作上，确实会影响临床工作。当时我们讨论后提出：科研思路应来源于临床，也就是临床医生提问题，由基础研究和其他学科研究的专业人员来围绕问题共同攻关、破解难题。所以我们建设了两支队伍，一支是研究型临床医师，除了做临床工作以外还承担研究任务——不是具体在实验室干活，而是出思路、带学生、带队伍去开展研究。另一支是临床专职研究队伍，其工作主要在医院，不直接接触患者，而是围绕提出的临床问题来做专职研究。因此，我们很多硕、博研究生拥有双导师，一个基础研究的导师以及一个临床研究的导师。实践证明，在这样的模式下，医学院的科研实力和能力获得了长足的进步，并取得了重大的发展。

量身定制 实行人才激励计划

为了提升教师待遇，我们动员全校工作人员参与教学讨论，大家一致提出，要提高教师的教学能力，就要让教师有安全感、有幸福感。我们对教师关心的问题进行调研后了解到，教师最关心的不是收入，而是没有机会提升业务能力。因此我们打造了"双百人计划"，派出临床专业技术人员到国外去进修一

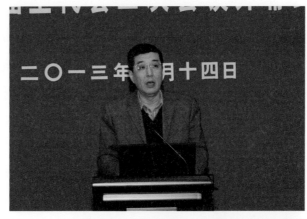

2013年，孙大麟在上海交通大学医学院第八届教职工代表大会暨第十三届工会会员代表大会第二次会议开幕式上讲话

年以上，派出管理干部进行半年内的短期进修，一对一学习某项技术或管理体系。这个过程需要答辩竞争，把教师的关注点引至学好外语、提升竞争力上。我们明显感觉教师队伍的工作热情被强烈激发，从而找到了教师工作的突破口。同时在党和政府的关心下，高校教师收入逐年增加，医学院的教师队伍、管理队伍逐步稳定。

当时，每个班级配设一个政治辅导员即班主任，要求住校管理百余个学生。同时，我们参照研究生导师的制度，每个班配一个具有高级职称、海外经历、业务拔尖的教授或研究员。班导师的榜样力量给学生带来了积极的影响。所以，班导师制度一直延续到现在，而且在不断地总结、完善与创新。

除了激励措施以外，我们还采取了一些鞭策

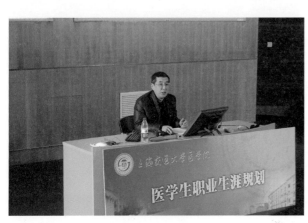

2015年，孙大麟做"医学生职业生涯规划"讲座

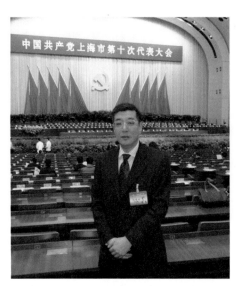

2012年，孙大麟参加中国共产党上海市第十次代表大会

制度，打破原来传统论资排辈的条框，克服阻力去制定工作指标，考核医教研管工作实绩。医学院之所以能够取得现在医教研重大成果和业绩，与这项措施密切相关。

此外，2010年王振义院士荣获国家最高科学技术奖，我们根据王院士的事迹排演原创大师剧《清贫的牡丹》，打造"舞台上的思政课"，连续十年在开学季演出，对师生思政教育起到了很好的作用。

明确方向 胜利召开第十次党代会

2012年，医学院召开第十次党代会，这是医学院发展史上合并以后第一次党代会，我们仔细梳理了2005年到2012年的工作成绩、不足、努力方向。

首先，我们要在管理体制、教育教学体制、科研体制上继续深度融合。其次，我们要统一思想，认清医学院在校本部发展中的地位和作用，要接续开展新一轮全方位的合作。之前上海交通大学药学院、生命学院，还有生物器械、医疗器械等方

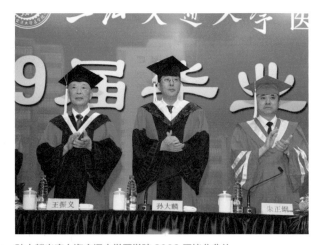

孙大麟出席上海交通大学医学院2009届毕业典礼

面的研究团队，曾以课题组方式与医学院个别专家进行联系合作。此后医学院与校本部开启了全方位合作，这是第十次党代会中一个比较大的收获。

交大医学院现位列全国医学院校第一方阵，交医人始终追求卓越、永不停歇，在取得任何重大进展突破和奖项后，我们第一时间不是庆功，而是总结成功经验，针对短板进行改进。交医人的忧患意识与党中央以及整个社会发展是同步的，所以，未来我们还有很重要的任务，就是如何去探索中国特色高等医学教育事业、医学事业的发展，这对我们来说任重而道远。

筑巢引凤 拓展校区研究空间

重庆南路校区空间有限，海外校友想回到学校来专职做研究，空间捉襟见肘。我们克服各种苦难，拓展研究空间，如租赁改造闲置厂房、共用兄弟医院研究场所，但杯水车薪影响了我们引进人才的进程。如今，我们的校区拓展到了浦东，浦东校区面积大约是现有校区的四倍，物理空间大大扩展。我们对浦东校区充满期待，希望早日建成，培养更多人才，引进更多专家。

2022年是交大医学院成立70周年，希望医学院百尺竿头、更进一步，不断地取得新的更大的进步，祝福交大医学院能够早日成为具有世界影响力的医学院校，期待医学院的全体师生医务员工博极医源、精勤不倦，为建设一流医学院作出更大的贡献。

（口述者：孙大麟，2008 — 2015 年担任上海交通大学医学院党委书记）

54 尊重医学学科规律 迎来医学大发展

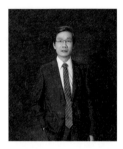

陈国强

　　在国家发展战略背景下，许多医学院校与综合性大学"强强合并"，交大医学院合并后的发展尤其突出。上海交通大学与这所医学院到底达成了什么样的共识？为什么业内高度评价交大医学院形成了"独具特色的发展模式"？到底如何办好综合性大学的医学院？这些是我们一直在思考的命题。

保持医学学科的完整性和医学院办学自主权

　　全国医学院校合并潮之后，少有人去研究，为什么要保证医学学科的完整性。交大医学院的发展模式也许是不可复制的。但是，医学人才培养的特殊性和医学学科自身的规律已经决定了医学院必须保证其学科的完整性和自主权。

　　2015 年，交大医学院迎来"黄金十年"，这本身就是一个值得研究的现象。奠定这个发展的重要前提是两校在合并时就约定的根本原则：在充分发挥部市共建、部部共建的体制优势下，在多方支持、共促发展的办学格局下，始终紧紧咬住两个"一流"，即一流大学和一流医学院的奋斗目标，始终坚持"两个遵循"，即遵循综合性大学的发展规律，遵循医学学科的特殊规律，保持医学学科体系的完整性和办学自主权，保持医、教、研、管的相对完整性。如今，交大医学院被业内高度

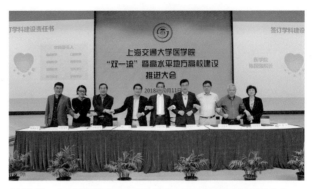

2018 年，交大医学院"双一流"暨高水平地方高校建设推进大会

评价为"创造了综合性大学医学院发展的新模式"，这个新模式的根本保障就是借力综合大学的多学科优势，保持医学学科体系的完整性。

医学学科有其特殊性，这种特殊性需要它保持相对的完整性。医学是自然科学、人文科学、社会科学的统一体。除了医学，很少有学科是直接针对人的，医学更像是"人学"。这不是单一院系可以培养出来的，医学院多年形成的多学科交融的格局是培养"人学"的基础。更何况经过漫长的历史发展，医学已经成为包含众多学科的完整体系，各学科都有深厚的理论基础、逻辑方法，形成了自己独特的严密体系，但每个学科又都与其他学科形成千丝万缕的紧密联系，这种联系的内在机制就是各学科的客体都是人。

此外，实践性是医学教育最突出的特点。在医学课程学习中重视实践对深刻理解医学知识及其运用有着重要意义。所以，医学院必须有一批附属医院，对应医学的实践性。医学生在学习过程中，特别是在临床医院见习和实习过程中，要仔细地观察社会、观察人，深刻理解疾病、患者和社会的关系，才会成为一个合格的医者。

打造一流医学院，科创与临床实力"双丰收"

两个"一流"的目标下，一流大学首先要有一流医学院。获得了办学自主

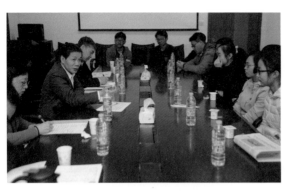

2016年，陈国强与首届生物医学科学学生座谈

权和完整性，作为上海交通大学创建一流大学的"排头兵"，交大医学院身上的压力不轻。第一件事是：思考交大医学院的办学定位。

大学的核心功能是人才培养。归结起来，有四条培养途径。第一条是教育教学，但要思考几个问题：谁来教？教什么？怎么教？三个问号不解决，很难实现人才培养的目标。第二条是科学研究。科研是为了提升学生的创新能力，这是很重要的发展思路。第三条是社会服务。通过社会服务提升学生对社会的认知。第四条是文化传承。文化是一所大学的厚度，思想是一所大学的高度。有思想自由，才有学术自由，才有创新自由。

想清楚四条途径，也就想清楚了要培养什么样的人。交大医学院给出的答案是：培养卓越医学创新人才。培养卓越的学生，首先需要老师是卓越的。老师的卓越来自哪里？这应该也必须源自科学研究与医疗实践。

以国家自然科学基金为例，这是体现科研实力相对客观的指标。2005年，交大医学院获得104项国家自然科学基金。2008年，一系列改革在交大医学院全面铺开，包括研究生招生改革、导师遴选改革、职称改革。两年后，交大医学院获得国家自然科学基金项目数达到314项，这以后逐年增长，2013年达到497项，2015年达到537项，并且国家自然科学基金项目数已连续5年排名医科类院校全国第一。

2010年，在制定医学院的"十二五"规划时，再度提出科学研究必须在保证数量的前提下提升质量。一系列改革助推下，师生们的科研积极性被充分调动起来。2005年，交大医学院发表SCI论文259篇，此后连年增加，2014年超过3000篇，其中不少论文发表在《自然》《科学》《细胞》等知名期刊的主刊或子刊上。

与科研实力同时迸发的还有交大医学院的临床水平。2005—2015 年，交大医学院附属医院共计有 17 000 张床位，门诊占全上海门诊的 1/5，住院占全上海总量的 1/3，诊治的疑难杂症占上海总量的 1/2。也就是说，交大医学院用 1/5 的医疗资源解决了全上海 1/2 的医疗难题。截至 2015 年，交大医学院的国家临床重点专科有 74 个，占上海的 54%，名医名师辈出。

师资队伍优化，医学院的"种子"也越来越好。从高考分数线看，2005 年，交大医学院的分数线高出上海一本线 10 分，到 2013 年，分数线比外省市当地一本线高出 55~178 分。2015 年，高考分数最高的超出当地一本线 236 分。

敢为人先，教学改革提升"黑板吸引力"

与上海交通大学合并以来，医学院大力推进医学教育教学改革，力推教学激励计划，营造全员育人氛围，创造了综合性大学医学教育的新模式。

交大医学院提出并践行"三个前移"的改革。第一，临床接触前移。邀请名医、名家向医学生讲述医学人生，把一辈子对医学的感悟与同学分享。第二，医学问题前移。围绕医学问题展开通识教育。第三，科研训练前移。让整个科研训练贯穿学医期间，不仅要做研究，更重要的是提出问题、分析问题，找到解决问题的办法。

为此，医学院这些年推出了一系列课程改革，除了理论课改革，还推出 PBL、RBL、CBL、

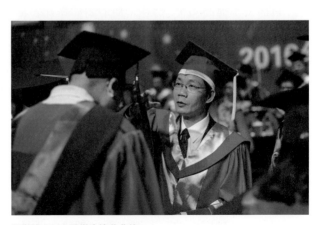

医学院 2016 届学生毕业典礼

系统整合课程（I）、过程考核综合评价（E）等，简称"PRICE"教学模式。

在医学教育改革上，交大医学院还有许多通俗有趣的理论。比如，"三结合"战略，即人文通识教育与医学教育紧密结合、基础教育与临床医学教育结合、科研训练与医学实践结合。四个"不断线"，即基础医学教育不断线、临床医学教育不断线、职业态度与人文教育不断线、科研训练与创新能力培养不断线。

要实现这些改革目标，说到底还得把好老师请上讲台，提升"黑板吸引力"。其中就包括专家治学。目前，教学激励计划已经形成"团队牵引，首席负责，全程激励，制度保障、教学督导"的路径。与之配套，还有赏罚分明的绩效制度。

与此同时，医学院加快国际化进程，进一步夯实临床医学法语班的教育，同时也力推与渥太华大学医学院共建"上海－渥太华联合医学院"，力求在医学人才培养上实现各国教学模式的交融。多年来，医学院学生在海外游学的比例维持在50%左右，这让学生国际视野的开拓、健康人格的塑造、抗压能力和心理承受力的提升等获得全方位的升级。

打造"学术特区"，营造更宽松创新氛围

科研过去强调SCI，淡化了研究对医学和人类健康本身的提升能力。我们制定"十三五"规划时，强调两支队伍建设，其中就包括研究型医生队伍建设，希望他们能利用丰富的临床资源，产生有利于诊断治疗、提升人类健康水平的临床研究成果。计划遴选100名45岁以下的临床科研人才，解决临床实际问题，建设一支专职临床研究队伍，侧重基础研究，改善临床研究环境。

与此同时，交大医学院还准备支持一批多中心随机的前瞻性临床研究。对此，各大附属医院反响热烈，不少附属医院也表示愿意出资支持这样的以临床为导向的科研项目，真正地解决临床问题。

目前，基础医学院、上海市免疫学研究所是交大医学院的两个"学术特

区"，拥有"人权""财权"。要让一批真正优秀的教师和科学家沉下心来做医学引领性的原创性研究，为此甚至不做过多评估，让个人待遇得到提升，让他们在"无忧无虑"中发挥。"真正的科学精神是允许失败的。当然，这个失败

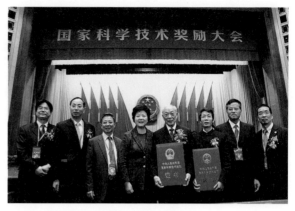

陈国强获 2010 年国家自然科学奖二等奖

的前提是科学家真正拥有学术思想，只是这个思想可能被证明是错的。而不是给了环境，不干活。"最终看的考核目标也不是这些科研人员写了多少论文，拿了多少基金，而是看最终培养和造就了多少有国际影响力的科学家、国际公认的科研成果。

此外，对研究生导师两年进行一次评估，评估不合格的，取消招生资格，每年有大约 20% 的导师被取消招生资格，与此同时，也有 40% 的导师是优秀的。优秀的导师在招生上就会有适当倾斜优惠，比如，最优秀的导师可拥有"直博生"，这类学生不需要通过考试，由导师面试通过，学校也承认录取。提倡"教授治校"，让一批想发展能发展，也能发展好的人得到学校的支持，让一批有潜力发展的学科得到发展。

两校合并，上海交通大学与医学院的学科之间有交流、合作，但还不够紧密。人类历史上的无数次医学重大进步，很大程度上体现的是技术的进步，比如核磁共振的发现、CT 的诞生、胃镜的出现，由此可以看出，理工科对医学进步的巨大推动作用，期待医理、医工、医文更紧密的结合机制。

（撰稿：陈国强，2010 — 2021 年任上海交通大学医学院院长，

摘录自《新民周刊》2015 年专刊《这十年》）

55 | 踔厉奋发
培养卓越医学创新人才

上海交通大学医学院始终牢记为党育人，为国育才，构建"大思政""大健康""新医科"的新格局，始终把医学教育放在优先发展战略地位，把立德树人的根本任务深度融入医学人才培养，推出"健康中国"思政课程，创新开展"五项仪式教育"，"浸入式"医学思政元素的价值不断显现，同时，以新医科建设为契机，以评价体系改革为抓手，让"交医卓越教学"成为更加亮丽的名片，成为我国医学教育和医学人才培养的标杆，着力培养"眼中有光，胸中有志，腹中有才，心中有爱"的未来医学人才。

牢固树立"大思政"理念

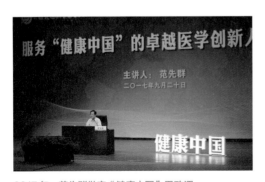

2017年，范先群做客"健康中国"思政课

坚持以人为本、德育为先，构建医学院校系统的"大思政""大德育""大教育"工作格局，建立"序贯制"思政育人新模式，实施通识教育、基础医学教育与临床医学教育三阶段"一体化"思政育人机制。聚焦第一课堂育

人主渠道，推动思政教育、医学专业教育与医学人文教育在通识教育、临床教学、见习实习各个阶段的有机融合。建立"全过程"课程思政新体系，将思想政治教育融入课程教学全过程，将知识传授与价值引领相统一，把知识教育同价值观教育、能力教育相结合，把课程思政与思政课程相结合，把学科育人和课程育人相结合，形成协同效应，真正做到全方位全过程育人。多年来，交大医学院一直非常重视以生动感人的形式对医学生进行理想信念教育。"思政课"不只在课堂上讲，也可以在舞台上演。《清贫的牡丹》自 2012 年

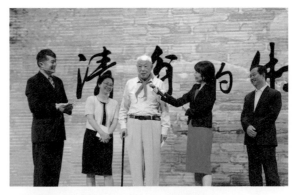

原创话剧《清贫的牡丹》创演十周年演出现场

排演以来，每年都会在入学季为新生演出，对于医学生坚定从医信念、走好医学之路，起到了润物无声的效果。2020 年，上海交通大学医学院打造抗疫题材原创话剧《逆行者》，该剧以上海援鄂医疗队为原型，讲述了由陈海平带领上海市各医疗机构医务人员组成的混编医疗队奔赴武汉，与坚守岗位的武汉医护人员携手，与时间赛跑，克服重重困难，坚守到疫情转折点的感人

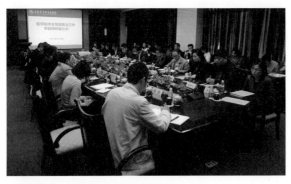

范先群参加学生思政工作专题调研座谈会

事迹。一方有难，八方支援。上海援鄂医疗队不畏艰险、义无反顾、白衣执甲、逆行出征，冲到了疫情防控最前线，为夺取抗疫大战的全面胜利贡献了磅礴力量。他们承载着党的诞生地的城市荣光，用行动展

示了为人民健康和医学事业奋斗的初心和使命，共同铸就了"生命至上、举国同心、舍生忘死、尊重科学、命运与共"的伟大抗疫精神。师生医护们主动请缨参演、无条件支持排练进程，他们用行动诠释责任和担当，通过演绎"逆行者"，向抗疫的英雄们致以最崇高的敬意。

牢固树立"大健康"理念

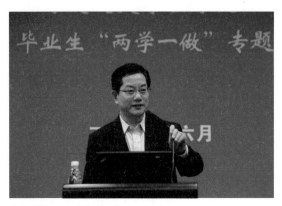

范先群为 2017 届毕业生上专题党课

交大医学院在坚持医教协同中培养医学综合能力，将"大健康"融入医学教育各个环节和各个阶段，统筹优化学校教育、毕业后教育、继续教育，着力培养复合型医学人才，服务于生命全周期、健康全过程。人才是健康中国建设的战略资源，也是医疗事业发展的第一要素。交大医学院坚持把医学教育摆在人类生命健康事业发展的优先战略位置，不断提升医学院校人才培养能力，提高医学人才培养质量。学校教育严把"质量关"。深化教学改革，践行"以学生为中心"的教学理念，应用小班讨论教学方式和强调以团队为基础的学习模式，激发学生主动学习热情、探究式追问和深度性参与，打造以器官系统为主

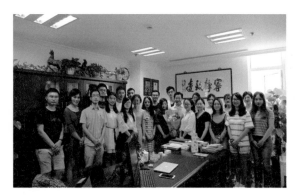

范先群与学生们合影

的基础－临床有机融合的完整医学整合课程体系。毕业后教育严把"规范关"。以胜任力为核心、以规范化为标准，深化学校和医院联动，加强培训内涵和培训基地建设，加大全科、儿科等社会紧缺专业人才招收力度，严格住院医师规范化培训全过程管理和考核，一体化推进住院医师规范化培训与专科医师规范化培训。继续教育严把"卓越关"。聚焦医学人才综合能力提升，按照"长期规划、分步实施"原则，建立"选才、育才、成才"人才培养系统工程。实施"优秀青年医学人才骨干培养"计划，加强跨学科、跨年龄、跨职称层次的团队建设，发挥专家教授的传帮带作用，推进临床专职科研队伍和研究型临床医师队伍建设，团队育才、梯队育才、实践育才多措并举，着力提高解决临床问题能力。

牢固树立"新医科"理念

交大医学院在坚持学科交叉中培养医学人才创新品质。"新医科"是适应新一轮科技革命、产业变革和医学发展趋势而生的，交大医学院加快推进"新医科"建设，推动医教协同、医研协同、医企协同，以需求为导向、以基层为重点、以质量为核心、以创新为驱动，建成医教研产协同型健康服务体系，探索"医学＋X"多学科背景的复合型创新拔尖人才培养模式。交大医学院主动适应全球科技革命和生命科学发展新趋势，开设智能医学工程、医学人工智能、互联网＋医疗健康等新专业，并推进一流大学理工科优秀毕业生继续深造临床医学专业的"4+4"培养模式。交大医学院主

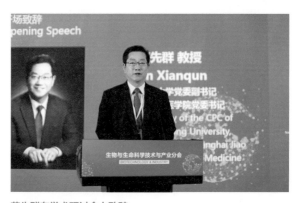

范先群在学术研讨会上致辞

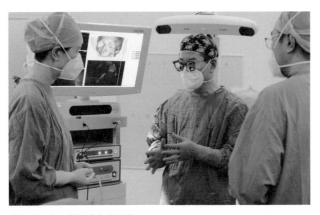

范先群院士在做疑难杂症手术

动融入国家、上海市公共卫生体系建设，推动学科交叉融合，加快培养复合型卓越公共卫生人才、卓越护理人才。随着转化医学国家重大科技基础设施（上海）建成并正式启用，国家儿童医学中心（上海）建设加速推进，国家口腔医学中心（上海）获批建设，单细胞组学与疾病研究中心、全球健康学院、中医西医汇聚创新研究院、松江研究院等创新平台先后成立，学科创新能级持续提升。交大医学院将继续加快"新医科"建设，完善医学人才培养体系和人才使用激励机制，着力培养卓越医学创新人才，为人民健康和健康中国建设作出新的更大的贡献。

（撰稿：范先群，2015—2021年担任上海交通大学医学院党委书记
2021—今担任上海交通大学医学院院长）

56 勇攀高峰
持续扎根中国大地发展学科

上海交通大学医学院现有临床医学、口腔医学、基础医学、药学、公共卫生与预防医学、护理学、医学技术等一级学科，历经"985"工程建设、"双一流"建设、"上海市高水平地方高校建设"等重大重点项目建设，学科总体水平持续全国领先，在上海市高校分类评价中多年保持市属研究型高校第一名，学科整体实力稳居国内医学院校前列。

ESI 引文量 8 个医学相关学科均进入全球前 1%，其中，临床医学、生物学与生物化学、分子生物学与遗传学以及药理与毒理学 4 个学科进入全球前 1‰，临床医学稳居全国第一；2022 年的 U.S.News 排名中，临床医学、外科学、胃肠病与肝病学以及公共和环境及职业健康等 4 个学科位列全国第一，内分泌及代谢等 8 个学科位居全国前三，11 个学科位列世界百强。

临床医学：卓越医术与尖峰科技的领航者

临床医学学科源起于"老三校"时期的医科专业，百多年办学历程中，取得了诸多国内第一、亚洲第一乃至世界第一的丰硕成果，连续多次在教育部学科评估中位居首位。截至 2022 年，学科汇聚了一支由两院院士领衔的高水平师资队伍，拥有转化医学国家重大科技基础设施、医学基因组学国家重点实验室、组织工程（上海）国家工程研究中心、国家儿童医学中心、国家精神疾病医学中心、国家代谢性疾病临床医学研究中心、国家眼部疾病临床医学研究中心和 64 个国家临床重点专科等高水平学科平台，每年为我国临床医学领域输送优秀毕业生 1500 余人。2022 年 US.News 临床医学排名进入全球百强，位列第 84 位，国内首位。ESI 临床医学进入全球千分之一学科，引文量位居全球第 92 位，全国第 1 位。

上海交通大学医学院临床医学学科源起于 1896 年的圣约翰大学医学院开设的医科专业。1896 年圣约翰书院改组为圣约翰学校，开设医科专业。1911 年震旦学院开设医学先修科，广慈医院为其教学医院。1918 年同德医学专门学校成立。1952 年圣约翰大学医学院、震旦大学医学院及同德医学院三校合并成立上海第二医学院，原震旦大学医学院教学医院广慈医院和上海市第一家

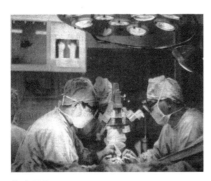

临床手术

西医医院仁济医院成为首批附属医院。1955 年上海第二医学院医疗系成立，医学院首次招收临床医学研究生。1981 年上海第二医学院被批准为首批临床医学博士、硕士学位授予单位。1991 年设立临床医学博士后流动站。1996 年临床医学专业纳入国家"211 工程"建设项目。2016 年入选上海市一类高峰学科，2017 年入选国家"双一流"建设学科，2021 年再次入选国家"双一流"建设学科。

临床医学将始终以习近平新时代中国特色社会主义思想为指引，把握"四个面向"战略方向，以落实国家重大战略为牵引，以满足人民群众重大健康需求为根本宗旨，将国家富强、民族复兴、人类健康的崇高使命转化为学科发展建设的战略部

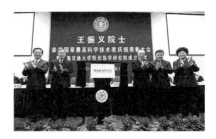

2011 年上海交通大学转化医学研究院成立

署、有力举措和强大动力，坚持需求导向、创新驱动、人才优先、医教协同、开放融合五大发展理念，以更高的站位、更大的气魄和更有力的行动，全力推进学科在人才培养、师资队伍、科研创新、临床转化、国际合作、社会服务、文化传承等方面的全过程高质量内涵建设，努力使优势更优、特色更特、亮点更亮，守正创新、引领未来。

口腔医学：中国特色口腔医学的开拓者

口腔医学学科源起于 1932 年成立的震旦大学牙医系，作为中国最早成立的牙科学院之一，薪传九秩，教泽八方，学科现拥有 2 位中国工程院院士，以及国家口腔医学中心、国家口腔疾病临床医学研究中心等高水平国家级学科平台，始终位居国内口腔学科第一方阵。

1932 年，震旦大学院长才尔孟（German G.S.J）邀请法国牙医博士勒乔爱（Le Goaer）筹建牙医系，设在广慈医院。1940 年，沈国祚被任命为第一任中国籍牙医系主任。1948 年春，牙医系更名为震旦大学牙医学院。1950 年春，震旦大学牙医学院改名为震旦大学医学院牙医系，次年，司徒博私立上海牙医专科学校并入震旦大学医学院牙医系。1987 年更名为上海第二医科大学口腔医学院，2005 年更名为上海交通大学口腔医学院，2007 年成为教育部第一批高等学校特设专业建设点，口腔临床医学为教育部重点学科，口腔基础医学为教育部重点（培育）学科，2015 年学科入选上海市"高峰高原"学科建设名单，2016 年和 2020 年分别获首批国家口腔疾病临床医学研究中心和国家口腔医学

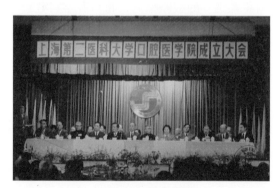

1987 年，上海第二医科大学口腔医学院成立

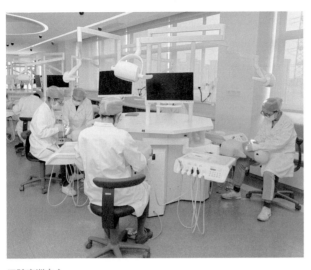

口腔实训中心

中心。2017年入选国家"双一流"一流建设学科，2021年再次入选国家"双一流"一流建设学科。

立足新发展阶段，口腔医学学科将继续胸怀祖国、初心如磐、攻坚克难，作育英才，秉持初心传九秩薪火，笃定前行而再谱华章！口腔医学学科对接健康中国战略，打造与上海作为亚洲医学中心城市定位相符合的口腔医学高地，以在祝桥打造国家口腔医学中心及国家"双一流"口腔学科建设为契机，依托附属第九人民医院专科特色鲜明的三级甲等综合医院的医、教、研、防和管理的整体实力和优势，以人民口腔健康为中心，以口腔疾病防控为目的，以口腔临床需求为导向，到2025年争取建立以国家口腔医学中心、国家口腔疾病临床医学研究中心和省部共建国家重点实验室为抓手的"三位"，以口腔颌面外科学系与牙科学系为"两翼"的"三位一体、两翼齐飞"的战略格局，将口腔学科建设成为国内一流学科，部分优势专科成为国际一流专科，从而立足上海、面向华东、服务全国，助力健康中国建设，促进世界口腔医学进步。

基础医学：生命规律与疾病本质的探索者

基础医学学科源起于1955年成立的基础医学部，学科始终坚信循道致远，守正创新的理念，在生命医学科学领域探本溯源。截至2022年，学科拥有院士 5 人，国家级人才 26 人、国家级青年人才 45 人等梯队合理的顶尖水平师资队伍，有国家级教学科研基地 3 个，获得国家级科研教学奖项 7 项，累积培养优秀毕业生逾 2 000 人，是近年来国内发展速度最快的基础医学学科之一。

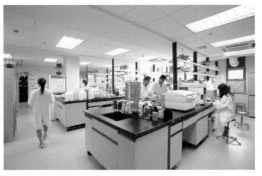

基础实验室

上海交通大学医学院基础医学学科传承自圣约翰大学医学院、震旦大学医学院、同德医学院等三所学校，1955 年基础医学部成立，开启了学科蓬勃发展的篇章；1979 年上海市免疫学研究所成立，是国内第一个免疫学研究的专职机构；1985 年癌基因与相关基因国家重点实验室成立，是我国生命科学领域第一个国家重点实验室；1989 年基础医学院成立，学科建设进入了新的发展时期；2007 年上海交通大学医学科学研究院成立，开启了学科重组和 PI 制改革的新征程；2010 年上海交通大学医学院与上海市卫生局合作共建上海市肿瘤研究所，纳入基础医学学科范畴；2011 年国家国际科技合作基地——上海转化医学国际联合研究中心成立，学科建设大步迈向国际舞台；2015 年学科首创"人才特区"和免疫所"学术特区"制度，有效推动了学科高层次人才队伍的发展壮大。2015 年，基础医学学科入选上海市"高峰高原"学科建设名单。2017 年入选国家"双一流"建设学科，2021 年再次入选国家"双一流"建设学科。

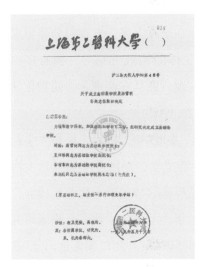

1989 年基础医学院成立

　　基础医学学科未来将以国家发展战略和区域经济社会发展需求为导向，结合"一流学科"建设的需求，整合校部学院与附属临床医院相关基础医学学科资源，形成引领全球科学前沿并极具特色的二级学科群，使基础医学学科整体达到世界一流水平。持续对接国家战略需要、瞄准国际前沿、服务社会发展，建设全球顶尖的医学科研中心，努力使上海成为全球基础研究高水平人才的成长地和聚集地，为健康中国建设做出重要贡献，不负医学健康事业发展的时代责任与历史使命。

药学：药物基础研究与临床转化的筑桥人

2021 年协同创新中心省部共建

　　药学学科溯源于圣约翰大学医学院药理学教研组，历经七十载传承、创新与发展，拥有国家级人才计划入选者 3 名、青年人才计划入选者 8 名，为社会培养学生和临床药师 2000 多人，拥有国家"重大新药创制"GCP 临床试验平台等国家级平台 4 个，并在国际上率先发现包公藤甲素与 M 胆碱受体的构效关系等，拥有多项首创研究发现。尤其在药理学、药物化学和临床药学等方面，在国内外享有较高学科声誉。

　　1952 年上海第二医学院药理学教研组成立，2003 年上海第二医科大学药学系成立，2012 年上海市转化医学协同创新中心成立，2015 年学科入选上海市"高原学科"建设名单，2017 年基础医学院药理学与化学生物学系成立，2018 年医学院临床药学创新研究院成立，2021 年"上海市生物医药临床研究与转化协同创新中心"获批教育部省部共建协同创新中心。2017 年入选国家"双一流"建设学科，2021 年再次入选国家"双一流"建设学科。

学科融汇基础与临床、科研与服务，具有鲜明特色，国内外学术声誉逐渐凸显，尤其是药理学、药物化学和临床药学等学科方向在国内外享有较高声誉和学术影响力。七秩期待，知往鉴今，以启未来，学科将继续以家国富强、民族复兴为己任，勇攀科研高峰、书写一流学科的新篇章。

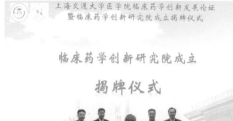
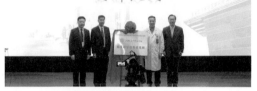

2018 年，临床药学创新研究院成立

公共卫生与预防医学：公众健康的隐形守护者

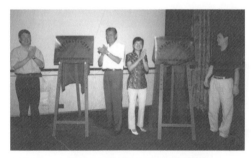

2002 年，上海第二医科大学公共卫生学院成立

公共卫生与预防医学学科溯源于 1955 年建立的预防医学教研室。以维护全生命周期全人群健康为目标，以培养复合型高层次卓越公共卫生人才为根本。拥有国家级、省部级人才 40 余名，构建了"医防融合、医工医理医文交叉、宏观 +微观、人群 + 基础"的"大公卫"特色学科群，拥有国家热带病研究中心、教育部和上海市环境与儿童健康重点实验室等多个国家和省部级学科平台，是国内最具创新活力和国际影响力的公共卫生与预防医学学科之一。

1955 年成立预防医学教研室，1987 年开始招收卫生事业管理专业的学生，2002 年成立公共卫生学院，2007 年开始招收五年制预防医学本科专业学生，2010 年获得公共卫生与预防医学一级学科博士点和公共卫生硕士专业学位（MPH）授予权，2011 年上海交通大学中国医院发展研究院成立，2012 年

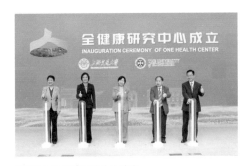

2020 年全健康研究中心成立

上海交通大学医学院与上海市疾病预防控制中心签约共建公共卫生学院，2015 年入选上海市"高峰高原"学科建设名单，2017 年上海交通大学医学院临床研究中心成立，2019 年上海交通大学医学院与国家热带病研究中心共建"全球健康学院"，2020 年预防医学专业入选国家级一流本科专业建设点，2021 年上海交通大学数字医学研究院成立。

新时代公共卫生发展将以普及健康生活、优化健康服务、完善健康保障、建设健康环境、发展健康产业为重点，紧扣"健康中国""数字中国"重大战略需求，积极对接国家、上海市公共卫生发展战略和医学院重点学科发展方向，以全球视野把握公共卫生前沿领域发展趋势，坚持创新发展，加强具有"医防融合、医工交叉"交大特色的公共卫生学科群建设，着力打造具有国际影响力和竞争力的公共卫生与预防医学学科。

护理学：恢复和促进生命全周期健康的守门人

护理学学科源起于 1985 年成立的上海第二医科大学高级护理系，学科坚持培养有灵魂的卓越创新护理人才，先后获批护理硕士学位授权点、全国首批专业学位授权点、护理学一级学科首批博士学位授权点。2022 年新增"护理学 + 行政管理"双学士学位项目。现已发展成为专业方向明确、优势特色明显，具有一定国际影响力的高水平学科。

1985 年，上海第二医科大学成立，增设高级护理专业，学制五年，是全国首批 11 所护理本科院系之一。1992 年香港爱国实业家刘浩清先生及夫人孔爱菊女士，捐资建造爱菊楼"高护中心"，挂牌上海第二医科大学高级护理系，上海高级护理培训中心。一盏盏明灯照亮了一代代交医护理人永不停歇的脚步、永攀高峰的身影。2001年，护理学科完成五年制改四年制的学制改革。2003年，上海第二医科大学高级护理系成立，并获批护理硕士学位授权点。2010年获批全国首批专业学位授权点。2011年获批护理学一级学科首批博士学位授权点。2014年发展护理师资博士后项目。2015年入选上海高等学校高原学科建设和"骨干教师教学激励计划"项目名单。2021年上海市首个公共卫生应急处置护理预备队伍正式成立。2020年成功入选国家级一流本科专业建设点。2022年新增"护理学+行政管理"双学士学位项目。

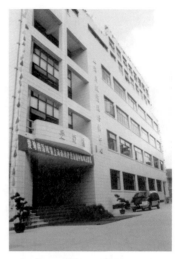

1993年，刘浩清、孔爱菊夫妇捐资建造的附属瑞金医院上海高级护理培训中心 —— 爱菊楼落成

学科始终秉承建设成为"国内一流、国际先进"护理学科的办学定位，依托护理学院－附属医院护理学学科一体化发展平台，精心谋划学科发展战略，不断凝练学科方向，赓续奋斗，奋勇前行，立足护理学学科发展新的历史机遇，牢牢把握学科优势与特色，以深厚的历史文化底蕴和扎实的工作作风引领学科迈向未来发展的新征程。

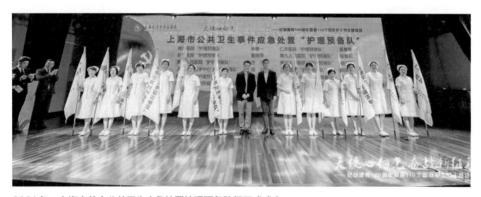

2021年，上海市首个公共卫生应急处置护理预备队伍正式成立

医学技术：复合型医学技术的推行者

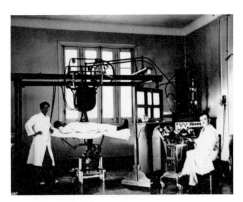

1921年，广慈医院（今附属瑞金医院）在国内率先开展医学影像 X 光机技术

医学技术学科作为新兴学科，整合了医学检验、食品卫生与营养学、医学影像技术和听力与言语康复等专业。2021年，医学技术学院正式成立，并获批一级学科博士学位授权点。学科坚持"筑巢引凤"和"固巢养凤"并举的策略，构建了产、学、研、医一体化的整体发展规划，以期全面释放学科创新潜能、加速激活学科发展动能。

1921年，广慈医院在国内率先开展医学影像 X 光机技术。1960年，在职医学检验专业正式招生。1983年医学检验系成立，开设医学检验技术专业，是国内首批创办的本科医学检验教育专业之一。2004年成立营养系，是我国营养学办学最早、招生历史最久的高校院系。2009年医学影像学系成立。2009年，耳鼻喉科学系成立，2010年开始招收听力学方向的硕、博士研究生。2015年，学科入选上海市教委高原学科。2021年，医学技术学院正式成立，并获批一级学科博士学位授权点。

医学技术学科以"新医科"引领医学教育发展目标，瞄准国家紧需、重要和重大需求，对标国际科技发展前沿，推动医

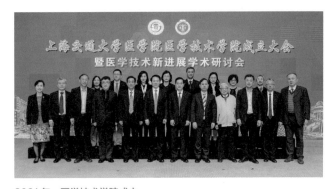

2021年，医学技术学院成立

学技术科技创新，不断推进一流大学、一流专业建设，努力打造具有核心竞争力的团队和学科，加快培养一批高层次复合型人才，聚焦科技前沿和核心技术，助力解决我国在医学技术与新型医疗设备研发方面的"卡脖子"问题，打造一流的医学技术创新研究中心和临床转化平台，为促进卫生健康事业发展作出积极贡献。

立足新时代，学院紧紧围绕世界一流医学院和世界一流学科建设目标，实施学科建设"四峰"工程 —— 打造临床研究与转化的"尖峰"，助力口腔医学、基础医学、药学等一流学科"攀峰"，布局新兴交叉学科"造峰"，筑牢一流学科发展支撑体系以"筑峰"，全力打造一批国内领先、国际知名的优势学科群，力争形成高峰耸立、高原迭起的一流学科态势。

（康力、王甦平）

57 | 为党育人 为国育才 坚守立德树人的初心与使命

医学教育，德育为先。近年来，上海交通大学医学院始终秉持"为党育人、为国育才"的理念，遵循医学教育和医学人才成长规律，落实立德树人根本任务，坚持育人为本、德育为先、能力为重、全面发展，不断深化学生工作内涵，加强育人队伍建设，提升育人工作水平，构建"大教育""大思政"育人格局，在培养有灵魂的卓越医学创新人才领域做出了积极探索。

注重顶层设计，打造"三全育人"育人体系

上海交通大学医学院注重顶层设计，优化医学教育生态体系，注重教育教学和思政育人工作同向同行。

坚持"德育为先"，构建医学"大教育""大思政"格局。2014年1月，医学院正式成立"学生工作指导委员会"，构建学生工作"大部制"，充分发挥总揽全局、整合资源、合力育人、协同创新等方面的优势，实现全员育人、全过程育人、全方位育人的大格局。经过前期细致、深入的调研，同年8月，出台了《关于进一步加强附属医院学生教育教学管理工作的实施意见》，对附属医院辅导员人员配备、保障机制等作了明确要求，充分发挥"学指委"在附属医院整体上的统一管理和协调作用，打造加强多学段间的有效联动和

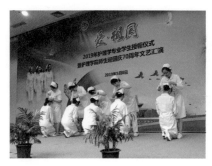
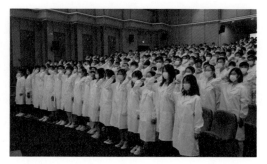

授帽仪式　　　　　　　　　　　白袍仪式

整合，加强附属医院思想政治工作队伍建设。

　　在这个过程中，注重将医学人文与职业精神教育等"大思政"教育融入培养各环节，让科学知识、创新思维、实践能力和人文素养无缝衔接和贯穿于有灵魂的卓越医学创新人才培养全过程；把握新生季、在读期和毕业季，通过新生入学教育、"五项"仪式教育、"交医大学堂"、"健康中国"思政课程、"序贯式"教育模式等载体，将思政教育与专业教育紧密结合，着力构建课堂内外、线上线下、家校互动的"大教育"体系。

　　每年新生入学仪式上，由交大医学院师生演绎的原创大师剧《清贫的牡丹》成为新生入学教育的重要一环、思政教育的生动一课。除了大师剧，还有原创抗疫话剧《逆行者》的演出，以上海援鄂医疗队为蓝本，再现疫情前线驰援武汉的动人故事，引导广大学生坚定信仰、勇于担当。

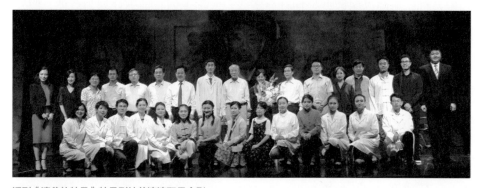

话剧《清贫的牡丹》牡丹剧社首演职员合影

创新育人机制，实施"班导师"制

在立德树人的探索中，上海交通大学医学院始终敢为人先。2010年10月，医学院发布《用爱为学生导航——关于上海交通大学医学院实施班级导师制的倡议书》，随后，20余位课题研究组科研领军人陆续报名自愿加入班导师队伍，由此拉开班导师制的序幕。十多年来，200多位医学科学家、高级临床专家等医、教、研、管岗位的领头人担任本科专业医学生的班导师，全程参与本科生培养，与辅导员一起成为医学生求学路上的"双师"引路人，倾情参与这份充满正能量的育人事业。

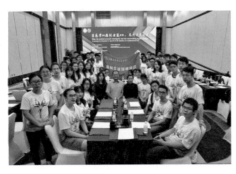

本科生开展班导师活动

在工作中，班导师们在思想引领、专业导航、科研启发、职业规划上大展拳脚。他们把最新研究成果纳入教学课堂，通过和学生分享科学研究过程中形成的研究方法、体会心得与科学精神，极大提升学生提出问题和解决问题的能力、知识整合能力；他们充分结合专业教育为学生生涯发展导航，带领同学们提前走进临床、走进社区、走进缺医少药的乡村；他们以课题型暑期社会实践、大学生创新训练计划为载体，激发科研兴趣，提升思考、动手能力。在育人的过程中，他们不慕名利，不计得失，不求回报，各展其才，践行师者之道，于无声处孕芳华。

医学院党委书记江帆教授也曾是2012级儿科班班导师。她印象最深刻的是，在班导师见面会上，有位学生在黑板上写下"路在何方"，还重重画了3个问号。为了解除同学们心中的困惑，江帆把自己的成长经历、工作中的酸甜苦辣分享给他们，并为他们创造了走进儿科大师的机会。担任班导师的第一年，她就组织学生和世界卫生组织儿童精神领域的资深专家、哈佛大学儿科教授贝尔弗（Belfer）的交流会。她让学生们自己组织、自己主持这场全英文的会议。学生们大方、自信的表现，以及在互动环节对科学前沿、伦理案例的提问，让贝尔弗教授连连竖起大拇指。此后，江帆还组织学生采访上海儿童医学中心的临床专家，听"好医生讲好临床故事"。在一次次的访谈、分享中，学生们明白了儿科专业的特点和美好前途。临近毕业，考研、执业、出国学习该如何选择？绝大部分学生都单独和江老师沟通过，受学生信任的江帆感到很幸福，"无论学生如何选择，至少他们更清楚自己的路了。也许，这就是班导师的使命"。

免疫与微生物系的首席教师陈广洁教授为每个学生准备了一个别致的U盘，装满了她推荐的医学人文书籍，以培养学生"谦谦君子和大家闺秀的气质"；基础医学院的糜军研究员，带领营养学专业学生去湖南边远地区开展为期两周的社会实践和医疗服务，让同学们第一次体验了绿皮火车、竹板凉席，第一次明白了中西部边远地区对于医疗的渴望。附属瑞金医院妇产科医师许啸声，每天坚持分享自己担任住院总的工作感受，成为31个学生"私人定制"的带教。班导师们还结合疫情防控特殊背景，讲好中国抗疫故事。援鄂英雄、附属瑞金医院李菲卡老师用回信勉励学生："老师平凡不伟大，只是比大家多了一次机会，一次救死扶伤的机会。相信将来的你们，医业学成，一定会和老师一样，做最美交医人，义无反顾地去实现自己的价值。"

厚植家国情怀，首推"健康中国"思政课程

作为中国一流医学院校，上海交通大学医学院率先推出"中国系列思政课程"——"健康中国"，致力于讲好中国故事，展现中国健康事业发展伟大成就，激发广大医学生的家国情怀，力求将其打造成为"培养皿"，把广大医学生培养成为对国家发展和社会进步有用的"多能干细胞"。

在课程的组织过程中，交大医学院可谓倾尽全力。坚持立德树人，教学

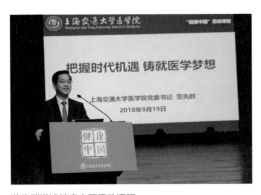

范先群讲述健康中国思政课程

内容"用心别致"。课程聚焦中国卫生健康国情、世界卫生健康发展趋势、复合型创新拔尖人才培养三大版块，内容涵盖医学思辨、哲学内涵、政策动态、高校使命、技术前沿，巧妙地将社会主义核心价值观的精髓要义融入课堂教学，在引人入胜、潜移默化中实现教育目标。坚持全员育人，授课团队"名师"聚集。前世界卫生组织副总干事胡庆澧、上海交通大学医学院院长、中国工程院院士范先群等医学教育学家、医学科学家、政策与法律专家和临床主任医生组成教学团队，借助"名师效应"大大提升课程的知名度和号召力，树立政治理论课程的良好口碑。创新教学方法，授课效果"引人入胜"。课程采取"理论授课＋案例教学＋实践体验"的授课方式，构建全景式课程体系。每年遴选60余位专业教师和思政教师共同指导"医学萌新"开展CBL案例教学，使之成为学生追捧的"网红"课程。

面对突如其来的新冠肺炎疫情，"健康中国"思政课程始终贴近时事，奏响了弘扬理想信念和职业精神的主旋律，邀请上海第六批援鄂医疗队领队、附属瑞金医院副院长、援鄂英雄胡伟国讲述战疫中的真实故事。他说道："不是生而英勇，只是选择无畏。"援鄂命令下达后，无数医护人员争相报名，无须动员，他们热情似火而来，只为抵御黑暗。在胡伟国的课上，从刚抵达武汉时"看不见高耸的黄鹤楼，看不见急湍的长江水"的"至暗时刻"，到医疗队离开之时"武汉春暖花开，黄鹤楼高耸"的欢呼雀跃。胡伟国老师的那句"其实，武汉战役就是点亮我们的一根火柴"在学生心中久久不能忘却。

"健康中国"课程已经成为学校思想政治教育的品牌项目，得到了教育主管部门、兄弟院校和媒体平台的极大关注。《教卫动态》多次专题刊发课程建设经验。中南大学湘雅医学院、四川大学华西医学中心等高校前来调研交流，《文汇报》《新民晚报》等10多家媒体进行跟踪报道，成为可复制、可推广的"上海经验"。

倡导自主学习，营造"五位一体"优良学风

"医学生更需要自律和约束，在日程驱动、监督驱动、压力驱动的同时，我也习惯同学驱动。""扎实的专业知识是医生立身之本，高效利用课堂时间，不做简单的知识搬运工。""是什么，让你觉得人生很值得？我的答案是'Accepted！'这不仅仅是指论文被录用，更是人生价值被认可、被理解、被接纳。"每当新学年年初，医学院都会组织优秀学长重返校园现身说法，开展"国奖有约"朋辈分享会，从新生适应、科研入门、基础研究、留学交流和生涯导航等多个版块，向"后浪"讲述他们眼中的白袍青春。这样的话语从年龄相仿的学长口中说出，对低年级医学生们有别样的说服力和感染力。

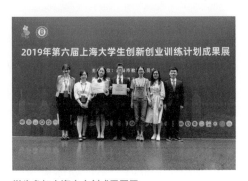

学生参加上海市大创成果展示

近年来，上海交通大学医学院通过"制度联动，加强顶层设计；教学协动，发挥多维作用；科创撬动，激发创新意识；榜样带动，传承职业精神；文化推动，营造优良氛围"等五个维度，构建"五位一体"的学风建设内涵体系。

在科创撬动上，医学院面向全体本科生实施"大学生创新训练计划"项目，鼓励学生团队在专业教师的指导下，积极参与实验研究，并将其以专属学分形式纳入医学生培养体系，为培养"基础厚、专业宽、能力强、潜力大"

的卓越医师提供支撑。推出"医帆启航"大学生创新实践大赛，为广大学子展示创新风采、开展创新交流搭建平台。构建"青年科创中心＋青年科创工作室＋学生科协"科创工作体系，组织学生积极参加"钱学森杯""挑战杯"等各类科创比赛。积极拓展"医工结合"育人平台，联动上海交通大学校部设立"医＋X"培育项目。近三年来，荣获第五届全国大学生基础医学创新论坛暨实验设计大赛一等奖，"钱学森杯"特等奖，"挑战杯"上海市比赛特等奖、一等奖，首届中俄大学生基础医学创新实验设计大赛二等奖，第五届上海大学生创新创业论坛"最佳创新报告奖"等各项殊荣，累计获得省部级以上奖项 30 多项。

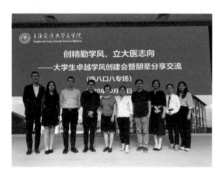

卓越学风创建活动举行

在文化推动中，交大医学院还成立学业分享中心，营造"好学、勤学、乐学、善学"学习氛围；组织辅导员、班导师开通"空中思政热线"，积极开展"微课"、撰写"博文"；推进"卓越学风引领计划"之"二十一天学习打卡""促学小铸训练营""医路研学"班级特色学风建设等活动，帮助学生建立良好学习习惯；制作"信短情长，师恩难忘"专题报道，邀请援鄂英雄、导师讲述抗疫故事；开展"我们师徒最有范儿"毕业季合影征集活动；研究生兼职辅导员发表"研途指南"笔记，分享如何与导师沟通，多措并举构建和谐导学关系。

新时代新起点，上海交通大学医学将不忘育人初心，继续把立德树人作为根本任务，继续深化探索各项机制，着力培养"眼中有光，胸中有志，腹中有才，心中有爱"的、有灵魂的卓越医学创新人才，书写杏林育人的华彩篇章。

（唐华、郭莹莹、周栋）

58 | 打造世界一流的
高质量医学教育

教书育人、立德树人是大学的根本。上海交通大学医学院在 120 余年的办学历程中，始终与中国近现代医学教育的发展、医学科学的进步同频共振，彰显出浓厚的时代特征。交大医学院的医学教育发展史，就是一部中国近现代医学教育发展的微缩史。

在时代洪流中孕育出鲜明的交医教育

在西医东渐的历史进程中，交大医学院的医学教育发出萌芽。1896 年到1952 年的"老三校"时期，英美、法比、德日三大教学体系各显特色。圣约翰、震旦、同德医学教育呈现的鲜明特点，是交医医学教育的最初缘起和早期积淀。

在新中国百废待兴的社会主义改造浪潮中，医学教育开始整合新生。1952 年到 1978 年

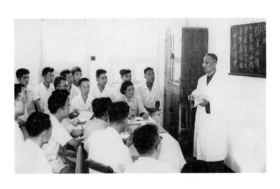

1960 年初，开展一系列具有时代特色的教育改革运动，促进医教研协同发展。积极开展祖国医学教育，成立中医研究室、祖国医学教研组，把中医课正式列入教学计划

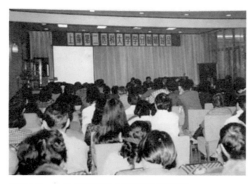

1994 年，上海第二医科大学学分制研讨会

的新生整合期，"三大体系"整合于参照苏联的医学教育模式，开展教育革命，完成医学教育领域的社会主义改造，并在"文化大革命"中坚持坚守，为迎接改革开放的春天守住阵地、夯实基础。

交大医学院的教育在改革开放的伟大实践中，重新焕发活力。1978 年党的十一届三中全会后，学院经过恢复整顿，较快稳定教学秩序。20 世纪 80 年代，以解放教育思想、理顺管理体制、优化教学内容为重点，加强教学管理、改进教学方法，开始探索以临床问题为引导的基础医学教程（PBC）、以问题为引导的临床医学教程（PCMC）等教学模式，以及医学教育国际化。20 世纪 90 年代，学院不断深化教学改革，着重推进课程建设。自 1985 年起，连续五年开展的教育思想大讨论成为学校推进新一轮教育教学改革的先导。1996 年、1998 年、2006 年、2021 年，再次开展的四次教育思想大讨论有力推动了医学教育创新发展。

在新时代中持续推进医学教育改革

进入 21 世纪，医学科学发展突飞猛进，人类社会面临的卫生与健康风险与挑战日益增多。与此同时，中国特色社会主义进入新时代，健康已成为人民日益增长的美好生活需要的重要方面。在理论与实践的双重需求下，交大医学院持续推进医学教育改革，特别是 2005 年与上海

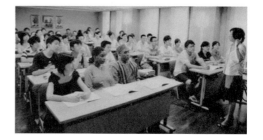

课堂教学

交通大学强强合并成立新的上海交通大学医学院后，始终落实"立德树人"根本任务，通过"一体化""三师联动"等多举措，充分发掘和运用融入专业的思政教育资源，以名医大家为示范引领，为卓越医学人才培养全景思政体系注入新内涵。聚焦新医科建设的时代新命题，依托综合性大学办学

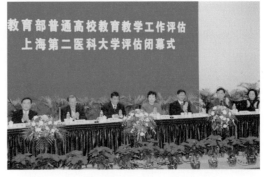

实施骨干教师教学激励计划，通过基础和临床知识体系整合、师资队伍整合、教学资源整合的"三整合"模式，在全国率先打通器官系统整合式教学改革成果全面落实的"最后一公里"

优势，实施了系统性医学教育改革，不断夯实医教协同人才培养体制机制。

随着医学模式和医学教育理念的转变，以学科为中心的教学模式越来越无法满足医学学科间交叉融合的需要。针对这一问题，为切实提高面向 21 世纪的医学人才培养质量，交大医学院于 20 世纪 90 年代，在临床医学七年制专业试行器官系统整合教学。但受制于学制、教学计划安排等仍以学科划分为主的大背景，以及缺少专门的器官系统整合教材，这次探索性教改试点并未全面推开。

2002 年 9 月，在前期论证研究基础上，又对临床医学七年制专业实施了全面教育教学改革，开设了以器官系统为基础的综合性整合课程，并安排以问题为基础的讨论课程、学生小组活动和教师指导下的自学；分阶段逐步培养学生的临床技能，安排学生参加早期接触临床活动，开设前后期整合课程；丰富了选修课课程，开设综合

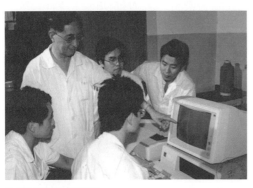

教师指导下的课堂活动

性医学专题讲座和医学前沿进展讲座。实践证明，这些改革措施使学生的自主学习和分析综合能力、书面和口头表达能力以及团队合作能力均有了明显提高。

在与上海交通大学实现强强合并之后，2006 年开展了第八次教育思想大讨论，厘清了新发展时期教育教学改革总体思路，明确实施基于问题（PBL）、基于临床案例（CBL）、基于研究（RBL）的以学生为中心的学习方法改革，全面开展基础和临床知识体系整合，建立以问题为导向、以案例为导向的器官系统整合理论课程以及以能力为导向的梯度实验整合课程，并融入人文社会科学，从教育理念转变和教学手段与方法改进等方面系统提升教育教学效果。

经过专家顶层设计，将基础医学各课程实现交叉融合，形成八门基础医学模块课程，作为器官系统课程的前期课程；将基础医学与临床医学整合，以器官系统为中心，形成八门临床医学模块系统课程。自 2008 年起，在临床医学八年制专业开展更为系统的整合教学试点；根据试点情况，不断完善教学内容、优化基础阶段器官系统整合式课程设置，并在 2015 年，全面推广到临床医学各专业。2018 年，又将临床医学课程"内科学""外科学"等进行整合，在临床医学八年制试行基础阶段器官系统整合式课程和临床十大器官系统整合课程的"双循环"整合教学。

与此同时，为确保器官系统整合改革取得实效，一方面，交大医学院还以上海市实施骨干教师本科教学激励计划为契机，大力推动围绕器官系统整合的理念组建教学团队，打破了原来以学科为主的教研室教学组织体系，并在基础阶段实践基础上，进一步实施临床骨干教师教学激励计划，推动临床系统整合教学团队组建，并引导专职教师、临床医师、科研人员积极投身教学，同堂授课。另一方面，大力推动临床医院和社会实践基地的教育教学资源整合，通过整合学校和医院的国家级临床技能实训中心、国家级虚拟仿真实验示范中心、上海市实验教学示范中心、各级重点实验室、各级模拟实训分中心、各附属医院教学示范病区等实践教学基地，形成目标明确、层次分明、系统性的实践教学体系，通过建立课程化的、基于探究导向的学习及模拟实训，强化创新实践技能、锻炼临床思维及培养临床技能。此外，还编辑出版了国内首套完整的器官系统整合教材。

通过"三整合"，即基础和临床知识体系整合、基础和临床师资队伍整合、基础和临床教学资源整合，实现医学教育"四个不断线"，即基础医学教育不断线，临床医学教育不断线，职业态度与人文教育不断线，科研训练与创新能力培养不断线。而交大医学院的器官系统整合课程改革实践，也在全国率先打通器官系统整合式教学改革成果全面落实的"最后一公里"。

"X＋医学"与"医学＋X"双轨并行，前瞻探索和实践复合型医学人才培养改革。医学科学的进步与理工类学科的发展与进步有着十分紧密的联系。要培养卓越医学创新人才，学科交叉是必由之路。

一方面，2002年，参照北美医学教育模式，交大医学院在全国范围内率先推出临床医学专业"4+4"培养模式，面向全国高校理工类专业优秀本科毕业生攻读临床医学博士专业学位，打破了传统医学人才的单一学科背景，开创了全国"X＋医学"人才培养的先河。2020年，又进一步拓宽报考专业范围，除理工类专业外，向包括人文社科类专业在内的"双一流"建设综合性高校毕业生开放。截至2022年，交大医学院已有17届共275名临床医学"4＋4"学生顺利毕业，获取医学专业博士学位。毕业生的国家执业医师资格考试通过率维持在100%，并涌现了一批以曹亚南等为代表的优秀复

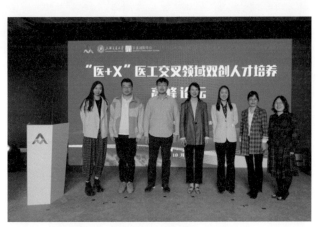

2021年全国双创周上海分会场，上海交通大学专场活动暨"医+X"医工交叉领域双创人才培养高峰论坛举行

合型医学人才。2016年在交大致远荣誉计划中设立全国首个"生物医学科学"专业,并设立预防医学、食品卫生与营养学、护理学等医学相关专业,与行政管理双学士学位复合型人才培养项目,依托上海交通大学人工智能、生物材料、生物医工等学科优势和医学相关专业设立的医技学科,建立了医学技术学院。

另一方面,交大医学院主动聚焦健康中国战略新需要,以及新医科建设新要求,紧密对接精准医学、转化医学、智能医学新理念,大力促进医学与多学科的交叉融通。在本科教育教学层面,开设大数据分析、医用机器人等交叉课程;将人工智能和5G等前沿技术融入医学专业课程,构建交叉学科课程体系;首创"全球健康与全健康""健康中国"系列课程,将大健康理念,全球健康意识、"健康中国"战略融入医学课程,构建医学生课程新模式。在研究生培养层面,推进分类培养、交叉融合的培养理念,开展"医工交叉"专项博士研究生培养,并提前布局全

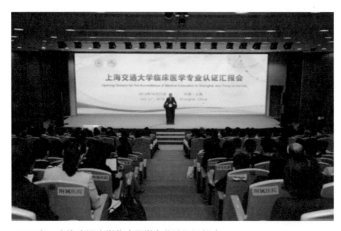

2019年,上海交通大学临床医学专业认证汇报会

健康、数字医学、医学技术等新兴学科领域研究生培养,共同构建起"医学＋X"的人才培养体系,并不断深化内涵建设,高质量培养多学科背景的复合型医学人才。

硕果累累的医学教育成就

2019年10月20日至24日,交大医学院作为接受教育部临床医学专业认

证和代表中国唯一院校接受世界医学教育联合会（WFME）专家组全程观摩，彰显交大医学院和附属医院的担当与责任。医学院的医学教育得到国内外认证专家的一致高度肯定，WFME专家认为，"交大医学院与欧美医学院校教育教学水平没有差别"。同时，助力教育部临床医学专业认证工作委员会以"无条件通过"成绩正式获得WFME医学教育认证机构认定。

国家级教学成果奖11项，其中一等奖2项（夯实医教协同，综合性大学"有灵魂的卓越医学创新人才培养体系"构建与实践，2018年；临床医学教育的理论与实践，1993年），二等奖6项。

国家级名师和全国优秀教师19人，国家级教学团队1个。教育部课程思政教学团队及教学名师8人。

国家级教育基地：首批国家临床教学培训示范中心2个，国家级临床技能实验教学培训示范中心1个，国家级虚拟仿真实验教学中心1个，国家虚拟仿真实验教学项目2项，国家级大学生校外实践教育基地4个。

国家级一流本科专业建设点：7个（临床医学、口腔医学、生物医学科学、预防医学、护理学、儿科学、医学检验技术）。

国家级虚拟教研室2个：口腔医学课程虚拟教研室、生物医学科学专业虚拟教研室。

国家级课程与优秀教材：国家级精品课程10门，国家级资源共享课程5门，教育部课程思政示范课程1门，国家级双语教学示范课程3门，国家精品在线开放课程2门，国家级精品公开示范课8门，国家级一流本科课程10门，全国优秀教材2项。

是教育部基础医学类教学指导委员会主任委员单位、教育部口腔医学类教学指导委员会副主任委员单位、教育部临床医学专业认证副主任委员单位。

（邵莉）

59 | 不破不立
进一步创新人才育引模式

上海交通大学医学院始终坚持贯彻落实中央人才工作会议和上海市人才会议精神，始终坚持人才强院主战略，始终以"为党育人、为国育才"为历史使命，始终把人才培养放在中心地位；秉持开放包容、守正创新的人才发展理念，营造近悦远来、人才辈出、人尽其才、才尽其用的人才发展环境，打造系列人才培养"组合拳"政策，为党、为国家、为人民培育值得托付的可以信赖的国之医者。

不拘一格吸引高水平人才

20世纪90年代中期以后，随着国际科技竞争的加剧，人才竞争，尤其是顶尖人才的争夺日趋激烈。交大医学院立足校内人才培养，将中心放在吸引海外顶尖人才和构建顶尖学科之上，利用顶尖人才实现中心突破，使得开拓前沿学科成为学校发展的新的增长点。几年来，学校在引进海外顶尖人才上做了许多工作，采取了一系列有利于吸引海外人才的政策和措施。

制订吸引高层次海外留学人员来校工作条例，实施破格晋升制度。由于种种原因，身处海外多年的留学人员的晋升有一定难处，学校坚决实行破格晋升政策，使得确有真才实学的人才能够不受学历、任期、年龄的限制，及时晋升高级职称。医学院采取"特事特办"的方法，积极为海外留学人员争取各种科研启动基金，加快学科发展。同时，实施教育部"长江学者奖励计划"，并以此为契机，带动学科发展；利用"211工程"，拨出专款，增加投入和力度，用于人才引进和培养。

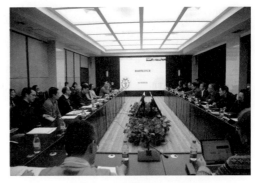

2021年，上海交通大学医学院人才调研座谈会

营造创新环境，做好服务工作。学校允许在国外已取得卓越成就的顶尖人才，跨越海内外两头工作，吸引他们将一半以上时间放在国内。学校不仅为他们配备助手，还建立实验室，争取相关科研经费，让他们能够全身心地投入科研工作。

"九五"期间，学校考虑到海外学子的实际情况及跟踪世界科学发展的需要，从"引进一位顶尖人才，强化一门优势学科，带出一支学科队伍，促进一批学科发展"的理念出发，创造性地采取了"落户式""哑铃式""候鸟式""遥控式"和"风筝式"等多种行之有效的措施和做法，建立起集聚高层次人才的柔性流动机制，吸引了一大批海外高级医学人才加盟学校教师队伍。

上述做法在学校引进顶尖人才的实践工作中收到了明显的效果。学校通过吸纳陈竺、曹谊林、盛慧珍、王铸钢、陈国强等一批在国外学有所成的中青年人才，使人类基因研究、组织工程学、干细胞研究、模式生物学研究和药物基因组学研究跻身于国际先进行列，使神经生物学、发育生物学、遗传生物学等学科的科研水平迅速得到提高。通过引进人才，努力营造良好的学术氛围，学校不仅引入了国际化的科研思想和教学理念，也促进了相关学科的建设及相关课程的改革，从而加快了教学、科研、人才培养等方面的国际化进程。

2005年两校合并以后，在从"地方队"向"国家队"的跨越中，交大医学院以"转化医学发展"为战略主题，以"卓越医学人才培养"为战略目标，以"学科内涵建设"为重要抓手，在人才队伍建设上又取得了突破性发展。依托建设高水平、国际化的科研平台与国际交流合作平台，充分利用国家和上海市各类高层次人才引进计划和政策，举办国际青年学者论坛，成功引进了一批有卓越学术水平，有学科建设热情的学术带头人及青年学术英才，使医学院高层次人才引进形成规模效应，成为上海市首批"海外高层次人才创新基地"，实现优秀人才的集聚。同时通过建立引进人才的科学评价体系和弹性聘期考核制度，确立引进人才和本土人才协调发展的工作机制，打造了两者共同进步的良性发展局面。

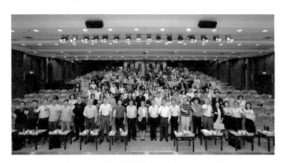

2021年，上海交通大学医学院国际青年学者云论坛

打造"育引并举"的大人才战略

一流的师资队伍建设要引进，更要培养，变"输血"为"造血"，营造发展氛围。进入21世纪，学校加大海外优秀人才引进力度的同时，更加注重校内人才培养工作。根据不同学科发展的需要，学校针对不同年龄层次、学术水平层次的人才，实施相应的人才培养计划，如优秀学科带头人培养计划、百人计划、新百人计划、优青培养及青年教师能力提升计划，以促进学科发展，加快学科梯队建设的步伐。从2011年起，实施教师素质提升工程，开展实施高校青年教师培养计划、中青年教师国内外访学计划、产学研计划、实验技术队伍建设计划。这些人才培养计划增强了教师创新意识、创新精神和创新能力，进一步夯实了人才基础，提升了中青年教师的科研思维及综合的科研

和教学水平，使其尽快成长为具有独立主持科研和教学工作能力，能支撑未来可持续发展的中青年骨干师资力量。

党的十八大以来，上海交通大学医学院牢牢把握和持续推进人才强院主战略，始终聚焦国家人才战略和人才发展生态环境，坚持党管人才原则，树立战略思维、全球视野，增强大局意识、服务意识；勇于打破瓶颈，为人才"搭台子""架梯子""引路子"，为各类群体构建多维度人才发展机制，营造良好的人才生态环境，让每一位交医人，无论在什么岗位，都能找到适合自己的发展方向，为培养有灵魂的卓越医学创新人才提供坚强保障。

对于博士后群体，交大医学院自 2018 年起推出"博士后激励计划"，旨在吸引境内外优秀博士加盟医学院从事博士后研究工作，潜心科学研究，培养未来医学科学创新的主力军。"十三五"期间，学校的博士后吸引力持续增强，招收人数逐年上升，其中近一半来自世界知名高校。目前博士后在站人数达 500 余人，博士后激励计划累计入选 347 人，获上海市"超级博士后"激励计划资助人数连续 4 年居市属高校第一位。与此同时，一大批出站博士后走上新的岗位，成为服务医学科技高质量发展的一股强劲"后浪"。

面对从事科研人员的"创新团队"建设，学校通

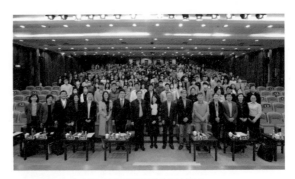

2021 年，上海交通大学医学院博士后交流会

过"1+2"团队模式，促进临床、基础交叉融合，形成由战略创新团队引领、重点创新团队领衔、协同创新团队支撑的科研大团队发展体系，培养了一批具有国际水平的战略科技人才、科技领军人才和青年科技人才，推动科技成果取得新的突破。在一期建设中，据不完全统计，新增国家级人才项目 7 人，上海市级人才项目 31 人；荣获国家科学技术进步奖二等奖 8 项，省部级一等

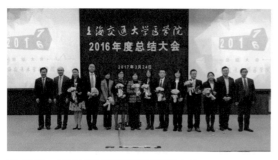

2016 年，上海交通大学医学院年度总结大会

奖 18 项，国家级重大重点科研项目 100 项；各创新团队累计发表国际论文超过 3100 篇，其中在《细胞》《自然》《科学》《柳叶刀》等国际顶尖期刊发表论文共计 10 篇。

针对教学岗位的老师，学校推出了"骨干教师激励计划"。通过构建"团队牵引、首席负责、全程激励、制度保障"的本科教学激励体系，充分整合院校师资队伍，落实教书育人根本，激发教学热情，切实提升教学能力和师资水平。引导学科知识扎实、专业能力突出、教育情怀深厚的优秀教师潜心育人，完善医学教育质量保障体系，开展线上线下混合式教学，助推医学教育模式改革。同时，整合资源打造金课，获得一批国家级教学成果奖、精品课程、教学名师等荣誉。

面向临床队伍群体，学校加强"双百人"队伍建设。聚焦人才、学科、科研"三位一体"的创新能力提升，打造高水平的"研究型医师队伍"和"临床专职科研队伍"，使得青年医师临床科研能力大幅提升。通过"加减乘除"的方式，为人才解绑：在人才激励上善做"加法"，在人才选拔上精做"减法"，在人才培养上多做"乘法"，在人才评估上巧做"除法"。"双百人"队伍在培养期内入选国家级人才项目 23 人，获国家级重大重点项目 44 项，发表高水平论文近 200 篇。

对于管理人员，学校通过管理干部海外组团式专项培训、管理人员激励计划，来进一步激发管理人员的内生动力，提升管理队伍的服务能力和工作效能。

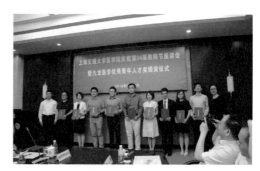

2018 年，上海交通大学医学院庆祝教师节座谈会暨九龙医学优秀青年人才奖颁奖仪式

与此同时，交大医学院全面贯彻落实《深化新时代教育评价改革总体方案》，不断努力打破资历围墙，促进青年人才脱颖而出。坚持"抓关键"与"谋实效"并重，推动人才工作高质量发展；坚持"破五唯"与"立新标"并举，激发人才创新创造活力和潜力；坚持"多元化"与"精准化"兼顾，营造人人尽展其才、人人皆可成才的良好环境。

建立多元分类评价体系，以学术贡献、社会贡献、支撑人才培养情况为评价重点，制定科学合理、各有侧重的人才评价标准。突出教育教学实绩，针对不同类型教学任务，分类设置教学工作评价指标，加强教学质量考核，将课程思政、教学改革、教学研究论文、教学研究项目、教学奖项、临床带教等纳入教师教学评价体系，实施教学质量"一票否决制"。推进代表性成果评价，结合各学科特点，探索论文、教学成果、著作、决策咨询报告、行业标准、成果转化等多种成果形式，将高水平系列成果作为代表性成果，突出评价研究成果质量、原创价值和对经济社会发展实际贡献。健全"三类"
（教师系列、研究系列、实验系列）职称晋升体系，精准推进"六型"分类评价，增设"抗疫一线"、临床研究等系列，打通各类人才成长通道。进一步完善破格晋升和破格导师制度，促进青年人才脱颖而出。近五年来，破格晋升总体通过率达55%，平均年龄35岁，最小仅31岁。

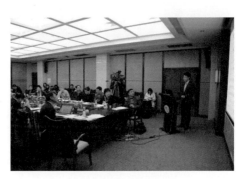

2016年，上海交通大学医学院破格晋升

另外，交大医学院推出荣誉激励体系，对教学、管理、研究这三类人群推出上药杏林育才奖、绿叶管理服务奖、九龙医学优秀青年人才奖，累计激励300余人次，营造了倡导立德树人、教书育人的良好风尚。

交大医学院通过育引并举的人才战略，吸引和培育了许多海内外优秀的高层次人才，探索形成与世界一流大学相适应，符合中国国情，并富有医学院校特点的学科发展模式和体系，加快推进新医科交叉复合型人才队伍建设，临床学科平台建设和人才建设一体化，全面升级人才育引政策，持续完善科学合理的人才评价体系，充分彰显顶尖人才集聚高地效应。

未来，交大医学院将牢固确立人才是第一资源、第一资本、第一推动力的思想，坚定不移地把人才强院作为发展主战略。以吐哺握发、求贤若渴的精神，遵循人才成长规律，全方位支持战略科学家、领军人才、青年人才，构建识才爱才敬才用才的制度体系与生态环境，加快厚植人才优势。提升人才服务能级，最大限度激发人才创新创造活力，让更多优秀人才选择交医、扎根交医，让交大医学院成为人才的事业共同体、情感共同体和价值共同体。

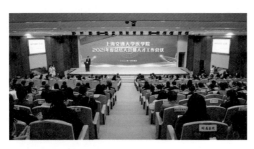

2021年，上海交通大学年度总结大会暨人才工作会议

通过更加成熟的人才制度，更加突出"高精尖缺"的人才引进机制，形成支撑体系的人才培育，营造成长沃土的人才环境，为国家卫生健康事业发展贡献更多更大的交医力量。

（徐袁瑾、朱丽君）

60

两院院士：
科学报国永志不忘
勇攀高峰奋斗不息

作为科学技术方面和工程科技领域的最高荣誉称号，两院院士是推进我国高水平科技自立自强的重要力量。交大医学院目前拥有 21 位两院院士，其中，中国科学院院士 6 人，中国工程院院士 15 人。

交大医学院两院院士始终面向人民生命健康，服务国家重大需求，凭借着深厚的学术造诣和宽广的科学视角，在各自的研究领域攻坚克难、勇攀高峰。他们在交大医学院医疗服务、人才培养、学科发展和科学研究等各个方面，发挥了关键少数的核心作用，成为擎天架海的重要支撑，作出了彪炳史册的重大贡献，是推动交大医学院建设成为世界一流医学院宏伟目标的战略力量。

王振义：让癌细胞改邪归正

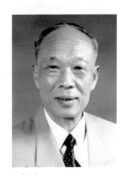

王振义，中国工程院院士，血液学家，国家最高科学技术奖获得者，凯特林癌症医学奖获得者，原上海第二医科大学校长。他利用全反式维甲酸诱导急性早幼粒细胞白血病细胞分化，在临床上极大地提高了急性早幼粒细胞白血病患者的完全缓解率和长期生存率。

王振义

1986年，在上海儿童医院的病房里，死亡阴影包围着一个5岁的小女孩，她高烧、口鼻流血、内脏器官多处感染，生命危在旦夕。她患的正是令人谈之色变的急性早幼粒细胞白血病，是白血病中最凶险的一类，发病急骤，病程短促，死亡极快。在当时的医疗条件下，医生们对此束手无策。王振义的夫人谢竞雄参与诊治这个病孩，她与丈夫王振义讨论时，王振义提出了自己的设想，服用"全反式维甲酸"。

这并不是空穴来风的设想。上海第六制药厂生产的"全反式维甲酸"原本是用于治疗皮肤病的，但王振义团队做了多年实验，在显微镜下可以清晰看到，大量急性早幼粒细胞在这种药物的作用下，奇迹般地"改邪归正"，变成了正常发育的细胞。正因为有大量实验数据的支撑，在征求病孩家属同意后，决定使用全反式维甲酸，与死神做一场搏斗。

王振义夫妇度过了一个又一个焦虑和期盼的日子，奇迹终于出现：小患者服药3天，病情没有继续恶化，一个星期后，原本已烧得神志不清的她睁开了眼睛，一个月后，病情完全缓解……几十年过去了，当年的病孩已经长大成人。这是第一例口服"全反式维甲酸"成功治愈的急性早幼粒细胞白血病案例，引起世界医学界轰动。王振义则毫无保留地将新疗法推广给国内外同行，抢救更多的生命，1995年美国《科学》杂志在报道该科研成果时指出，已有2000例以上的急性早幼粒细胞白血病患者受益。

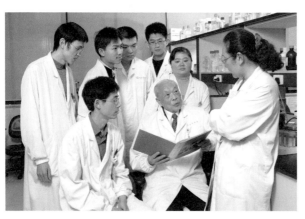

王振义与学生讨论病例

王振义院士不仅在科研上勇攀高峰，作为教师，他培养了陈竺、陈赛娟等院士，并勇于让贤、扶持后辈，即使在耄耋之年，仍坚持更新知识。他一生追求卓越、虚怀若谷、勤奋学习，一切为了患者。他最喜欢与人分享一幅画——《清贫的牡丹》。画中牡丹一改大红大紫，着色淡雅并冠名清贫，看似矛盾，却蕴藏着深刻的道理：做人要有不断攀高的雄心，同时要有正确对待荣誉和自我约束的力量，对事业要看得重，对名利却须看得淡。这不就是王振义人格的写照吗？

江绍基：仁心济世树丰碑

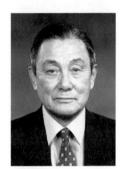

江绍基

江绍基，中国工程院院士，消化病学家，他创立内科学消化专业，进而建立消化研究所，为我国医学事业赶上世界水平做了良好的铺垫；他开拓新领域，组织创办风湿免疫科，为发展我国医学事业做出了不可磨灭的贡献。

1919 年，江绍基出生于江苏无锡，在他的自传中曾经写道："在学生时代就立志尽自己毕生精力为改变我国落后的医学科学做出努力。"1938 年，江绍基以优异的成绩进入上海圣约翰大学，获医学博士学位后在宏仁医院内科担任主治医师。1952 年投身于抗美援朝战争。

1956 年，党中央号召消灭血吸虫病。江绍基穿梭于农村疫区，住茅棚草舍，吃粗粮青菜，常常赤脚走在泥泞的田埂上，全身心投入血吸虫病的防治工作中。在实践中，他提出了急性血吸虫病综合征的标准，提出了血吸虫病性侏儒症这一疾病的概念并阐明其机理，很多侏儒症患者由此获得了劳动能力。此外，他率先采用乙结肠镜观察和研究血吸虫病的结肠病变，针对性地提出了防治方法。当时，锑剂是唯一能够有效治疗血吸虫病的药物。然而，在大规模治疗中，医生们经常会发现一些猝死病例。江绍基和黄铭新、潘孺荪等发现阿托品能够有效治疗锑中毒引发的恶性心律失常。在他们的倡议下，全

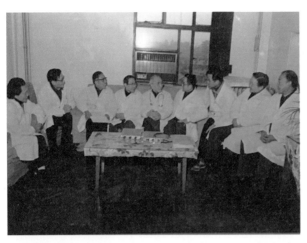

20 世纪 80 年代初，江绍基（左四）与内科医护人员开展病例讨论

国血防工作组以大剂量阿托品治疗锑剂心脏中毒作为常规，使死亡率从 50% 下降到了 10%，挽救了大量血吸虫病患者的生命。

江绍基被赞颂为"万众桃李"，在他 50 年教学生涯中，聆听过他医学课程的学生确有万人之多，其中不少学生已经成为国内乃至国际医学界的栋梁。他不顾高龄亲自上讲台执鞭示教，身患重病直到手术前两天还准备遗传学讲稿。严师出高徒，江绍基对学生要求一丝不苟，每次遇到腹部膨隆疑有腹水的患者，他总要做肛门指检，以排除可能的漏诊。有很多学生和青年医师，早已传闻了他的这个"脾气"，还给他起了一个"肛检"老师的绰号。瑞金医院徐家裕教授回忆说，江老师来查房，学生们是又怕又要跟，但是在查房后休息时，他又待学生们如亲弟妹，江老师经常会打电话给他："家裕，把白大衣脱了去吃栗子蛋糕。"如此的高尚学风，这样亲切的师生关系，奠定了江绍基与学生之间的深厚情谊。

一代名医，报国报民，呕心沥血创业绩；

万众桃李，继师遗愿，齐心协力展宏图。

人世楷模，容得五湖四海，德高望重；

医界泰斗，读过千宗万卷，功垂业就。

这两副挽联是江绍基的学生莫剑忠教授为其追悼会撰写的。对江绍基整个一生的医术、医德、学识、人品和贡献、成就进行了高度的概括和确切的评价。

顾健人：双螺旋线谱上的作曲者

顾健人，中国工程院院士，肿瘤分子生物学家，在国际上首次发现了肝癌的活化癌基因谱，获国家科技进步二等奖、卫生部科技进步一等奖。深透灵魂、富寓哲思的古典音乐是顾健人院士的酷爱。对于自己从事的肿瘤科学研究，他有着极富音乐性的理解："DNA 中的 AGCT 四种碱基，排列组合，形成千变万化的遗传密码，就如同琴键上 12 个音阶的变幻组合，呈现出各种不同的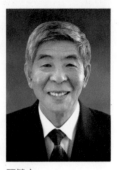旋律与乐曲。"顾健人院士就是这样一位以"AGCT 四个碱基"为音符，在双螺旋线谱上创作的科学家。

顾健人

1932 年，顾健人出生在苏州，他的父亲是一位颇有名望的医生，因此他从小就立志从事医学事业。1954 年，顾健人被分配到上海市肿瘤医院做病理科医生，他原本以为病理科医生就是他的终身职业了，可是生命的交响乐再一次变奏。1958 年，组织上要他参加筹建上海市肿瘤研究所，任务是进行肿瘤的病因与发病机理的研究。这一任命令他深感原先学过的病理学知识远远不够用。而此时，他也渐渐萌生了一个想法 —— 用病理解决肿瘤的诊断。当时双螺旋理论刚刚提出，遗传物质的本质仍在争议之中，顾健人对此产生了浓厚的兴趣，迷恋上了"AGCT"这四种碱基。

20 世纪 80 年代，国际上普遍认为是一个或者两个基因的突变造成了细胞的癌变，顾健人对此提出了质疑。他首次报道了肝癌存在多种原癌基因及生长因子受体基因的激活。他认为癌症并非单一基因改变所致，是一群基因决定了癌的发生及其发展。他带领团队经过数年努力，相继发现了包括 N-ras、c-myc、c-est2、IGF-II 受体及 CSF-1 受体等 7 种癌基因及相关基因有异常的激活，成为肝癌相关的癌基因谱；提出了人肝癌的发生不可能仅由于一两个基因的改变，而是存在一个异常的激活的癌基因谱。顾健人所在实验室是国

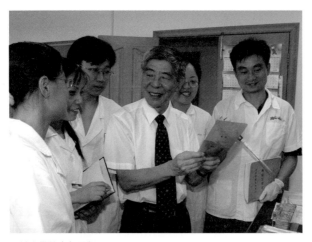

顾健人带教青年医师

际上最早提出多基因参与癌发生的实验室之一，顾健人当时的相关研究成果被授予卫生部科技进步一等奖、国家科技进步二等奖。他回顾这段历程时说："20多年过去了，癌症已被公认为多基因参与的疾病，涉及癌发生的基因已远远不止以上几种。癌症是涉及一大群基因激活和失活的'网络性'疾病。"

"科研生涯如登山，走不尽的路，爬不完的山，刚攀上高峰，才知顶峰还在前头。"顾健人院士和他的同事们有着为科学事业甘于寂寞的勇气，在肿瘤的科研之路上不断奔跑。科学的最高追求是达到艺术的境界，顾健人院士手持科学的笔杆，在 DNA 的双螺旋线谱上，创作着优美动人的乐章。用他自己的话来说：科学，对于个人来说，永远是一曲未完成的交响乐。

曾溢滔：中国基因诊断的开拓者

曾溢滔，中国工程院院士，遗传学家。长期致力于人类遗传疾病的防治以及分子胚胎学的基础研究和应用研究，为我国基因诊断研究和胚胎工程技术的主要开拓者之一。曾获得全国先进工作者、全国五一劳动奖章、上海市科技功臣、何梁何利科学技术进步奖、中国动物生物技术杰出贡献奖等荣誉。

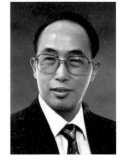

曾溢滔

1978 年，改革春风吹遍神州大地，曾溢滔也迎来了自己的"春天的故事"。"我受上海市卫生局委托，在上海市儿童医院筹办了一期医学遗传学习班。邀请了几位著名教授前来授课。为配合授课，在上海市儿童医院的烧伤病房临时布置了一个示教实验室，这就是后来的上海市儿童医院医学遗传研究室。"40年后的今天，曾院士说起往事记忆犹新。研究室设备十分简陋，而且刚成立第三天，就接待了一位贫血原因不明的外国女留学生。他回忆说："我和夫人黄淑帧带着年幼的女儿曾凡一吃住在实验室，靠着一台自己制作的高压电泳仪，完成了患者的血红蛋白一级结构分析，诊断她罹患一种新型地中海贫血。"

这项成果引起国际同行的注目。"由于我们在异常血红蛋白化学结构研究的贡献，以及和全国70多家兄弟单位合作的成果，1982年我们获得了美国国立卫生研究院（NIH）的科学基金（RO1）。"曾溢滔回忆道。从此，这个小小的研究室走上了国际科技竞争的舞台。在血红蛋白化学结构与功能研究的基础上，研究室从 α - 地中海贫血基因诊断开始，在国内率先完成了多种遗传病的基因诊断和产前诊断，奠定了在遗传病基因诊断领域的科学地位，研究室也改制为上海医学遗传研究所。

20世纪80年代中后期，曾溢滔的学术生涯发生了一次重大的转折，他将医学遗传学和分子生物学技术嫁接到农牧业研究的新领域，开展转基因羊的研究，曾溢滔、黄淑帧夫妇分析了经典的转基因动物技术路线上的缺陷，创建了以"整合胚移植"为技术基础的转基因羊的全新技术路线，运用这套技术路线，乳汁中具有人凝血因子 IX 活性的转基因山羊于1998年问世；携带人血清白蛋白基因的转基因试管牛于1999年降生。上述成果连续两年被两院院士选为"中国十大科技

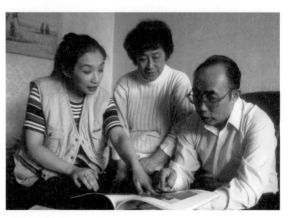

曾溢滔（右）

进展"，载入北京《中华世纪坛》。

他的女儿曾凡一从小在实验室长大，赴美国学成回国后，也秉承父母的科研报国志愿，三年前接任上海医学遗传研究所所长，深入开展早期胚胎发育研究。目前已经成为遗传学领域杰出的青年科学家。

陈竺：攀登科学巅峰 肩负祖国重托

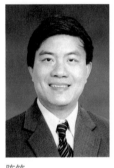

陈竺

陈竺，中国科学院院士，分子生物学家，现任十三届全国人大常委会副委员长，农工党中央主席，中国红十字会会长。他出身名门，磨砺勤学、奋斗不息。1978年，作为"赤脚医生"的陈竺被推荐到上海第二医科大学附属瑞金医院血液研究所进修，在医学殿堂中遇到恩师——著名血液学专家王振义教授，从此与白血病结下不解之缘。

1984年，陈竺在导师王振义推荐下，被选送为新中国成立后我国首批赴法国担任外籍住院医生的候选人，前往法国巴黎的圣·路易医院血液病研究所进修，并攻读分子生物学博士学位。异国他乡求学之路充满艰险，他克服种种困难，多篇论文发表于国际著名杂志，最终与夫人陈赛娟一同获得法国巴黎第七大学科学博士学位。在毕业论文的封面上，陈竺工整地写上"献给我的祖国"。

1989年，陈竺与陈赛娟守护着价值10万法郎的科研试剂踏上了归国航班。回国后，他第一时间开始考虑如何着手实验。在科研条件不发达的情况下，陈竺应用分子生物学技术进行急性早幼粒细胞白血病染色体易位 t（15；17）及所形成的致癌基因的研究，发现了一种变异型染色体易位 t（11；17）导致的融合基因，并在转基因小鼠上证明其具有致白血病能力，由此阐明了急性早幼粒细胞白血病的发病原理和维甲酸诱导分化治疗白血病的作用机制，并很快有效指导临床治疗，为白血病患者创出了一条生存之路。

1993年，陈竺申请成立了"上海市人类基因组研究重点实验室"，引进建立了较完整的基因组研究体系，克隆了一批白血病的相关基因，在国际一流杂志发表一批有影响力的论文，在人类疾病相关基因研究方面作出突出贡献。作为我国基因组

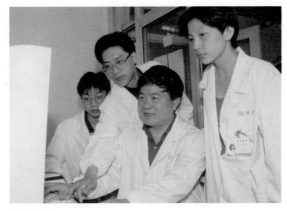

陈竺与学生

科学研究的先行者，陈竺承担拷贝法国巴黎分子遗传学研究所人类多态性研究中心酵母人工染色体基因库基因——YAC 文库，总克隆数 100 000 人的文库，每天工作 14 小时，不顾失眠，连日紧张工作，最终完成所有 YAC 文库拷贝。

1995 年陈竺当选中国科学院院士后受命组建国家人类基因组南方研究中心和参与规划疾病基因组学的"973"项目。2000 年 10 月出任中国科学院副院长，2007 年 6 月出任中国卫生部部长，肩负祖国和人民的重托，智慧和责任是他心系民生的指路明灯。

张涤生：80 高龄完成中国首例缺损胸骨修补术

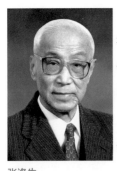

张涤生

张涤生，中国工程院院士，整复外科学家，中国整复外科事业的创始人和开拓者，被誉为中国"整复外科之父"。毕生致力于整复外科事业的开创和发展，为中国整复外科医学跻身于国际先进行列作出了卓越的贡献。

胸骨裂畸形是一种罕见的先天性畸形，它压迫胸骨前壁，使两侧肋骨在中央部位合拢、融合，把心脏挤出胸腔。1996 年 2 月，张涤生在《报刊文摘》上读到一篇文章，得

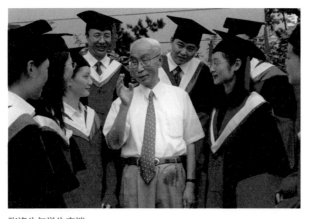

张涤生与学生交谈

知湖北省仙桃县的 9 岁小女孩吴青不幸患上了这种疾病，全家跑遍全国各大医院，均被拒绝救治，只好通过报纸求救。张涤生设法联系到这个不幸孩子的父母，请他们来上海第九人民医院就诊。

根据丰富的临床经验，张涤生判断小姑娘的症状属于先天性胸骨裂畸形合并腹壁疝突出症。他立即查阅国内外文献，了解到世界上当时只有 44 例这种畸形病例的记录，而中国还没有记录。

令人担忧的是，多数先天性胸骨裂患者同时会合并心脏畸形，所以为这类患者做手术非常困难。在当时已经掌握的 18 例此类手术中，只有 1 人存活。虽然深知手术的危险性，但张涤生对远在湖北农村的小女孩深怀同情，80 岁的他决心收吴青住院，亲自为小姑娘做手术。

对吴青手术的关键，是为心脏再造坚实的屏障。保险起见，张涤生设计了双重"盾牌"。首先是"骨盾"，选择髂骨作为骨片来源。术前测量胸骨裂两侧软骨缘的间距，最大处宽约 6.5 厘米，长约 9 厘米，若切取肋骨，势必对患儿造成较大损伤，术后被吸收的可能性也较大。而取腰带下方的髂骨，其中央区的骨组织骨质坚实、厚度均匀，且不会损伤骨化中心，不会影响日后行走。其次是"肉盾"，即通过局部皮瓣转移来覆盖髂骨，重建胸壁。

1996 年 4 月 2 日上午 8 时。在张涤生的指挥下，吴青在上海第九人民医院的手术室里开始接受手术，历时 6 个小时后，手术顺利完成。4 月 4 日，张涤生查房后宣布吴青已平安度过危险期。4 月 10 日，张涤生正带领几位医生到病房看望吴青时，收到中国工程院寄来的通知书，"祝贺你当选为中国工程院院士，此为国家科技工程领域最高终身称号，特此祝贺"。一位八旬老人用他的工作和成绩证明了他所获得的殊荣当之无愧。

吴青手术成功后，国内外媒体广泛报道，称张涤生又创造整形外科领域的一个奇迹。3 年后吴青回上海第九人民医院复查，植入的骨片质地致密，生长良好。

1996 年，张涤生以 80 岁高龄，创新性地完成了中国医学史上第一例胸骨缺损移植修复手术，震撼了整个世界。

杨胜利：业以才成 德以才广

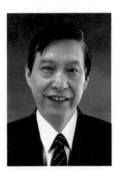

杨胜利

杨胜利，中国工程院院士，生物技术学家。长期从事基因工程在酶、发酵和制药工业中的应用研究和开发，他主持的青霉素酰化酶基因工程研究，建立了基因克隆和表达系统，并采用 DNA 体内重组技术提高质粒的稳定性，优化了宿主和表达的条件，构建了高稳定性、高表达的基因工程菌。

杨胜利从小品学兼优，考大学时，选择了生物化学工程中的抗生素专业，大学毕业后杨胜利来到了科学院药物所抗生素室工作，他立刻被这个专业深深地吸引了，并全身心地投入这一领域。他似乎具有一种特殊的嗅觉，能够敏锐地察觉出自己的方向，并坚定地沿着这一方向走下去。

国际上从 20 世纪 70 年代初，就开始兴起生物技术，它是在分子生物学、细胞生物学等学科的基础上发展起来的，其中以基因工程为核心技术。基因工程可打破物种的界限进行基因转移和分子育种，按人类的愿望生产出更多更好的生物产品和生物品种。医学上通过生物工程可以生产出大量廉价的防治人类疾病的药物。杨胜利在美国加州大学潜心学习，前两年的时间主要是

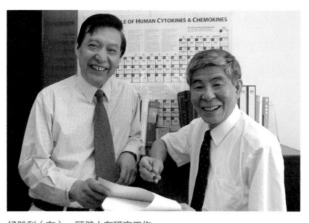

杨胜利（左）、顾健人在研究工作

打基础，他学了各种各样的基因工程、DNA 相关技术。根据国家的需求、自己的学术背景，他决定做青霉素酰化酶基因工程研究，这是发展抗耐药菌半合成青霉素的关键技术之一。回国过美国海关时，检查人员对杨胜利的两个箱子特别关注。其中一个泡沫箱子是保温的，里面放了很多工具酶和试剂，是他从国外带回来准备做实验的，当时那些专业用品从国内采购非常困难，还有一个箱子，沉甸甸的，海关人员特意把那个大箱子打开验箱，原来是满满一箱的专业书籍。后来有人问杨胜利，当时国外的研究条件比国内优越得多，是否想留在国外，杨胜利毫不犹豫地说，当时就是一心想着学成后就马上回来，没有什么其他的念头。这就是一个心系祖国的科学家最朴素和本能的想法，却又是如此强烈。

杨胜利才高行厚、诲人不倦。他对学生并不严厉，学生们却都很怕他。其实，这种"怕"并不是真的害怕老师，而是对老师的一种敬重。正如他的学生所说："杨老师以自己的言传身教为我们树立了最好的榜样，一个像杨老师那样真正具有科学精神的科学家，无论在为人上，还是学识上，都有着我们无法企及的高度。"他总争分夺秒地阅读各类文献，阅读量之大之广，对国际前沿科技的了解和熟悉程度让人望尘莫及。学生们最佩服杨老师看问题的高度。在遇到科研中停滞不前的难题时，他总是能一针见血地切中要害，指出问题的症结所在。

在杨胜利看来，凡是对国家、对人民、对老百姓有益的事情，都应该是他们科研的对象，生命不止，攀登不息。

邱蔚六：享誉国际的口腔颌面部肿瘤"克星"

邱蔚六，中国工程院院士，口腔颌面外科学家，中国口腔颌面外科的重要奠基人和开拓者之一。从医60余年，他为"中国式口腔颌面外科"创造了诸多"第一"，挽救的患者难以计数。他曾经获得"何梁何利基金科学与技术进步奖"、第一届"中国医师奖"、国际口腔颌面外科"杰出会士奖"、国际牙医学院"Master"（大师）称号。

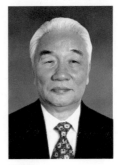

邱蔚六

口腔颌面部疾病，尤其头颈肿瘤，一直是危害人类健康的重大疾病之一，而侵犯到颅底的晚期颌面部恶性肿瘤一度被视作医学"禁区"。邱蔚六解释道："颅底就好像脑中的一层楼板，楼上是神经外科的范畴，楼下是口腔颌面外科的范畴，但是当中的这层楼板一直没人敢管，因为危险系数相当大。"

1977年底，一位身患颞下窝肉瘤的患者找到邱蔚六，彼时肿瘤已侵犯其颅底，肿瘤导致的神经疼痛使这个30岁的年轻人痛不欲生。目睹患者被折磨，邱蔚六白天查阅文献，晚上解剖研究，每天工作10小时以上，有次啃着馒头就睡着了。经半年摸索，一套侵犯颅底口腔颌面部恶性肿瘤手术方案终于出炉。1978年6月，邱蔚六与尚汉祚终于将手术刀探进了颅底这块"禁区"，经过7小时的"鏖战"，这位年轻患者的肿瘤被完整切除。术后患者康复出院。这台手术犹如

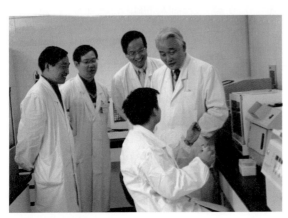

邱蔚六指导年轻医生

一把利剑，为晚期颌面恶性肿瘤患者开辟了一条生路，也为口腔颌面外科开出一片新天地。

邱蔚六在口腔外科领域的"首创"还有很多，绝处逢生的病例难以计数，也因为他的工作，世界口腔颌面医学界认识了"上海九院"。2009 年，国际口腔颌面外科医师学会将其最高奖项"杰出会士奖"授予时年 77 岁的邱蔚六。此前，全球只有 5 人获得过这一目前世界口腔颌面外科领域的最高荣誉奖项，在亚洲，邱蔚六是第一人。

陈赛娟：科研巾帼 绚丽风景

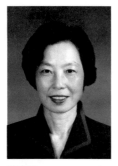

陈赛娟

陈赛娟，中国工程院院士，细胞生物学家。从事白血病的细胞遗传学和分子遗传学研究，建立和发展了一整套白血病分子细胞遗传学和分子生物学诊断标志体系，世界杰出女生物学家奖提名奖获得者。

1968 年，17 岁的陈赛娟被分配到上海第五丝织厂，成为一名纺织女工，虽然劳动辛苦，却从未放弃学习梦想。工厂离家较远，每天需步行 45 分钟到厂里，其间要路过坐落在重庆南路的上海第二医学院，看到校园里的师生们，陈赛娟非常羡慕。没想到梦想竟然变成了现实。1972 年，厂里将唯一一个上大学的名额给了勤奋好学的陈赛娟，就这样，陈赛娟被推荐进入上海第二医学院，实现了走进大学校园的梦想。

1978 年，陈赛娟顺利考取了瑞金医院血液学专业硕士研究生，成为"文化大革命"后的第一批女研究生。这一届的血液学研究生一共只招 2 名，除了陈赛娟，还有一个便是陈竺，两人师从血液学著名教授王振义。导师曾经这样夸奖过她："赛娟不逊于陈竺，不远的将来，她肯定也会成为一名院士。"王教授之所以如此自信地预言，是因为他清楚这位女弟子有的不仅仅是机敏聪慧的良好科研素质，在她身上还蕴含着一种坚韧不拔的品质，那是成就一名优秀科学家不可缺少的。

1989 年，陈赛娟以最佳评分通过论文答辩，获得法国巴黎第七大学科学博士学位。陈赛娟的法国导师则开玩笑地

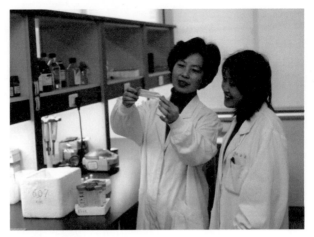

陈赛娟在实验室

说："我不能直接称她是居里夫人，但她是一个非常有韧性的女性，与居里夫人相像。"获得博士学位后，陈赛娟决定回国，她说："即使一无所有，我们也要回国。原因很简单：科学无国界，科学家却有祖国。"

回到上海血液学研究所，陈赛娟、陈竺和恩师王振义一道，携手开展白血病细胞分化和凋亡诱导的分子机制研究。1990 年，陈赛娟和同事们在临床上发现了 17 号染色体的维甲酸受体与 11 号染色体上的一个基因发生融合，形成了一个新融合基因，她继而克隆了这一新基因，并将之命名为早幼粒细胞白血病锌指蛋白基因（PLZF）。这是中国人在生命科学领域发现的第一个人类疾病基因。在科研过程中，陈赛娟用现代研究的手段，科学地陈述了中药砒霜的机制，发现砒霜与全反式维甲酸一样，都作用于急性早幼粒细胞白血病致病基因产物，相关的第一篇文章刊登在 1996 年 8 月 1 日的《血液》上，第二天，国际著名杂志《科学》进行了专题报道。

陈赛娟的成功令人瞩目，有人将之称为"陈赛娟现象"。正如陈赛娟本人所说："我首先是科学家，然后才是女性。女性只有自尊、自信、自立、自强，才能真正得到社会的承认，也才是一个完整的女人。"

项坤三：选择了一条不平坦的路

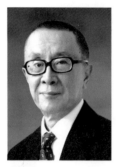

项坤三

项坤三，中国工程院院士，内分泌代谢病学家。长期进行华人 2 型糖尿病分子遗传学研究及糖尿病分子病因学系列研究，被同行誉为"中国糖尿病研究的领军者"。

20 世纪 80 年代，世界上对糖尿病的分子生物学研究还处于空白时期，项坤三选择了一条还未有人留下足迹的崎岖山路。1985 年，年近 50 岁的项坤三考取了世界卫生组织奖学金赴美留学，怀着强烈的民族自尊心和爱国心，他把"中国人糖尿病的分子遗传学"作为研究课题。项坤三有一个心愿：让中国跻身于国际糖尿病分子遗传研究的先进行列。在美国进修期间，项坤三始终牢记自己是一名中国共产党党员，在向院党委写的 40 多封信里，充满对党、对祖国的一片赤子之心。在一封给院领导的信中，项坤三这样写道："我选择了一条不平坦的道路。也许是我本性难移的缘故吧，我喜欢憋着一股劲向前走。到了美国以后，我看到了我国医学科研的落后状况，也看到了我们完全有可能赶上世界先进水平的前景。只要我们刻苦、不自满，我们的社会主义制度一定可以使我们的医学科研发展得更快。"朴实无华的语言中，闪耀的是一名党员医生对医学科学追求的百折不挠、勇往直前的精神。

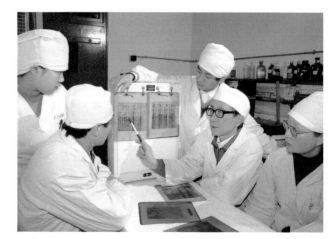

项坤三与同事

在国外充分学习、掌握最新知识和技能后，项坤三回到了上海交通大学医学院附属第六人民医院，从零开始，克服重重困难，在极短的时间内组建起了糖尿病分子生物学实验室。当时是改革开放初期，但项坤三已想到中国社会经济和人民生活水平的增长有可能导致糖尿病和相关代谢病、合并病的患病率增长。当时，中国糖尿病患病率仅为1%，远低于发达国家，但他大胆预测中国人的糖尿病患病率将在短期内追上发达国家。于是，他带领团队全面开拓国内糖尿病研究新领域，不断完善临床糖尿病病因诊断、病理生理状态分析、代谢监控及防治措施规范，使临床糖尿病防治规模不断扩大。在此基础上取得了一系列丰硕成果，发表论文300余篇，仅以第一完成人获得的科技奖项计算，从1991年起，项坤三获国家、卫生部或中华医学会以及上海市科技进步奖共11项。

项坤三院士是一位医德高尚、治学严谨的学者和名师，对科学执着追求，对工作严谨勤奋。他以自己对党的忠诚和奉献在科学道路上默默耕耘，不计名利，勇攀高峰。

戴尅戎：把解决患者的难题作为永远的追求

戴尅戎，中国工程院院士，骨科学和骨科生物力学家。从事骨科学和骨科生物力学研究，是中国著名的骨外科和骨科生物力学专家、形状记忆合金医学应用的奠基人、中国人工关节领域的开拓者之一。

20世纪80年代末，身为附属第九人民医院骨科主任的戴尅戎，每次为骨肿瘤患者做完手术后，内心深处总会感到隐隐不安。这些必须切除大段骨头甚至截

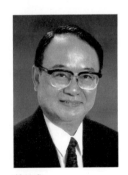

戴尅戎

肢的患者，尽管保住了生命，但也落下了终身残疾，有的永远只能与病床和轮椅为伴。戴尅戎不由得想，能不能用大段的定制人工关节，替换那些

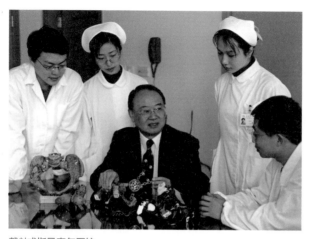

戴尅戎指导青年医护

被切除的骨头以便提高这些患者的生活质量？然而，当时通用的假体，很难符合患者的不同需要，个性化假体需要去国外定制且费用昂贵，如果能够节省费用而且提供质量优良的假体，对患者、家庭和社会都将是福音。

　　一向喜欢挑战的戴尅戎，决心通过科研为患者设计和制作便宜适用的定制型人工假体。但这样的系统工程靠一己之力是远远无法实现的。人体骨骼精密复杂而又各不相同，要设计出符合个体需要的人工骨骼并成功地植入人体，需要医学与工程学、生物力学、材料学等诸多学科的结合。这种多学科的交叉研究，进展异常艰难。从 20 世纪 80 年代初，戴尅戎的骨科实验室就一直有工程师在室内工作，没有间断过，在这里，医学与工程学、材料学和其他前沿学科，一次次实现了成功联姻，一个个身处绝境的患者也因此获得了重生：曾为一例距骨肿瘤的患者施行了量身定制的全距骨全踝关节置换术，术后 40 年，患者仍能自如地下蹲、行走，上下楼和骑车；1999 年，应用 3D 打印技术，为一例 50 岁的先天性髋关节脱位的患者施行定制型人工髋关节置换术，使患者得以重返工作岗位并到新疆、西藏和欧亚多个国家旅游……

　　戴尅戎对患者有深厚的爱心，理解、同情患者的痛苦，如果不把解决患者的难题作为一种追求，不努力就放弃，那创新也就不存在了，因此戴尅戎一直说他创新的原动力其实来自患者。他每一次做出选择，都喜欢把自己逼入艰难困苦的境地，而每一次走出困境，他又能征服一座医学高峰，领略到"一览众山小"的无限风光。

王红阳：不言弃的奋斗人生

王红阳，中国工程院院士，肿瘤学、生化与分子生物学家，长期从事肿瘤信号转导的基础与临床研究，在肿瘤医学研究方面有重要建树。

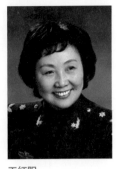

王红阳

17 岁那年，王红阳在部队成了一名卫生员，通过不懈努力和主动争取，获得参加高考资格并以优异的成绩成为一名医学生，毕业后，作为临床医生的她很快就在工作岗位中崭露头角，但是很多时候对肿瘤疾病却束手无策，她发觉单纯地当一个临床医生已经无法实现她治病救人的愿望，只要基础研究没有突破，那么医生在很大程度上其实是无能为力的，于是她开始关注生物学、细胞学等医学前沿领域的最新动态。1989 年，王红阳以优异的考试成绩获得了留学德国的机会，开始从事基础研究，她完成了从一名卫生员到医生，再到基础研究学者的转变，成就了一段华丽转身。

留学期间，王红阳深知我国是肝病大国，又是世界上肝癌高发地区，肝癌治疗困难，病死率高，被称为"癌王"，于是她毅然选择对"癌王"发起全面挑战。1995 年 6 月 1 日，是王红阳生命中最刻骨铭心的日子，经过 500 多个日夜的反反复复的实验，王红阳终于发现并克隆出了一个新的基因——胞浆型酪氨酸磷酸酶，是当时人类发现的磷酸酶基因中最大的一个，有 8 000 个碱基。当她兴冲冲向导师报告时，导师却说这个新基因被一名日本科学家刚在一个星期前发现了——载入史册的是日本科学家命名的名字，叫 BAS，王红阳一下子懵在那里，脑子里一片空白。王红阳泪流满面，但是第二天她又开始了新的长征。她把自己关进了实验室，吃、住、学习，死死地钉在那里，陷在那里。1996 年初冬，王红阳终于在世界上首次从胰腺癌中克隆出 PCP-2，即受体型酪氨酸磷酸酶，并提出 MAM 型酪氨酸磷酸酶家族新的概念，这一成果获得国际专利，并以王红阳的命名在世界人类基因库登陆。之后，王红阳与她的同事

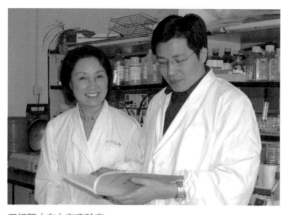

王红阳（左）在实验室

又陆续发现了许多新的重要功能基因，丰富了人类对基因的认识。

经过了生命中的起起伏伏，品尝过了失败的苦涩，成功的甜蜜，找到了一条可以为之坚持奋斗一生的道路，王红阳的生命中有着对人类生命的尊重，有着对理想的执着，有着永不言败的豪气，唯独没有对名利的追逐，没有轻言放弃的颓唐。

宁光：中国内分泌因为有他更强大

宁光，中国工程院院士，内分泌代谢病学家，在内分泌代谢病的基础及临床研究方面有着突出的临床及科研成绩，为推动中国内分泌代谢病事业发展及国际地位的提升做出了积极努力。

内分泌学会能人辈出，以前也曾有过文人相轻的个别现象，但是内分泌人都因宁光的乐于助人和大气包容而心悦诚服。有一次，外地一家医院想派人来学习附属

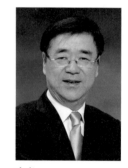

宁光

瑞金医院最新的一项实验室技术，这种操作不像临床技能那样需要经验，抛开理念不谈，操作技术很容易就能学会，科室里有医生担心从此己方就少了一个拳头产品，但是宁光很高兴地接受了对方，并认为别人的进步可以促使我们更向前进。因为他的大气谦和，团结了所有中国内分泌人，在宁光教授任中华医学会内分泌学会主任委员的时候，他成功地申办了 2016 年的国际内

分泌年会，这也是每个内分泌人梦寐以求想要参加的盛会第一次在中国举行。

　　宁光还为中国内分泌学科做了许多突破性和开创性的工作，他推动成立了内分泌中国医师学院，并带头编写教材、设计考题，对全国的内分泌医师进行培训和考核，以期使得国内基层内分泌医生的诊断和治疗都达到规范和统一；他组织了地级市内分泌医生联盟，培养他们的临床研究能力，以提升全国内分泌医师的整体水平；在他的推动下，附属瑞金医院内分泌诞生了一本国家核心期刊——《中华内分泌学杂志》，以及亚太地区最重要的国际糖尿病SCI杂志之一—— *Journal of Diabetes*。"中国内分泌因为他而变得更强大"，上海医学会内分泌学会候任主任委员王卫庆教授如此评价。

　　"我们的成就应该和中国的地位相匹配，国家富强了，内分泌学科也应该在国际上发出中国声音，也应该有与国力匹配的国际地位。"宁光身体力行，他带领的团队因为创新性的临床、科研以及大样本的研究工作，产生了糖尿病危险因素调查、双酚A研究、白色脂肪棕色化等一系列国际瞩目的成果，引起国际学界高度重视，也使得中国内分泌学研究跻身国际领先行列。

　　胸有凌云志，勇向险峰攀。宁光始终如一，他不会因为艰难险阻，而动摇攻关克难的决心；他不会因为过往功勋，而收敛不懈追求的热情，更不会因为功名利禄，而迷失奋斗拼搏的方向。医学因为有他而更精彩！

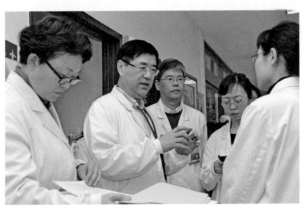

宁光在病房

张志愿：理解互信，勇担风险，给予病患生的希望

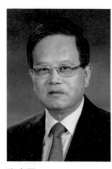

张志愿

张志愿，中国工程院院士，口腔颌面外科学家。从事口腔颌面部与头颈部肿瘤的诊治，尤其擅长口腔颌面部晚期恶性肿瘤侵犯颅底的颅颌面联合切除术、侵犯颈动脉的颈动脉移植术以及口腔颌面头颈部血管瘤、大型血管畸形的诊断和手术治疗，中国特色口腔颌面外科传承和发展者之一。

张志愿一直认为，医生眼中不但要有患者的病灶，更要理解患者的需求，作为医生，要将患者当成导师，感谢患者的信任，没有患者，哪里还能体现出医生的水平？

有一次，一位钢琴演奏者被查出患有口底癌，由于肿瘤已经转移到口底和颈部淋巴结，手术风险很大，为安全起见不建议手术，但是患者说自己作为一名钢琴演奏者，希望保留艺术生命，所以强烈要求手术，说即使自己倒在手术台上也心甘情愿。面对患者强烈的求生欲望和赤诚的信任，尽管明白这样的手术意味着怎样的风险，张志愿还是答应了患者的请求。张志愿组成了6人的手术团队，经过反复讨论制订了周全的手术方案，最终历时23个小时完成了这场艰难的手术。手术成功了，这位钢琴家在两年后又重新登台弹起了他心爱的钢琴。

团队骨干医生后来在法国召开的国际口腔颌面外科大会上报告了这一病例后，引起了全场轰动，不久，顶尖的《口腔颌面外科杂志》也发表了该病例的学术论文。张志愿认为做医生就该这样，患者是第一位的，挽救患者的生命是天大的事。

从一名初中生、工农兵学员，一路成长为院长、国家重点学科带头人、院士。张志愿的敢于承担和勇于挑战，是他成功的源动力。无数场艰巨手术的积累，敢啃别人不敢啃的硬骨头，让他所带领的团队在相关领域达到国际

先进水平，完成了一个个"不可能"，并让中国式口腔颌面外科逐渐赢得了世界掌声。

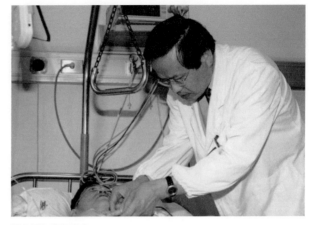

张志愿为患者检查

张志愿凭着手里的一把刀挽救过许多患者的生命，而他最大的心愿却是，有一天患者不再需要手术，他能"扔掉"手里的这把刀，让患者少吃苦头，甚至只需要服用个体化的药物就能战胜肿瘤。为着这个目标，他一直在路上。

陈国强：一诺千金 勇往直前

陈国强，中国科学院院士，病理生理学家。1993 年 7 月，考入上海第二医科大学，获得博士学位后进入附属瑞金医院上海血液学研究所工作。1999 年，陈国强破格晋升为研究员后，又去美国访学深造两年。2001 年底，作为中国科学院"百人计划"入选者，他成为刚成立的中国科学院上海生命科学研究院－上海第二医科大学健康科学研究所的重要一员。2002 年，他又兼任了上海第

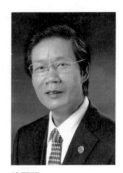

陈国强

二医科大学病理生理学教研室主任一职。此时，教研室仅有员工 10 人，科研固定资产和研究经费奇缺，更缺乏国际学术成果。陈国强带领着团队，开始了新的创业征程。

陈国强说："当年我去基础医学院病生室，就是一个博弈。我找当时的校

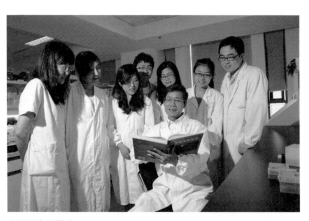

陈国强指导学生

长借了 70 万元装修和武装实验室，我跟他承诺如果这个教研室没有发展，我拿我自己的住房来做抵押。5 年内，病生室科研经费要达到 500 万元以上，科研设备价值 500 万元以上，有一批高质量论文发表于国际一流学术刊物，带出一批至少能承担国家级自然科学基金项目的科研队伍。如有一项达不到，我第一个下岗，卷铺盖走人。"

仅仅 3 年时间，陈国强领衔的病生室创建了细胞生物学、生物化学、分子生物学和蛋白质组学实验技术体系，并成为教育部重点实验室。从几乎没有科研课题，到承担了 20 多项国家和上海市的科研项目，总固定资产超过 1500 万元，总研究和建设经费达 1600 万元，在国际重要专业学术刊物上发表 20 多篇论文。用了 5 年的时间，病理生理学就变成了国家重点学科。

他当时的学生顾志敏说："我们实验室能够这样一步一步地发展到今天，离不开他的领导才能，我们这么一个团队，能让每个老师和学生，经营好各自的一亩三分地，已经非常不容易了，但是陈老师就像一支球队的主教练一样，能让每个球员，在各自位置上施展自己的才华。"顾志敏还说："跟陈老师做事情真的是很辛苦的，他精益求精，稍有他觉得不够格的地方，就会狠狠批评你，但是他在工作之外对你又是那么亲切，你会觉得他是一个做事情的人，然后又很有凝聚力的一个人。"

正因为他的精益求精，他的承诺一一兑现。陈国强说："我觉得我自己一定要把自己逼上梁山，我做事的一个原则，要把自己逼到没有退路。没有退路，就有一种冲劲，我敢于往前冲。"

谭蔚泓：用聪明的分子，将癌细胞精准识别出来

谭蔚泓，中国科学院院士，分析化学与化学生物学家。他长期从事生命分析化学和化学生物学研究和教学工作，解决了分析化学与生物医学交叉领域中的一些关键科学问题，在国际生物分析化学领域有着重要的影响。

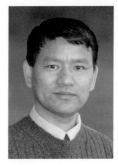

谭蔚泓

传统的化疗药物无法将癌细胞和正常细胞区分开，在杀死癌细胞的同时也会将正常细胞杀死，毒副作用大。为了破解这一难题，谭蔚泓和他的团队一直致力于寻找一种"聪明"的分子，既能杀死癌细胞，又不误伤正常细胞。这种聪明分子就是核酸适体。

核酸适体可在实验室进行筛选、合成、修饰。可以用核酸适体，更灵敏地检测血液样本里的癌细胞。基于此，谭蔚泓提出了系列核酸化学和生物医学应用的新原理和新方法，首次提出了核酸适体－细胞筛选方法，而后，他将核酸适体从基础研究推向应用研究，"纳米火车"横空出世。

"纳米火车"采用"火车"式设计，可一次性携带多个药物分子，有助于缩短患者的治疗周期，降低治疗成本。同时，由于核酸适体可与目标物质或细胞高特异性地结合，由它构成的"火车头"可精准地将药物输送至癌变区域，避免对正常细胞的"误伤"，精准性大大高于传统的化学抗癌药物。而且，整列"火车"由生物分子组成，毒副作用也非常小，

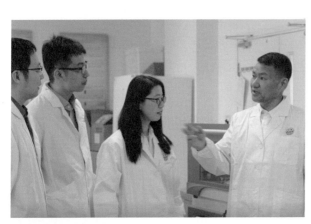

谭蔚泓（右）在实验室

可大大减轻癌症患者化疗的身心痛苦。

谭蔚泓从事研究与核酸适体相关的三个药物已经做完了安全评价，已在进行相关的临床试验。同时，中国科学院和浙江省肿瘤医院无缝对接，全面融合发展，在推动肿瘤发生、发展的机理认识、早期诊断、靶向治疗等领域，都有了实质性进展。

黄荷凤："走出去"，取回"真经"

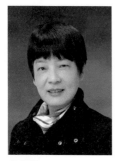

黄荷凤

黄荷凤，中国科学院院士，生殖医学家。她第一次出远门，是1990年去香港大学玛丽医院学习——那时去中国香港还要拿英国签证。她在香港最大的感受，就像歌词里唱的那样："外面的世界很精彩。"在那里才知道"试管婴儿"这种生殖技术是怎样完成的，看到了精子和卵子的结合、受精、卵裂等生命早期的神奇过程，而之前黄荷凤只在《自然》杂志上看到有科学家在兔子身上做过实验。所以，当她第一次看到这项技术用于人体并获得成功的时候，那种心情难以言喻。看着显微镜下细胞不断增殖、形成胚胎，心仿佛要融化了，生命竟是如此奇妙！

被感动的黄荷凤下决心要做呵护生命的临床科学家。后来，她把取卵之前用的促排卵药和取卵针带回了内地医院，并在各位科学家的共同努力下分别于1995年和1996年促成了浙江省第一例"礼物婴儿"和"试管婴儿"的诞生。"显微注射"技术也是黄荷凤在香港大学第一次接触到的，当时运用这项技术把精子注射到卵母细胞里治疗男性不育症。现在的细胞基因编辑、剪切、敲除技术其实也都是从试管婴儿"显微注射"这项技术上衍生出来的。有了显微镜下操作，现在很多胚胎手术不必大动干戈，这也使得妇产科的形象彻底改变了。

在美国访学期间黄荷凤接触到了遗传病。很多罕见病比如霍金所患的肌萎缩侧索硬化（ALS）等都是由基因突变或异常造成的，通过胚胎遗传学的筛查和诊断，排除这样的胚胎，就可以避免生下有先天缺陷的孩子。如今许多肿瘤也被证明与一些基因有关，这也可以用到生殖技术

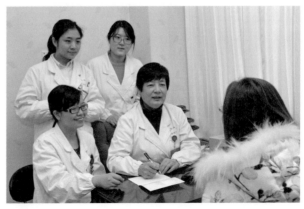

黄荷凤与患者交流

中去。分子生物学、遗传学以及基因测序等技术的进一步突破，带来了很多临床技术的进步。

如今回想起来，如果没有高考，很多人不能走出国门去学习，很多医学创新技术，拍破脑袋也想不到。另外，走出去之后才看到，原来医学研究跟临床其实完全可以融合在一起。对黄荷凤来说，医学科研和临床技术融合的理念，就是出国回来以后才有的。这些经历对她帮助很大，让黄荷凤觉得那时候真的是取到了"真经"。

陈子江："送子天使"妙手仁心

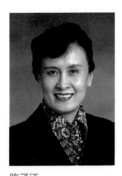

陈子江

陈子江，中国科学院院士，妇产科学与生殖医学家，从事生殖健康与出生缺陷及重大生殖内分泌疾病临床诊疗和科学研究，先后主持国家重点研发计划、973项目、863计划、国家自然科学基金重点课题等；获国家发明奖，国家科技进步奖等多项奖励荣誉。

尽管全球首名试管婴儿1978年就在英国诞生，但我国的生殖医学研究在20世纪80年代末90年代初才刚刚

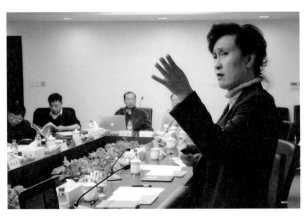

陈子江（右）作会议报告

起步，而就在当时，我国不孕症发生率已经开始呈现明显增高趋势。正是在这样的时代背景下，陈子江踏入了人类辅助生殖技术研究领域。

1992 年，一个健康的婴儿以前所未有的出生方式呱呱坠地。他的降生，得益于陈子江研究的一项全新的医学技术——宫腔配子移植技术。这项适合我国国情的不孕症治疗新方法，具有非常重要的社会意义和广阔的应用前景，当年被国家科委、卫生部评为全国医药科技十大新闻之一，被编入全国高等教育"十一五"国家和卫生部规划教材，紧接着在 1993 年获国家发明三等奖。

此后，陈子江从未止歇。1994 年 5 月，山东省首例"试管婴儿"在山东省立医院诞生；课题组又相继完成了"第二代试管婴儿"的攻关项目，填补了华东地区及山东省的生殖医学领域空白；1997 年 2 月 25 日，我国"首例经阴配子婴儿"两姐妹在省立医院诞生，陈子江主持研究的这项新型辅助生育技术，妊娠率高达 30.2%，是适合我国国情的不孕治疗新方法，填补了我国生殖医学领域的又一项空白。此外，首创"多囊卵巢综合征超声微创治疗术"，较常规治疗手段疗效好且并发症少，在数十家省部级医院推广效果良好。

"不仅是让不孕症患者生个孩子，而且要是健康的孩子。"陈子江带领团队自主开发了覆盖 100 多种遗传疾病的单基因或单细胞检测技术，单基因遗传性病的预防达国际先进水平，实现了单基因遗传病防治从治疗到预防性优生的里程碑式突破。

看过太多患者的无助、痛苦、渴盼，陈子江希望有更多的有志者从医、献身医学，"不能要求所有的医生都做研究，但中国人群大、患者多，必须有一部分医学科学家，去探究病因、病理，推动医学研究不断向前，进而推动医疗服务不断向前"。

董晨：做一件每天都不一样的事情

董晨，中国科学院院士，免疫学专家，主要致力于免疫学的研究，重点探讨免疫耐受和免疫应答的分子调控机制，以理解自身免疫和过敏疾病的发病机理，并探索新型肿瘤免疫治疗。

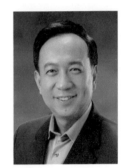

董晨

在国际免疫学领域顶尖杂志《自然免疫学》庆贺创办 20 周年之际，杂志社筛选了过去 20 年中免疫学 20 项标志性进展，其中，中国科学院院士、上海市免疫治疗创新研究院院长董晨的研究成果入围。他发表《独特的 CD4 T 细胞谱系通过分泌 IL-17 来调控组织炎症》的论文，与卡西·T. 韦弗（Casey T. Weaver）教授共同发现一类新型辅助性 T 细胞 —— Th17 细胞，这一发现打破了免疫学家 20 多年来对辅助性 T 细胞只有 Th1 和 Th2 两类的认知。这一发现极大地促进了免疫学家对免疫性疾病，特别是自身免疫性疾病的认识，也推进了新型免疫药物的研发。

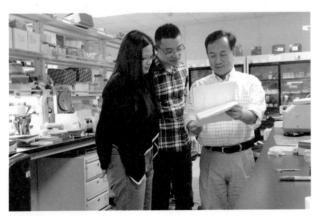

董晨（右）在实验室

经过多年的潜心研究，董晨已经取得了卓越的研究成果。他在《自然》《科学》等杂志上发表了 240 余篇论文，总被引用次数达 26 000 余次。美国科睿唯安学术研究事业部公布了 2019 年全球"高被引科学家"名单，董晨是自 2014 年以来连续 6 年我国免疫学领域唯一上榜的科学家。

但董晨坚定地认为自己在做一件"每天都不一样的事情"。因为，他相信免疫学发展正处于"激动人心的大时代"，每过几年都可以预期比较大的突破，为临床问题带来新的解决思路和方法，而且免疫学将给人类带来越来越大的贡献。

2019 年 2 月，董晨课题组和陆军军医大学全军临床病理学研究所卞修武团队合作在《自然》期刊发表题为"全基因组分析揭示 NR4A1 是调控 T 细胞失能的关键因子"的研究论文，被视为是 T 细胞功能调控领域的重大进展。他也因此被国际细胞因子和干扰素协会（ICIS）授予"BioLegend-William E. Paul 细胞因子杰出研究奖"。

范先群：保住生命、保护视力，30 年如一日帮助患者"追光"

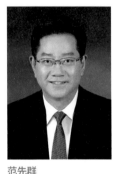

范先群

范先群，中国工程院院士，眼科学家。现任上海交通大学党委常委、副校长，上海交通大学医学院党委副书记、院长，第十三届上海市政协委员，中共上海市第十一次代表大会代表。他长期致力于眼眶病和眼肿瘤的临床治疗与基础研究，先后入选教育部"长江学者"特聘教授、国家百千万人才工程、卫计委有突出贡献中青年专家、上海市领军人才、上海市优秀学科带头人。

睑板腺癌是眼睑特有的恶性肿瘤，我国发病率远高于欧美国家，以往主要采用扩大切除手术治疗，术后复发率和转移率高。范先群带领团队建立病理控制睑板腺癌切除和即期修复术，在保证彻底切除肿瘤的前提下，最大限度保留正常眼睑组织、保护眼球和视力，使患者复发率和死亡率明显降低。范先群教授团队关于眼恶性肿瘤的治疗和研究成果获 2018 年国家科技进步二等奖。

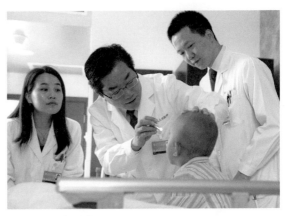

范先群为患者作检查

"我们拼尽全力把手术做到了最好，但是依然有很多患者失去光明，甚至生命。只有科研攻关，揭示发病机制，创新诊断和治疗方法，才能更好地解决眼恶性肿瘤这个世界性难题。"范先群说。丰硕的研究成果，都源于这个质朴的想法。

范先群带领团队建立眼肿瘤生物样本库，在国际上率先建立视网膜母细胞瘤转移瘤细胞系，结膜黑色素瘤转移瘤细胞系和眼恶性肿瘤 PDX 动物模型。发现视网膜母细胞瘤新致病 GAU1，发现并命名治疗新靶点 RBAT1，创建靶向治疗新方法；提出葡萄膜黑色素瘤发生的"陷阱修饰"学说，F1000 评价为"揭示肿瘤发生新机制，是肿瘤研究的范例"。

眼恶性肿瘤的早期发现和治疗对提高患者生存率至关重要，范先群团队专注于高灵敏的早期检测技术研究，利用纳米碳点的荧光增强作用，实现肿瘤细胞可视化监测。用于肿瘤微小病灶早期检测，具有时间短、操作简单、精度高和准确性好等优势。成果发表于国际知名学术期刊《先进材料》（*Advanced Materials*）和《先进功能材料》（*Advanced Function Materials*），目前正在推进成果转化和临床应用。

贾伟平：科普服务大众 心系民众健康

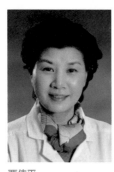

贾伟平

贾伟平，中国工程院院士，内分泌代谢病学家。她揭示国人糖尿病的遗传特征，构建"中国2型糖尿病遗传预警模型"、降糖药物疗效的遗传预测模型，指导个体化用药；建立适合于国人的腹型肥胖的诊断标准；创建国际首个持续葡萄糖监测正常参考值和评价临床疗效的判断标准，揭示血糖波动与糖尿病发生发展的关系；创建医院－社区一体化糖尿病防控新模式，提高糖尿病患者血糖控制达标率；发现 FGF21 是非酒精性脂肪肝的新标志物，揭示其在肝脏及脂肪组织中糖脂代谢的调控机制

贾伟平心系民众健康和科普服务。在"寸土寸金"的门诊大楼里，她开设了"市民健康服务中心"，患者、家属、周围社区居民乃至其他区域的居民，都知道这里有一个雷打不动的医学科普知识宣教平台；她推出了医院—社区一体化糖尿病防控新模式，有效提升基层糖尿病防控技能，被称为"上海模式"；2016 年，她主导借助新媒体进行医学科普宣教，推出"唐小酱健康说"系列科普漫画，生动形象地将科普主题呈现在大众面前。

不仅在上海，贾伟平还特别关注农村地区的糖尿病防控。前些年，她走访了许多偏远农村地区，到过交通困难的云南省怒江傈僳族自治州兰坪白族普米族自治县。当时，那里是深度贫困县，贾伟平发现，糖尿病治疗手段非常有限，即便有一些基本药物，村医也不敢用，生怕用药不当引起致死性的低血糖，村民们对糖尿病的危害程度也几乎没有认知。她手把手地培训基层医务人员，"教会他们运用双胍类和磺脲类这两种最基本的药物，就可以在基层看好近八成的患者"。

除此之外，她还牵头实施了民政部糖尿病救助援藏项目，为当地糖尿病患者进行并发症检查和健康管理作指导。她主持的面向农村地区的示范工程取得了很好的效果：以移动医疗赋能县乡村三级基层卫生服务体系的"路标行动"，使基层糖尿病血糖控制达标率提升了18.6%。

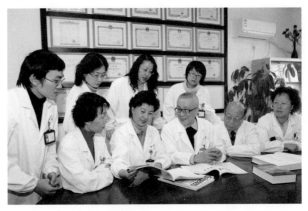

贾伟平（前排右四）讨论病例

路虽远，行则将至；事虽难，做则必成。回望来路，贾伟平满怀感激之情；展望未来，她依旧坚定信念，"我的唯一目的，是为病家谋幸福。"这是一位普通医务工作者的责任和关怀，更是一位院士对改善社会民生问题的执着与热忱。

61

以赤子之心
投身医学科研建设

上海交通大学医学院始终坚持"四个面向"，把医学教育写在祖国大地上，把科学研究写在世界科技前沿上，把科研论文写在人民健康篇章上，不断强化科技成果的组织和管理模式，打造由重大成果排摸培育到各类奖项组织申报的全链条管理。组建跨单位、跨学科的科研创新团队，围绕科学问题协同创新，完成重大项目的科技攻关，产生了大量具有影响力的研究成果。

节节攀升的科研成果

2005 年上海第二医科大学与上海交通大学合并，强强联手，以强大的医学优势与校部深厚的理工科优势相结合，在坚持"四个面向"的前提下，率先在国内创新提出医工交叉的科研组织模式，旨在培育一批国家重大重点科研项目，孕育一批具有国际领先水平的科研成果，为大健康的规划发展奠定良好的基础。

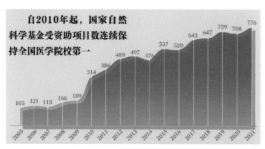

截至 2021 年，交大医学院系统获国家自然科学基金受资助项目数量已经连续十二年稳居全国医学院校第一

截至 2021 年，交大医学院

系统获国家自然科学基金受资助项目数量已经连续十二年稳居全国医学院校第一位，充分体现了医学院顶尖的科研活力与能力。2020 年，由附属瑞金医院内分泌团队领衔的国家自然科学基金委基础科学中心项目——"能量代谢与健康"正式获批，实现了上海交通大学零的突破，也是迄今为止国家自然科学基金委设立的资助力度最大的项目。

连续十二年交大医学院科学研究成果发表在 SCI 期刊上的数量稳居全国医学院校第一；近五年来科研论文的质量也是节节攀升，在七大国际医学和科学顶刊发表研究成果已经成为常态。在学校、医学院的科研顶层设计和谋划下，各单位围绕国际前沿科学问题、以人民生命健康为目标，组建跨单位、跨学科的科研创新团队，完成了多个重大科技攻关，产生了一批具有影响力的科学研究成果。自 1985 年国家科技部设立科技成果奖励以来，医学院共获得 68 项奖项，其中国家最高科学技术奖 1 项，国家自然科学奖 5 项，国家技术发明奖 7 项，国家科技进步奖 53 项，国家国际科技合作奖 2 项。近五年国家科技奖励政策发生了重大变化，大幅缩减了奖励数量，提高了奖励成果质量。在此背景下，交大医学院"十三五"期间获得国家科技奖励 13 项，远高于国内其他医科院校，呈现了百花齐放的良好状态。

经过 17 年的磨合与推进，交大医学院在交叉医学研究领域获得了不俗的成绩。全球科研大数据分析显示，交大医学院在生物医学工程、脑科学、精准医学三个领域已有 651 个研究主题居世界前沿地位，常用于衡量学科交叉程度的 Rao-Stirling 指数值为 0.739，明显高于全球平均水平 0.5。纳米科技、分子及再生医学、工程化类器官等领域已成为当前医工交叉的策源地，神经科

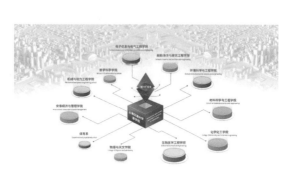
依托交大传统工科优势，做出众多医工交叉成果

学与计算机科学、物理学、机械工程学等学科不断交叉，也推动医学院脑科学与脑疾病研究。材料学、计算科学、工程学作为医工交叉最大的工学学科，近5年内科研论文量达到1675篇，在推动医疗领域发展和促进人类重大疾病攻克方面起到重要的支撑作用。

层出不穷的创新科研平台

工欲善其事，必先利其器。研究平台也是创新人才产生和培养的重要基地。医学院有1个国家重大科技基础设施、2个国家重点实验室和1个国家国际科技合作基地等国家科技创新基地；另外还有2个教育部重点实验室、1个教育部工程研究中心、4个国家卫生健康委员会重点实验室、29个上海市重点实验室、13个上海工程技术研究中心、7个上海市临床医学研究中心和2个上海市工程研究中心等省部级科技创新基地。这些在医学研究的各个领域起到了重要的支撑作用。

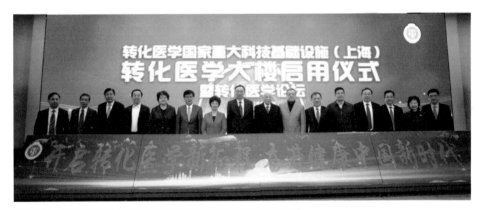

2020年，转化医学首个国家重大基础设施在附属瑞金医院正式落成

2011年1月15日，上海交通大学召开祝贺中国工程院院士、上海交通大学医学院终身教授、上海血液学研究所名誉所长王振义教授荣获"2010年度国家最高科学技术奖"大会。同时，王振义院士领衔的上海交通大学转化

医学研究院宣布成立。目标是通过5年努力，把转化医学研究院建设成为与世界一流同步、具有强大学术竞争力的研究高地，为实现"健康中国"的目标作出不可替代的贡献。

积极推进布局脑科学研究，2014年与中科院神经所合作成立"脑疾病临床研究中心"，逐步凝练出

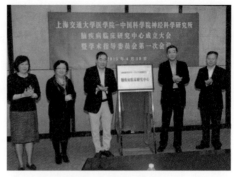

2015 年，脑疾病临床研究中心成立

交医特色的"以疾病为导向的脑科学交叉集成平台"，为对接国家脑计划的实施、培育科技创新 2030"脑科学与类脑研究"重大项目提供了平台支撑。

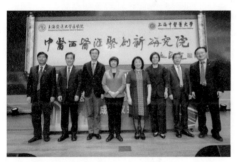

2020 年，与上海中医药大学签署战略合作协议，共建中医西医汇聚创新研究院

瓶颈，真正诞生一些从 0 到 1 的原始重磅创新突破，为解决当代医学问题贡献中国智慧。双方开展了互聘博导工作，两校的合作得到了国家中医药管理局、上海市卫健委和市中管局的大力支持，推动中西医交叉汇聚，优势互补的相关工作内容写入《中共上海市委、上海市人民政府关于促进中

2020 年 7 月 4 日，上海交通大学医学院与上海中医药大学强强联合，签署战略合作协议，力求在中西医交叉汇聚，优势互补的基础上，从中华传统中医药瑰宝中，探寻现代生命科学研究灵感，以中医知识方法、西医知识方法互相启迪，引领关键技术创新，突破关键技术的

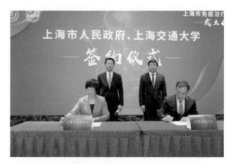

2021 年，上海市免疫治疗创新研究院在附属仁济医院揭牌成立

医药传承创新发展的实施意见》。

2021 年是"十四五"规划的开局之年，是"两个一百年"奋斗目标的历史交汇之年。2021 年 4 月 29 日，上海市免疫治疗创新研究院在交大医学院附属仁济医院揭牌成立。建设上海市免疫治疗创新研究院，是上海市贯彻落实习近平总书记重要讲话和重要指示批示精神，坚持"四个面向"的战略方向，提升科技创新策源能力，推进生物医药产业加速发展的重大举措和重要突破口。未来将凝聚各方力量共同参与研究院的建设，携手推动研究院成为上海打造自主创新新高地和生物医药世界级产业集群的核心要素。

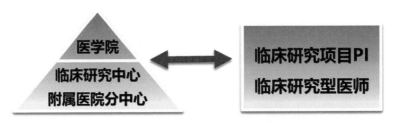

建设"医学院－附属医院"两层级多中心临床研究网络

坚持加强临床研究和成果转化

在《新英格兰医学杂志》发表中国团队的临床试验

规范临床研究，促进技术革新。建设"医学院－附属医院"两层级多中心临床研究网络，医学院临床研究中心、附属医学分中心分别实现临床研究项目 PI、临床研究型医师的相互整合，实现临床研究资源的整合与临床研究高质量、高效率运行。建立一体化临床研究专业人才全链条教育、培养体系：建设专家咨询门诊平台，在全国率先开设交医特色的免费咨询门诊与海外专家门诊；开展临床研究科研人员分层培训，从挂牌成立至 2019 年 6 月，已举办专项培训 15 次，累计培训学员近 6000 人次；建设临床研究方法学教学课程，开设交医首门"临床研究方法学导论"研究生课程等。

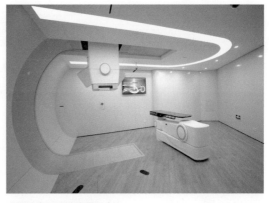

附属瑞金医院肿瘤质子中心

加强应用研究，推动新技术发展。在肾小球疾病的临床与转化医学研究方面，发展罗沙司他治疗慢性肾脏病患者肾性贫血的（附属瑞金医院牵头）多中心、大规模的全国临床研究，取得多项成果：主持全球首个低氧信号通路新药，低氧诱导因子脯氨酰羟化酶抑制剂（HIF-PHI）罗沙司他系列临床研究；主持国际首个背靠背研究发现罗沙司他可有效提高透析患者和慢性肾脏病患者血红蛋白水平，同时改善铁代谢，是肾性贫血治疗的里程碑式新药；在《新英格兰医学杂志》发表中国团队的临床试验，系中国首篇具有完全自主知识产权的 3 期临床试验，2 篇论文目前已获得他引 468 次；通过 2 项临床研究推动罗沙司他成为国家 1.1 类新药，成为首个中国率先批准的国际原创新药。

上海交通大学医学院附属瑞金医院肿瘤质子中心也是医学院推动新技术发展的重点项目，我国自主研发的首套国产质子治疗装置是集质子技术研究、开发、生产、应用于一体的中心，是中国科学院、国家科技部、国家卫健委与上海市政府战略性合作高新技术转型发展的重要项目之一。

推动成果转化，促进产业发展。医学院上海市免疫学研究所、附属第一人民医院临床研究院王宏林教授团队，在兼职创业期间对"液体黄金乳香"中最有药物活性的天然小分子进行开发并获得全新小分子化合物。2019 年 4

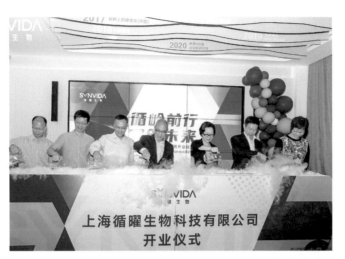

2021 年 8 月，上海市属高校（上海交通大学医学院）作价投资入股成立第一家生物医药领域的科技型初创企业——上海循曜生物科技有限公司开业

月 15 日，治疗银屑病的国家 I 类候选新药赛克乳香酸获得临床批件，一类新药银屑病小分子外用软膏目前已完成 I 期临床试验，于 2021 年 10 月启动 II 期临床试验。

上海循曜生物科技有限公司的成立成为高校赋权，知识产权作价投资的良好示范。2021 年 8 月 27 日，由上海医药全资子公司上海交联药物研发有限公司、交大医学院刘俊岭教授团队、上海生物医药基金、上海二医投资管理有限公司共同出资成立的上海循曜生物科技有限公司举行了热烈而又隆重的开业仪式，公司研发业务主要包括：肺纤维化治疗单抗；血小板减少症细胞治疗；抗栓药；血友病药物；遗传性血管水肿治疗药。预计 2022 年年底前完成 1.1 类新药 IND 申报。这是上海市属高校作价投资入股成立的第一家生物医药领域的科技型初创企业。

这一系列的卓越成果背后，是千千万万交医人同心努力、不懈奋斗的完美诠释，未来，交大医学院将以更大的志向和格局，以赤子之心投身医疗科技强国的建设中，努力为国家医学科技自立自强再创新功！

（计菁）

62 十二家附属医院：
人民生命健康的守护者

医疗服务是医学院的重要职能之一。组建成立上海交通大学医学院之时，学校就明确提出，要尊重医学院办学规律，保持医学院的相对独立，12家附属医院全部归口医学院统一管理，确保医学教育、科研、临床实践、学科建设和人才培养的紧密结合，加强卫生政策和医院管理研究，提高参与国家和上海市卫生政策制定的能力，更好地服务于国家医药卫生体制改革，致力打造更多国内顶级、国际一流的附属医院。

上海交通大学医学院共有瑞金医院、仁济医院、新华医院、第九人民医院、第一人民医院、第六人民医院、上海儿童医学中心、儿童医院、胸科医院、精神卫生中心、国际和平妇幼保健院、同仁医院等12家附属医院，以雄厚的医学研究和临床等综合实力，为上海乃至全国的医疗卫生事业做出了重要贡献，赢得社会广泛赞誉。

雄厚的综合实力和卓越的医疗服务

上海交通大学医学院及各附属医院持续着力提升诊疗水平和医疗卫生服务能力，拥有多个国家医学中心及国家临床医学研究中心，打造了一批具有临床医疗特色和优势的高水平临床专科，以雄厚的综合实力和卓越的医疗服务，为上海以及全国医疗卫生事业做出了重要贡献。

医学院各附属医院共有 4 个国家医学中心——国家医学中心（综合类）、国家儿童医学中心、国家口腔医学中心、国家精神疾病医学中心，3 个国家临床医学研究中心——国家代谢性疾病临床医学研究中心、国家口腔疾病临床医学研究中心、国家眼部疾病临床医学研究中心，74 个国家临床重点专科，占上海市国家级临床重点专科总数的 54%，更有 16 个上海市"重中之重"临床医学中心和重点学科，以及 39 个专病诊治中心，体现出医院强大的临床实力。

当前，12 家附属医院共拥有 21 865 张床位，年均门急诊服务达 4189.6 万人次，年均出院 126.8 万人次，年均住院手术 94.1 万人次，手术人次约占上海总量的 1/3，治愈疑难杂症患者约占上海总量的 1/2，以卓越的医疗服务水平全力保障人民的生命健康安全。

在 2020 年度国家三级公立医院绩效考核中，附属瑞金医院在全国综合性医院中排名第二，连续三年荣获 A++ 的最高评级，附属仁济医院排名第 11，跻身全国三级综合性医院前 1%，A++ 最高评级队伍，附属新华医院、第一人民医院、第六人民医院获评三级综合性医院 A+，附属上海儿童医学中心位列全国儿童专科医院第一，附属精神卫生中心位列全国精神专科类医院第一，附属胸科医院、国际和平妇幼保健院也分别获评专科类医院最高等级 A。

近些年来，多家附属医院取得重大原创性医疗突破，进一步提高了交大医学院的综合医疗服务水平。2009 年，附属胸科医院肿瘤科罗清泉团队完成了国内首例由达芬奇机器人辅助的肺癌根治术。2014 年，附属第九人民医院戴尅戎、郝永强带领团队率先将金属3D 打印个性化假体成功应用于

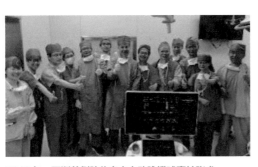

2018 年，亚洲首例胎儿宫内主动脉瓣球囊扩张术

骨盆肿瘤切除后功能重建手术，这是3D打印技术在医学领域应用的重大突破。2018年，附属新华医院孙锟团队为患有先天性重度主动脉瓣狭窄的胎儿实施宫内球囊扩张手术。这名宝宝顺利诞生，身体发育轨迹与健康新生儿一致。这是亚洲首例单中心独立完成的胎儿先天性重度主动脉瓣狭窄宫内球囊扩张手术，标志着医院正式完成了从胎儿期至儿童期甚至成人期先天性心脏病诊治的完整体系。

不断拓展的医疗服务版图

近年来，上海交通大学医学院始终以习近平新时代中国特色社会主义思想为指导，贯彻执行中央和上海有关决策部署，牢牢把握立足新发展阶段，贯彻新发展理念，构建新发展格局的要求，牢牢把握上海"五个中心"建设和具有世界影响力的社会主义现代化国际大都市建设发展定位的要求，紧密对接上海交通大学"大健康"战略布局，落实落细"大健康"规划方案，更好地巩固和发扬交医模式。因势而谋、乘势而上，深入践行人民城市重要理念，为健康中国和"人民城市人民建，人民城市为人民"贡献交医智慧、交医方案和交医力量。

遵循《关于本市"十四五"加快推进新城规划建设工作的实施意见》和《关于加强新城医疗卫生资源规划配置的方案》要求，上海积极推动优质医疗资源辐射新城，助力新城成为引领高品质生活的未来之城，成为全市经济发展的重要新增长极，以及上海服务辐射长三角的战略支撑点。一批民生重大工程于2021年10月15日在"五个新城"集中开工，其中就包括上海交通大学医学院的4家附属医院新一轮建设的重点项目：嘉定新城－附属瑞金医院北部院区二期扩建工程，奉贤新城－附属新华医院奉贤院区一期工程，松江新城－附属第一人民医院南部院区二期扩建工程，南汇新城－附属第六人民医院临港院区二期扩建工程。交大医学院附属医院通过满足百姓高品质医疗卫生服

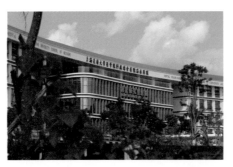

上海交通大学医学院海南国际医学中心附属博鳌研究型医院（博鳌研究型医院）

务需求来助力上海新城建设。

交大医学院将服务社会的版图不断扩大推进。2021 年，学校分别与海南省教育厅、海南博鳌乐城国际医疗旅游先行区管理局签署合作协议，将在乐城先行区合作共建上海交通大学医学院海南国际医学中心，为建设中国特色自由贸易港和打造健康海南，提供人力支持和智力支撑。2021，上海交通大学医学院海南国际医学中心附属博鳌研究型医院（博鳌研究型医院）、上海交通大学医学院附属瑞金医院海南医院投入试运行。

四所附属医院第二冠名变更

在 2022 年 1 月 24 日，上海交通大学党委书记杨振斌宣读四所附属医院第二冠名变更决定，并与上海申康医院发展中心党委书记、主任王兴鹏，上海交通大学党委副书记、医学院党委书记江帆，上海交通大学副校长、医学院院长范先群，附属第一人民医院院长郑兴东，附属第六人民医院院长殷善开，附属儿童医院院长于广军以及附属胸科医院院长潘常青一同揭牌。

上海市第一人民医院、上海市第六人民医院、上海市儿童医院、上海市

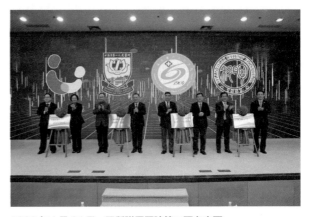

2022 年 1 月 24 日，四所附属医院第二冠名变更

胸科医院 4 家上海市级公立医院的第二冠名由上海交通大学附属第一人民医院、上海交通大学附属第六人民医院、上海交通大学附属儿童医院、上海交通大学附属胸科医院变更为上海交通大学医学院附属第一人民医院、上海交通大学医学院附属第六人民医院、上海交通大学医学院附属儿童医院、上海交通大学医学院附属胸科医院。这也是进一步牢固树立交大校部、医学院和附属医院的"一盘棋"思想的实际体现。

上海交通大学医学院各附属医院始终坚持人民至上、生命至上，以"救死扶伤，守护人民生命健康"为使命，谋求更高质量、更好水平发展，更好地服务社会大众，切实当好人民群众生命安全和身体健康的守护者。

勇担使命，服务社会

凝心聚力抗击疫情。面对前所未有的新冠肺炎疫情暴发，交大医学院坚决落实习近平总书记关于维护人民生命安全和身体健康的决策部署，2020 年先后派出 8 批 569 名医务人员驰援武汉、182 名医务人员支援上海公共卫生临床中心。2022 年，新冠肺炎疫情突袭上海，12 家附属医院又先后派出 12 000 余名医护人员奔赴全市近 40 家集中隔离救治点和定点医院，全力参与新冠感染者救治工作，累计收治患者近 23 万人次，同时派出 247 名医护支援 9 家高校核酸检测近 70 万人次，充分展示出交大医学院的使命意识和责任担当。2022 年 8 月，交大医学院及各附属医院，先后 3 批共计 939 名医务人员赴海南省海口、三亚、儋州、澄迈、博鳌等地区支援当地疫情防控。

积极援滇，健康扶贫。交大医学院及各附属医院积极响应国家号召，主动担当"健康扶贫"的攻坚任务，自 2010 年起，先后派出 176 支医疗队共 846 名专家支援云南省县级医院达 29 家。12 年来，交医一批又一批援滇医疗队接力出征，投入健康扶贫的第一线，充分发挥人员和技术优势，从技术到管理，从诊疗规范到人才培养，用心用情用力帮扶边疆贫困地区

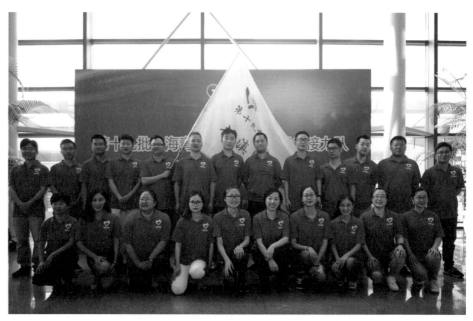

2016 年 8 月 16 日，交大医学院第十九批上海青年志愿者赴滇服务接力队成员合影

医院，为群众提供安全、有效、方便、实惠的基本医疗服务。专家们克服困难大胆实践，帮助新建科室、打造重点专科，为当地留下一支"带不走的医疗队"。十余年的努力，给当地医疗事业带来了新面貌，谱写了沪滇协作的新篇章。

为"健康中国"提供坚实的人才保障

医院高质量发展，始终离不开人才队伍建设。临床住院医师、专科医师是医院提供医疗卫生服务的主力军。医学教育分三个阶段：院校教育、毕业后医学教育和继续医学教育。其中毕业后医学教育包括住院医师规范化培训和专科医师规范化培训。

交大医学院在全国率先实行了对附属医院住院医师规范化培训工作的统一管理，健全了管理体系和培训制度，是国家、上海市首批开展住院医师规范化培训的医学院校。现有国家级住院医师规范化培训基地11个，包括国家级住院医师规范化培训示范基地1个，年均招录住院医师1100名，占上海市招录总数的34%。2020年起，获批国家首批、第二批住院医师规范化培训重点专业基地14个，占上海市获批总数的52%。现有上海市专科医师规范化培训基地217个，年均招录专科医师440名，占全市招录总数的45%。近年来，共获批30个国家首批、第二批专科医师规范化培训制度试点培训基地，占全市获批总数的61%。

医学院在"5+3"及"5+3+X"医学人才培养方面紧紧围绕国家战略，有效推动医教协同，积累了丰富的经验。10年来，培养合格住院医师近8000名，专科医师2500余名。住院医师年度业务水平测试、结业考核首次通过率等均居全市前列，累计23人荣获国家级优秀住院医师、优秀带教老师、优秀基地主任等荣誉称号。

12家附属医院仁术济世

附属瑞金医院

附属瑞金医院创建于1907年，前身为"广慈医院"。设有总院（瑞金二路197号），嘉定院区（希望路999号、双丁路889号），远洋院区（淮海中路1174号），占地面积473亩，批复床位4400张（另有300张研究床位）。拥有两院院士5位，设有46个临床科室，23个国家临床重点专科、1个国家重点实验室、1个国家临床医学研究中心、1个国家自然科学基金委基础中心、4个教育部重点学科、6个省部级重点实验室、34个专业的国家药物临床研究基地；拥有现代化质子治疗中心 —— 肿瘤（质子）

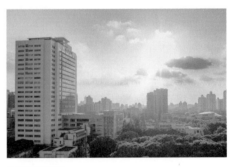

附属瑞金医院

中心及首个综合性国家级转化医学重大科技基础设施——国家重大科技基础设施（上海）。

附属仁济医院

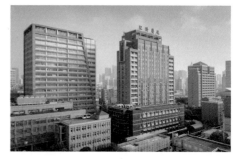

附属仁济医院

附属仁济医院建于 1844 年，是上海开埠后第一所西医医院。分设东院区（浦建路 160 号）、西院区（山东中路 145 号）、南院区（江月路 2000 号）、北院区（灵山路 845 号）和上海市肿瘤研究所（斜土路 2200 弄 25 号）；总占地面积 228 亩，总核定床位 2750 张，职工 4475 人。设有 54 个临床医技科室，其中国家临床重点专科 12 个。拥有国家重点实验室 1 个，卫生部重点实验室 1 个；国家级重点学科 2 个，国家重点（培育）学科 1 个；国家"211 工程"三期重点学科 5 个。

附属新华医院

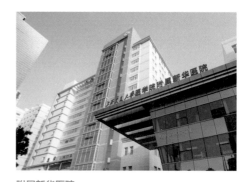

附属新华医院

附属新华医院创建于 1958 年，坐落于杨浦区控江路 1665 号，是上海市人民政府领导下自行设计建设的第一家市级综合性教学医院，占地面积 261 亩（含奉贤院区 152 亩）。共有临床、医技科室及诊疗平台 60 个，总核定床位 2773 张，员工 3940 余人。拥有 10 个国家临床重点专科建设项目，9 个省部级诊治及抢救中心，是全市三级医院中唯一一所同时拥有围产和完整儿科亚专业的综合性医院，为首批国家级儿童早期发展示范基地。

附属第九人民医院

附属第九人民医院创建于1920年，前身为"伯特利医院"，分设南部院区（制造局路639号）、北部院区（漠河路280号）、浦东院区（高科西路1908号）和浦东科教园区（锦尊路115号），占地面积127.9亩。核定

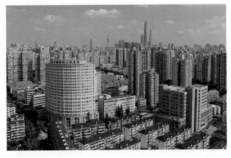

附属第九人民医院

床位2150张，员工4930人。拥有5位中国工程院院士、国家口腔医学中心、国家口腔疾病临床医学研究中心、3个国家重点学科、9个国家临床重点专科、3个教育部211工程重点学科等。

附属第一人民医院

附属第一人民医院始建于1864年，前身为"公济医院"，分设虹口（武进路85号）和松江（新松江路650号）两部，占地约453.8亩。员工4060人，核定床位1820张，临床三级学科和

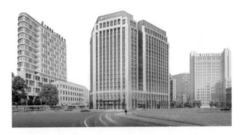

附属第一人民医院

医技学科共96个。拥有1个国家临床医学研究中心、1个教育部重点学科、8个国家临床重点专科建设项目，并挂牌多个上海市临床医学中心、急救中心、医学领先重点学科、重点实验室、医疗质量控制中心、研究所等。

附属第六人民医院

附属第六人民医院始创于1904年，前身为"上海西人隔离医院"，设有徐汇院区（宜山路600号）和临港院

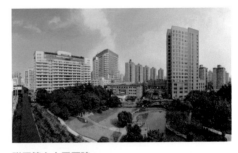

附属第六人民医院

区（环湖西三路 222 号），拥有临床医技科室 52 个，核定床位 2366 张。现有 6 个国家临床重点专科，3 个国家重点学科，1 个国家中医药管理局重点专科，1 个国家卫生健康委妇幼司国家更年期保健特色专科，2 个上海市"重中之重"临床医学中心，2 个上海市"重中之重"临床重点学科。

附属上海儿童医学中心

附属上海儿童医学中心创建于 1998 年，坐落于浦东新区东方路 1678 号，由上海市人民政府与世界健康基金会共同建设，2017 年获批"国家儿童医学中心"。拥有 31 个临床科室，核定床位 1500 张，拥有 6 个国家重点学科、国家临床重点专科，

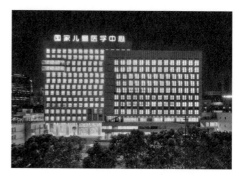

附属上海儿童医学中心

设有国家卫健委儿童血液肿瘤重点实验室、上海市临床分子诊断重点实验室、上海市罕见病临床研究中心、上海市小儿心血管病研究所等一批省部级重点实验室、研究所。

附属儿童医院

附属儿童医院创办于 1937 年，前身为"上海难童医院"，是我国第一家儿童专科医院。分设泸定路院区（泸定路 355 号）和北京西路院区（北京西路 1400 弄 24 号），占地面积 4.19公顷，设有 28 个临床专科，核定床位 700 张，现有员工 1600 余人。拥

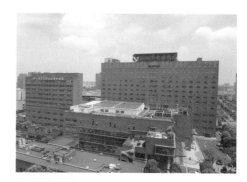

附属儿童医院

有中国工程院院士 1 名，1 个国家重点学科、2 个国家临床重点专科、1 个国

家重点实验室，是上海医学遗传研究所、上海市儿童急救中心、上海市新生儿筛查中心、上海市儿童康复中心、上海市听力障碍诊治中心、上海市新生儿先心筛查诊治中心所在地及上海市人工耳蜗植入手术定点医疗机构。

附属胸科医院

附属胸科医院创建于 1957 年，位于徐汇区淮海西路 241 号，是新中国第一家以诊治心胸疾病为主的三级甲等专科医院。核定床位 580 张，设有 20 个临床医技科室、职工近 1500 人。医院是全国首家国际认证胸痛中心，拥有 1 个国家重点学科，3 个国

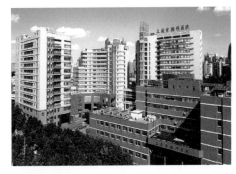

附属胸科医院

家临床重点专科，1 个国家中医药管理局"十二五"重点专科，2 个上海市临床重点专科，1 个上海市肺部肿瘤临床医学中心，1 个上海市医学重点学科等重点学科。

附属精神卫生中心

附属精神卫生中心始建于 1935 年，前身为"上海普慈疗养院"，是全国规模最大、业务种类最全、领衔学科最多的精神卫生机构。分设徐汇院区（宛平南路 600 号），闵行院区（沪闵路 3210 号）。核定床位 1878 张，设有上海市疾病预防控制精神卫生分

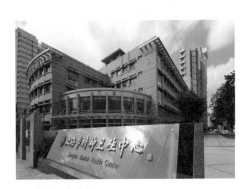

附属精神卫生中心

中心、上海市精神卫生临床质量控制中心、上海市心理咨询培训中心、国家精神药物临床试验机构、WHO/上海精神卫生研究与培训合作中心。

附属国际和平妇幼保健院

附属国际和平妇幼保健院成立于1952年，由新中国缔造者之一、国家名誉主席、中国福利会创始人宋庆龄亲手创办。设有徐汇院区（衡山路910号）、奉贤院区（望河路168号），核定床位980张。拥有国家孕产期保健特色专科、国家级更年期保健特色

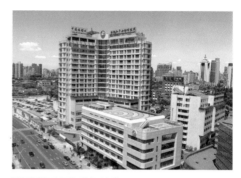

附属国际和平妇幼保健院

专科、上海市临床重点专科、上海市出生缺陷预防保健中心、上海市产前诊断质控中心及1个上海市重点实验室。

附属同仁医院

附属同仁医院成立于1866年，位于长宁区仙霞路1111号，由仙霞路院区、哈密路院区和虹桥国际医学研究院三部分组成，占地面积80亩，员工近2200人，拥有临床医技科室42个，核定床位1200张，上海市重点专科6个，上海市卫健委重点实验

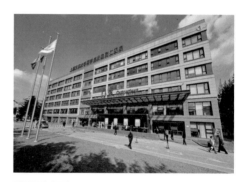

附属同仁医院

室1个，承担着大虹桥区域危、急、重症疾病救治和传染病防控的主体任务。

（邵新华、王露岚）

63 | 国际化办学：
心怀"国之大者"
迈向"世界一流"

远瞻医学学科未来，洞察全球科学前沿。上海交通大学医学院走过 70 年改革发展，与时代同步，步履铿锵，一路从传承国际化传统到创中外合作办学之典范，锻造东西方医学交融凝萃的殿堂；70 年筚路蓝缕，与国家同命运、共呼吸，砥砺奋进，逐步从引入国际优质资源到迈向世界舞台，从融入全球智库到共建人类卫生健康共同体，打造国际化医学教育品牌。每一次国际合作交流实践，都是对医学未来的审慎思考、科学布局和创新引领。

传承国际化基因 唱响中外办学之歌

1952 年，新中国成立后不久，为了发扬本土医学学科的优势，为祖国培养未来的医学领军人才，圣约翰大学医学院、震旦大学医学院以及同德医学院合并成立了上海第二医学院，并在 1985 年更名为上海第二医科大学。

1954 年，当时的上海第二医学院刚成立不久，因其丰厚的国际化底蕴已吸引了众多国际学者的关注。医学院接待的第一位国际学者是来自南美洲智利的一名著名病理生理学教授，随即来访的还有苏联、法国、日本、保加利亚以及阿根廷等多国的专家们。

在其前身之一震旦大学医学院的影响下，1964 年中法两国建交不久，上

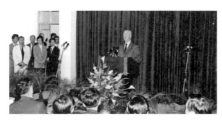

1994 年，时任法国总理巴拉迪尔率大型法国政府代表团访问瑞金医院

海第二医学院即与法国高校开展教学合作，"临床医学法语班"就此诞生，用法语教授医学课程开创了国内医学教育国际化新征程。

1980 年，第一届"中法医学日活动"在北京隆重举行，时任中华人民共和国副总理邓小平和法兰西共和国总理巴拉迪尔为荣誉委员会主席，上海第二医学院兰锡纯教授、邝安堃教授担任学术委员会副主任。邝安堃、傅培彬、董德长、王振义、龚兰生、唐振铎等教授们在法国巴黎的演讲轰动一时，他们流利的法语更获得法国方面的高度称赞，让在场的中国大使馆的官员们"拍痛了手"，将中法医学教育合作提升到了前所未有的高度。随着我国对外开放以及国际政治、经济地位的不断提升，在法国斯特拉斯堡医学院名誉院长居伊·万桑东（Guy Vincendon）教授和时任巴黎公共卫生厅外事处处长多米尼克·若利（Dominique Joly）先生的推动下，1997 年中法两国政府层面签署的协议中包含了"在上海第二医科大学开展医学法语班"的内容，至此，临床医学法语班项目正式纳入两国政府文化教育合作框架。

近年来，交大医学院与法国医学教育合作进一步发展壮大，法国里昂第一大学、斯特拉斯堡大学、格勒诺布尔第三大学、巴黎笛卡儿大学等 10 多所高校先后与医学院签署合作交流协议。医学院"中法合作联合培养项目"于 2013 年通过审核，正式成为中华人民共和国教育部中外合作办学项目。2018 年，医学院和法国巴黎笛卡尔大学（现更名为巴黎西岱大学）、里昂第一大学、里尔大学、斯特拉斯堡大学、

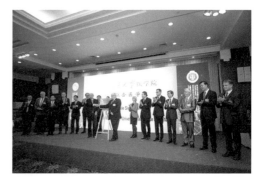

2018 年 10 月 31 日，中法联合医学院成立

格勒诺布尔阿尔卑大学等院校共同创建的"中法联合医学院"正式宣告成立，落户附属瑞金医院。建设目标直指培养怀有中法两国深厚医学人文情怀的优秀医学人才，推进医学院及其附属医院中法国际交流合作发展，提高医教研国际化水平。

"为建设世界一流大学和一流医学院而努力奋斗"，在这一精神的引领下，医学院不断深入中外合作办学，合作对象更加多元，合作层次更加丰富，"上海－渥太华联合医学院"等优质项目不断涌现。"上海－渥太华联合医学院"至今仍是国内唯一与北美医学院校合作开展的临床医学专业本科人才培养中外合作办学项目，成立至今共获得各类教育教学研究项目和获奖47项，其中市级以上项目15项，发表相关教学研究论文30篇。2017年，北美器官系统整合模块课程体系获得上海市教学成果一等奖；2022年，医学人才国际化培养模式获得推荐申请上海市教学成果奖，可以说硕果累累。

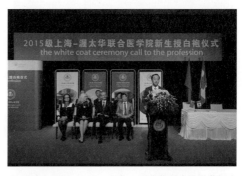

2015年10月17日，上海－渥太华联合医学院新生授白袍仪式举行

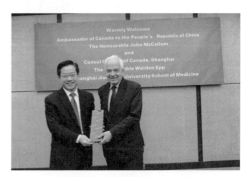

2017年5月27日，时任加拿大驻华大使麦家廉先生来访交大医学院

牵手知名国际组织 共筑专科高质量发展

改革开放以来，秉承了建校时优良的国际化基因，在前辈们的辛勤努力下，原上海第二医科大学的国际合作与交流已呈现出诸多成果。医学院及其附属

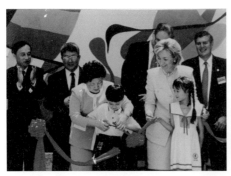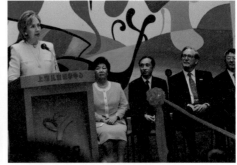

1998 年 6 月 1 日，美国总统克林顿夫人希拉里女士出席儿童医学中心成立仪式并剪彩和致辞

医院接待来访的国际专家人数不断攀升，国际合作交流项目稳步增长。

1998 年 6 月 1 日，伴随着浦东开发开放，一家特殊的医院——上海儿童医学中心运营开业，医学院国际化交流合作事业从此翻开了崭新的一页。时任美国总统克林顿的夫人希拉里女士和上海市副市长左焕琛出席开业典礼并剪彩，我国小儿心胸外科开创者丁文祥见证并促成了它的诞生。

20 世纪 80 年代初期，一个偶然的机会让丁文祥向世界健康基金会总裁介绍了我国自力更生开展小儿心脏外科手术的过程，并展示了自主研制生产的手术器械。中国医生的攻坚克难精神令美国友人大为震惊和感动。随后，在上海市人民政府和原上海第二医科大学的支持下，由波士顿儿童医院率领的小儿心血管内外科团队来到新华医院，指导开展国内首例大血管错位纠治术，也为小儿心血管学科开启了国际合作的大门。从 1988 年到 1998 年，从大学到政府，从上海到北京，丁文祥不辞辛劳地奔波辗转，终于迎来了"上海儿童医学中心"的诞生。

上海儿童医学中心从建设之初，就把国际合作的理念深深扎根下来。医院的硬件设计宛如"美式庭院"，树木四季长青，为儿童提供高质量的服务，当时的美国设计师还把"龙的传说"融入了医院的建设中，"龙的血液"是医院管道，"龙的神经"是医院的电路系统……整座医院因为"龙的传说"充满正气。世界健康基金会不仅捐助了大量当时世界上最先进的医疗设备，

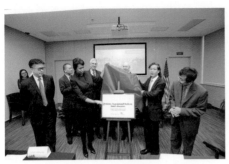

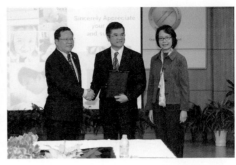

2015 年 11 月 12 日，美国华盛顿市市长缪丽尔·鲍泽（Muriel Bowser）女士来访，与交大医学院儿中心领导共同为"儿科转化医学联合实验室"揭牌

2011 年 12 月 8 日，美国驻华大使骆家辉来访儿童医学中心

还为中方医护人员的学习培训提供了 500 万美元的赞助。

　　2018 年 6 月 1 日，是上海儿童医学中心建院 20 周年，世界健康基金会在华 60 周年的日子，经过 20 余年的发展，上海儿童医学中心与国际同行高度接轨，与全球著名的圣述德儿童肿瘤研究医院和华盛顿国家儿童医学中心签约组建"卫生部儿童血液肿瘤重点实验室－圣述德儿童肿瘤研究医院联合实验室""上海交通大学医学院儿科转化医学研究所－华盛顿国家儿童医学中心联合实验室"等前沿医学研究平台，引领儿科专科发展。医院成立至今，先后有三位美国驻华大使来访上海儿童医学中心，共有

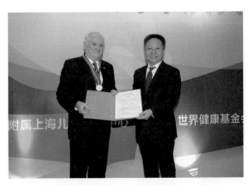

2012 年 8 月 30 日，世界健康基金会总裁约翰·豪威先生获得上海市白玉兰纪念奖

两位国际友人获得上海市白玉兰纪念奖。如今的上海儿童医学中心已然成为国内一流、国际上有重要影响力的儿童专科医院。儿童心血管学科、儿童血液肿瘤学科已经成为亚洲乃至全球最大的诊治中心，被誉为上海医学界的一张"城市名片"。

2018 年上海市吹响了"亚洲一流医学中心城市"的号角，上海儿童医学中心再一次衔枚疾进，遵循这一目标，在世界健康基金会的支持下，持续为中国卫生健康事业贡献力量，先后资助 300 余名医护人员赴海外知名医疗机构接受培训；连续十年资助开展"西部、东北地区医护培训项目"，培养了覆盖全国 17 个省、自治区 300 余名儿科专业骨干；帮助建立了国内首个"儿科高级生命支持培训项目"和"临床营养发展中心项目"；针对呼吸科患儿的"萌宝护卫队"、癫痫儿童的"彩虹桥"项目等获得了良好的社会反响。

响应全球发展所需 打造医学发展"中国梦"

2005 年，两校合并后，在教育部、上海市教育委员会的大力支持下，医学院的国际化工作更是得到了飞速发展，与国外各大知名院校、研究机构、国际组织的交往日益紧密，国际影响力显著提升。

2013 年，中国"一带一路"倡议唱响国际，医学院积极响应，不断推动与沿线国家和地区的交流合作，助力"中国梦"在医学领域的实现。2019 年 7 月 12 日，由上海交通大学医学院作为理事长单位、昆明医科大学作为秘书长单位的"南亚东南亚医学教育与医疗卫生联盟"在昆明成立。巴基斯坦、缅甸、泰国、斯里兰卡等 12 个国家的 39 个院所成为联盟创始成员，该联盟

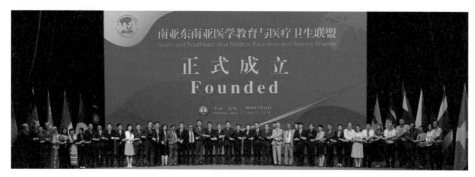

2019 年 7 月 12 日，由上海交通大学医学院作为理事长单位、昆明医科大学作为秘书长单位的"南亚东南亚医学教育与医疗卫生联盟"在昆明成立

的成立直接推动了交大医学院与南亚、东南亚医学院校的合作，为该地区的医学教育及医疗卫生事业发展做出贡献。联盟成立后，先后举办两次联盟单位年度大会、三次合理用药培训班，一次在线国际学生暑期学校。在上海市地方高水平大学建设项目的资助下，医学院于 2019 年、2020

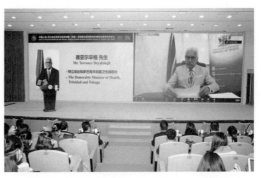

2020 年 11 月 25 日，特多卫生部部长德亚尔辛格在中国上海－特立尼达和多巴哥共和国新冠肺炎疫情防控护理专项培训会议上致辞

年两年内，先后组织开展 2 批次共计 23 个"一带一路"国际教育培训项目，2 家二级学院和 9 家附属医院参与项目实施，外籍学员覆盖了印度尼西亚、老挝、缅甸、柬埔寨、埃及、蒙古、特立尼达和多巴哥共和国等 20 多个国家的 500 余人。其中，在护理学院举办的中国上海－特立尼达和多巴哥共和国（特多）新冠肺炎疫情防控护理专项培训会议中，中国驻特多大使方遒、特多卫生部部长德亚尔辛格线上参会并发言。在医学院实施的国际医学教育培训项目的大力支持和推动下，全球健康学院主持的"热带病防治澜湄联合实验室"、附属仁济医院主持的"上海－东南亚儿童中末期肝病转化医学中心"两个培训项目成功转型升级，分别获批上海市科委"科技创新行动计划"、"一带一路"国际联合实验室。

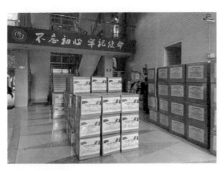

2020 年 3 月，交大医学院向法国合作院校捐赠抗疫物资

2020 年 2 月，新冠肺炎疫情全球大流行。在全球防疫物资紧缺的紧急情况下，交大医学院依托中法联合医学院、瑞金医院、仁济医院等单位，筹集口罩、医用检查手套、医用帽子等大批医疗防疫物资，向法国奥罗阿大区、巴黎、斯特拉斯堡等地的合作院校、美国

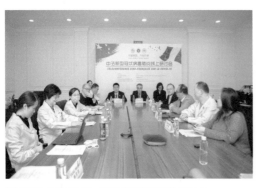

2020 年 3 月 26 日，中法"抗疫经验"云会议

耶鲁大学及其附属医院、哈佛大学、日本大阪大学及其附属医院伸出了援助之手，"同心协力、共克时艰"，这是医学院发出抗击全球新冠肺炎的国际声音。法国奥罗阿大区主席、日本大阪大学校长及医院院长还特别致信感谢。2020 年 3 月至 4 月，医学院接连举办三场新冠肺炎学术研讨云会议，向法国、意大利及部分"一带一路"国家的医护团队分享中国的抗疫经验，助力构建人类卫生健康共同体，得到了海外合作院校的赞誉。

潮起海天阔，扬帆正当时。回首历史，医学院不断探索国际交流合作的广度和深度，先后接待来自世界各地的外籍专家、学者数万人次，新签、续签合作协议、主办或承办国际会议数百次，支持数万人短期出访、赴海外长期进修或培训，在国际舞台上展现出了最前沿的科技成果，发挥出耀眼的光芒；无数国内外学生从医学院相继毕业，其中不少人留在了附属医院成为核心骨干，也有人回到自己的国家为当地的医疗事业发展奉献力量。"博极医源、精勤不倦"，这是交医人守护在心中的信念，也是医学院在国际合作与交流中传递给世界的名片。

七秩弦歌，医路芳华。历经 70 年的发展与进步，上海交通大学医学院在建设世界一流医学院的征途上迈出了坚实的步伐。在"博极医源、精勤不倦"的校训勉励下，在"不忘初心、牢记使命"的信念鼓舞下，在构建人类卫生健康共同体的使命督促下，交医人定会带着饱满的精神进一步推进国际合作与交流，向祖国的医疗卫生事业递交出满意的答卷。

（许琳、戴佳颖）

为回顾医学院的流金岁月，凝聚起海内外学子和朋友的力量，开启医学教育的新航程，上海交通大学医学院以 60 周年院庆为契机，通过院庆系列活动的举办，展示形象、彰显优势，进一步弘扬"博极医源、精勤不倦"的精神，凝聚人心、再铸辉煌。同时，在新的起点上凝心聚力谋发展，求真务实搞建设，谋划和推动医学院各项事业的改革创新、科学发展，办好人民满意的高等医学教育，为祖国医学教育事业的进步再立新功。

院庆系列活动有序推进

经院长办公会讨论、论证，决定成立院庆办公室，确定 2012 年 10 月 27 日为院庆庆祝日，明确院庆主题、理念、口号，提出院庆 60 周年徽标（logo）及整体视觉规范，通过了以教育活动、学术活动、文化活动、公益活动、校友活动、宣传活动等六大系列活动与九项高峰活动为内容的院庆活动方案和安排。

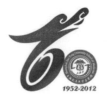

上海交通大学医学院
60 周年院庆标志

在教育活动中，交医人撷取教育精粹、推进教学改革、创新教学模式、整合教育资源；在学术活动中，交医人凝聚智慧结晶、展示学科特色、突显科研之先、汇聚创新成果；在文化活动中，交医人品味历史底蕴、传播医学文化、弘扬职业品格、传递人文关怀；在公益活动中，交医人诠释大医精神、播撒济世情怀、实践行医为民、恪守厚德笃行；在校友活动中，交医人共赏春华秋实、同览桃李芬芳、齐鉴母校今昔、共贺炫彩华章；在宣传活动中，交医人追溯办学历史、彰显治学传统、汇聚学院发展、发扬大学精神。

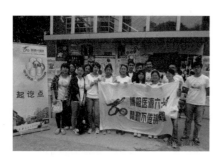

2012年，迎院庆定向运动竞赛

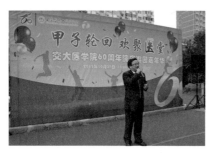

2012年，院庆游园嘉年华

当年6月前，卫生系统核心价值观与医院文化建设研讨会、诺贝尔奖获得者李·哈特韦（Lee Hartwell）与医学生面对面、"医源杏坛"、"大医时间"、慢性病毒性肝炎治疗论坛、国际男性生殖健康学术会、慢性非传染性疾病防治策略研讨会暨《柳叶刀》2012中国专刊发布会、第二届国际神经退行性疾病学术研讨会等高端会议及论坛的成功举办，充分展现了交大医学院在国际卫生领域的重要地位和发展现状。"甲子寻源，杏林笃眷"迎院庆定向运动竞赛、"甲子溯源，心舞医苑"及"易班杯"院史知识竞赛、"感恩医苑"院庆志愿者培训开班仪式暨院庆倒计时200天、走进图书馆——"喜阅"读书节活动、"甲子圆梦"院庆巡展、职工风采展、"甲子花开，杏林争春"院院争霸体育嘉年华、"千里送医到遵义"大型公益活动、"医想天开"研究生临床技能大赛等的举行，充分营造了院庆气氛，体现了学院的综合实力。

通过半年来的院庆系列活动，逐步形成了学院各条线全面开展、全员参与、全范围辐射的良好效果，营造出全院上下人人知晓、人人献策、人人参与的良好气氛。同时，结合医学院自身特色和院庆主题，在当年6月至10月份继续举办医学学科发展战略论坛、首届中华临床医学教育与模拟医学教学大会、未来医学家启智书社成立大会、世界知名医学院校长大会及巡展、医源义诊、《王振义》展、校园开放日、X2届/级校友沙龙、学生文艺汇演等活动，并建设新的院史馆，出版《学报》增刊、《医源》特刊、《医学院画册》，拍摄医学院形象宣传片等。

院史馆建成开馆

10月26日下午，交大医学院院史馆开馆仪式在西院老红楼一楼大厅举行。上海交通大学党委副书记、医学院党委书记孙大麟，上海交通大学副校长、医学院院长陈国强，上海档案局副局长程绣明，原上海第二医科大学党委书记潘家琛、余贤如、赵佩琪，原上海第二医科大学校长王一飞，医学院副院长陈红专、章雄，以及医学院相关职能部处负责人、校友代表、外宾代表、兄弟院校代表、师生代表近百余人出席开馆仪式。医学院副院长郭莲主持开馆仪式。

陈国强在致辞中对院史馆的开幕表示祝贺，并向莅临的各位嘉宾表示热烈的欢迎。陈国强对院史馆的设计理念、展馆建设、实物布展等情况进行了介绍。老校友代表、1952年入学的医疗系学生陆娓娓，在发言中表示院史馆让老校友们有机会再次感受到母校荡气回肠、辉煌绚烂的历史。它给不同年龄的校友带来不

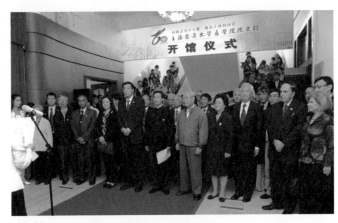

2012年，上海交通大学医学院院史馆开馆仪式举行

同的心灵感受，它对所有医学院儿女具有共同的意义——记得昨天，创造更美好的明天。2010级研究生冯浩作为学生代表发言，他表示，新一代的医学生们一定会满怀对母校的感恩之情，满怀对未来的美好憧憬，更加发奋图强，不辜负祖国的培养和师长的期望，用实际行动担负起对母校、对社会、对国家的责任。

美国内布拉斯加大学校长莫勒、上海市档案局副局长程绣明向医学院院史馆开馆表示热烈的祝贺。在各位代表、嘉宾致辞之后，孙大麟宣布院史馆正式开幕，并与程绣明、余贤如、尼泊尔外科医生协会副主席解伊共同为院史馆揭幕。随后，院领导与出席嘉宾参观了院史馆。

院史馆设计紧扣"教书育人"的理念，以听诊器、血管、大树等设计元素表现医学特色，力求体现出历史的厚重感。并通过大型投影仪、电子屏、触摸屏等现代科技手段，让参观者可以进行充分的体验和互动。展馆共345平方米，分成领导关怀、杏林英华、薪火传承、百年树人、厚德为医、创新之光、博采众长、精神家园八大板块，包括1 000余张照片和近100余件实物。院史馆以丰富多彩的形式展现了医学院的历史发展和成就贡献，是医学院发展历程的记录与总结，是一部生动感人、富有教育意义的历史教材。

建院六十周年大会圆满成功

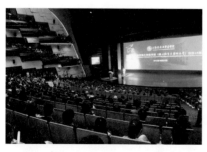

2012年，上海交通大学医学院建院60周年大会

2012年10月27日，上海交通大学医学院迎来了建院60周年华诞。中共中央政治局委员、国务委员刘延东，中共中央政治局委员、上海市委书记俞正声，全国人大副委员长、民进中央主席严隽琪，上海市委副书记、市长韩正，市人大常委会主任刘云耕，市政协主席冯国

勤发来贺信。卫生部部长陈竺、上海市副市长沈晓明为母校华诞题词。国务院原港澳办主任、中福会副主席、上海市宋庆龄基金会主席鲁平，上海市领导韩正、殷一璀、钟燕群、沈晓明、周汉民，卫生部、教育部领导刘谦、林蕙青等出席院庆仪式。

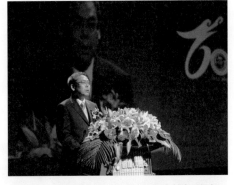

2012 年，卫生部副部长刘谦代表卫生部表示祝贺

韩正代表市委、市政府，向学院全体师生、医务员工和海内外校友致以热烈祝贺。他说，60 年来上海交通大学医学院走过了不平凡的发展历程，如今正以深厚的文化底蕴、独特的办学风格和强大的教学科研实力，成为众多学子心仪的医学殿堂。面向未来，衷心希望上海交通大学医学院以建院 60 周年为新的契机，突出医学教育办学特色，更加重视卓越医学人才的培养，始终勇于站在医学科技前沿，向着建设一流医学院的目标，迈出新的步伐。

刘谦代表卫生部表达了祝贺，赞扬学院 60 年来坚持"人才强院，育人为本"的办学理念，在各方面取得了卓越的成绩。他表示，卫生部对交大医学院的发展寄予厚望，希望以此契机为新的起点，充分发挥骨干示范、辐射带领作用，进一步探索具有中国特色的医学教育发展之路，在培养优秀医学人才、开展高水平创新研究以及提供高质量的医疗服务和维护人民健康等方面，不断地做出新的、更大的贡献。

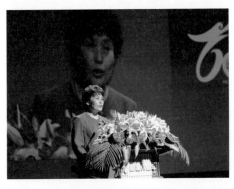

2012 年，教育部副部长林蕙青代表教育部表示祝贺

林蕙青在讲话中代表教育部祝贺学院六十华诞，她提到，上海交通大学医学院 60 年来在教学、科研、医疗和师资队伍、校园环境和文化建设等方面取得了长足的进展，为实现综

合型、研究型和国际化的世界一流大学发展目标迈出了坚实的步伐，走在了全国的前列。希望在新的历史征程中，交大医学院发挥更重要的作用，作出更重大的贡献，教育部将一如既往地支持学校，深化部市合作的实践探索。

庆祝大会上，上海交通大学党委副书记、医学院党委书记孙大麟宣读了刘延东、俞正声、严隽琪的贺信。上海交通大学党委书记马德秀，复旦大学副校长、医学院院长桂永浩以及美国杜克大学副校长、医学院院长曹文凯（Victor J.Dzau）致辞祝贺。上海交通大学校长张杰，圣约翰大学医学院、

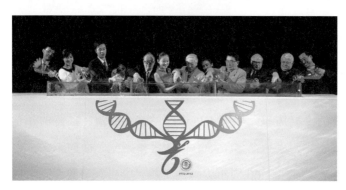

2012 年，上海交通大学医学院建院 60 周年大会

震旦大学医学院、同德医学院三位老校友，两位国外友好院校代表以及三名在校大学生代表上台共同启动"医路同行"生命水台，象征着为医学院的明天注入新的原动力，让梦想扬帆起航。

陈国强简要介绍了学院 60 年来的发展情况。60 年来医学院承袭圣约翰大学医学院、震旦大学医学院、同德医学院之衣钵，沿着上海第二医学院、上海第二医科大学的征程，并与上海交通大学合并组建新的上海交通大学医学院，在全国创造了综合大学办好医学学科的新模式。上海交通大学与交大医学院始终紧紧咬住一流大学和一流医学院的奋斗目标不放松，始终遵循医学学科的特殊规律，遵循综合性大学的发展规律，在借力综合性大学资源优势的基础上，形成了医、教、研、管共同发展和医理、医工、医文共赢的新局面。

整场大会以时间为线索，分为溯源、思源、情源、梦源四个篇章，辅以歌舞、视频等丰富的表现形式，充分展现了百余年办学历史传承和一甲子师生奋发进取的面貌。1988 届校友曹可凡和 2009 级本科生谢歆担任了本次庆

祝大会的主持。

1955届校友施维锦、1963届校友王鸿利、1970届校友顾福卿、1990届校友陆静波、1998届校友江帆、2003届校友蒋欣泉等深情回顾了在母校学习生活的难忘片段，真诚表达了与母校难解的情缘，他们衷心地为母校日新月异的发展喜悦，也祝愿母校的明天更加美好。

庆典大会上，由上海交通大学医学院与上海戏剧学院联手打造的原创话剧《清贫的牡丹》成功首演。27日晚，交大医学院庆祝

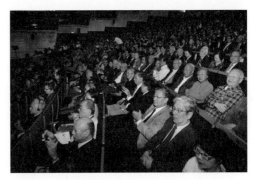

2012年，上海交通大学医学院建院60周年大会

建院60周年文艺汇演隆重举行，精彩纷呈的文艺表演为医学院60周年华诞画上圆满的句号。

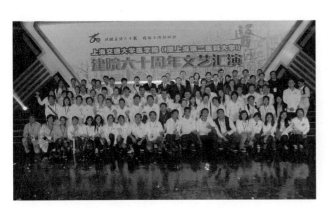

2012年，上海交通大学医学院建院60周年大会

上海交通大学医学院60年来坚持"人才强院、育人为本"的办学理念，在各方面取得了卓越的成绩。学院以60周年院庆为新的起点，充分发挥骨干示范、辐射带领作用，进一步探索具有中国特色的医学教育发展之路，在培养优秀医学人才、开展高水平创新研究以及提供高质量的医疗服务和维护人民健康等方面，不断地做出新的、更大的贡献。

（刘昕璐）

65 | 汶川地震中的交医脊梁

2008年5月12日，一个中国人无法忘记的日子。当里氏8.0级大地震袭来，不仅释放出了地球内部的巨大能量，同样见证了中华民族不屈不挠的伟大精神和人类内心深处那些超越生死的潜能。

义无反顾冲锋在前

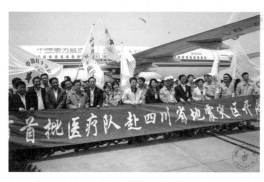
2008年5月14日，上海市首批医疗队赴四川灾区出征仪式

选择了白袍就是选择了责任，选择了白袍就是选择了奉献。天灾无情人有情，"医护白"必将铸就生之希望。交大医学院系统各附属医院的医护人员在第一时间毅然请命，义无反顾冲往最前线。自2008年5月26日开始，附属瑞金医院、仁济医院、新华医院、第九人民医院、第一人民医院、第六人民医院、第三人民医院（现第九人民医院北部）、上海儿童医学中心不断接收来自灾区的伤员。

截至2008年5月28日，交大医学院全校募集捐款1242万元，上交特殊党费 215 万元，并先后派出 11 批、126 名医疗队员奔赴灾区第一线。白衣战士们临危受命，不怕牺牲，不怕疲劳，无私无畏，在极其艰苦的条件下连续作战，以自己精湛的艺术和高尚的医德出色完成了救死扶伤的艰巨任务。

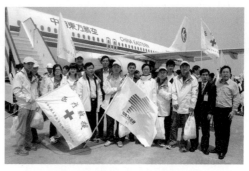

2018 年，附属新华医院组建医疗队奔赴汶川

地震无情人有情

北川中学的 15 岁羌族女孩秀秀，所在的班级共 51 人，在地震中仅幸存 29 人，有 6 人像她一样被截肢。秀秀在地震发生十余小时后才获救，左大腿已被严重压伤导致肌肉坏死，情况危急，唯有截肢才能保命。由于缺医少药，她在野战医院只接受了局部麻醉，便忍着剧痛被截去左腿。转至川大华西医

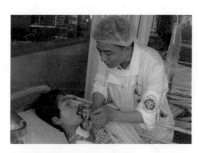

陈尔真医生为灾区小女孩喂食

院后，秀秀经历挤压伤综合征的折磨，生命一度垂危。此时，她遇到了赴川救援的陈尔真（现为交大医学院附属瑞金医院副院长）。陈尔真日夜守护在她身边，细心地清除坏死组织。术后，她并发症严重，带着气管插管，只能用小纸条与陈医生书面交流，但两人彼此越发信任，秀秀便把陈尔真医生称为"老爹"。因为秀秀只能吃流质食物，"老爹"就帮她去超市买酸奶。"买什么牌子好呢？"陈尔真挑了上海的"光明牌"。没想到，一来二去，秀秀就喜欢上了这个味道，至今还一直吃这个牌子的酸奶。

2008 年 5 月 24 日，时任国务院总理温家宝来到华西医院探望，也走进了秀秀病房。想对温爷爷说些什么，秀秀便用铅笔在纸上写下了 4 个字，"我

想读书"。温总理一看，也要给秀秀写一段话。陈尔真在旁找出了白大褂里的记号笔，还有一张普通的病历纸，在纸的背面，总理写下："昂起倔强的头，挺起不屈的脊梁，向前，向着未来，坚强地活下去。"

多年来，陈尔真一直关注着秀秀，电话、短信、微信，往来和沟通从未中断。秀秀说人生每个重要的阶段都有"陈老爹"的建议，让她能够少走弯路，一个不懂事的少年因此朝向一棵向上生长的大树，茁壮成长起来。汶川地震十周年的时候，秀秀已经25岁了，是一名法学专业在读研究生。秀秀发自内心地说："真的很感谢他！"虽然地震夺走了一条腿，但上海的"陈老爹"给了秀秀人生另一条腿。

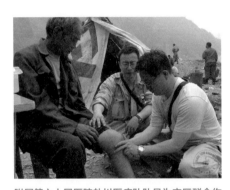

附属第六人民医院赴川医疗队队员为灾区群众作治疗

秀秀和"陈老爹"的故事，是交医人在汶川大地震中发生的一个个温暖故事的缩影，还有许许多多像陈尔真一样的医生，在冰冷的灾难中展现人性的温度与力量。

蒋雨航，2008年汶川地震，他在倒塌的楼房下受困124个小时后，被来自上海的消防特警和国家救援队成功救出。当年参与这场救援的其中一名医生，就是来自附属第六人民医院的狄建忠。作为上海市第一批国家救援队的队员，狄建忠和他的队友经过10多个小时，越过10多公里的山路，抬着担架轮流高举输液瓶，咬牙坚持着将蒋雨航送回医疗点，并成功抢救了他的生命。后来，蒋雨航还光荣入伍，成为上海的一名消防员战士。在抗震救灾期间，尽管余震不断，狄建忠一直冲锋在前，救

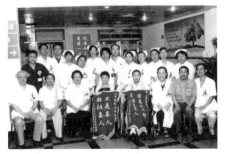

2008年7月，附属仁济医院接收的11名四川灾区伤员基本康复并陆续出院

治伤员数百人。

附属仁济医疗队队员们一到成都，就不约而同请战到最危险的震中去。但因当地气候条件复杂，空降茂县、映秀的任务相继取消，大家情绪难以平复。但一想到有伤员的地方就是前线，能发挥作用的地方就是战场，于是，队员们又振作精神，投入后续的救灾工作中。

现任附属第九人民医院北部感染科主任许洁，是在 5 月 26 日自己生日当天接命进川的，随特级飞行员邱光华驾驶的直升机空投耿达乡。返航途中，邱光华等机组成员却在 6 公里之外不幸失事。突发的事件，令许洁瞬间理解了四川高山旋风气候的复杂多变，也理解了命运的残酷。但来不及过多的悲伤，她一抵达耿达乡，便放下行囊，开始背着医疗工具走村串户，为全乡所有的驻军和百姓临时安置点送医送药，确保灾后无大疫。医疗条件有限，气候环境恶劣，换防队伍进不来，为了不让耿达乡成为一个空白医疗点，许洁和队员们在几乎"弹尽粮绝"的情况下，坚守了近一个月。此后，当地流传着这样一句话："男孩子都想当军人，女孩子都想当医生。"这大概就是朴实的当地百姓最真诚的感谢。

此后，许多参与救援的医生都曾重返蜀道，他们积极开展义诊，普及防灾减灾知识和技能，指导当地医疗机构完善应急救治的预案和流程，以此帮助当地民众。因为在他们心中，多了一份对"多难兴邦"的深刻理解。他们说，大灾大难面前，生命是脆弱的也是坚强的，而医生的职责就是把生命变得更加坚强，"要勇敢，要担当，要有爱"。

一转眼，十多年过去了，当年的救援战士、白衣天使们鬓角生出华发，眉宇间已有皱纹，但时间却丝毫没有冲淡他们参与汶川地震医疗救援的记忆。这份记忆背后承载着伟大的抗震救灾精神。这种精神，也彰显了所有交医人迎难而上，百折不挠，继往开来，勇攀高峰的品格，成为建设世界一流医学院的强大精神动力。

（李学澄）

66

永续的援建
不变的深情

　　肝胆每相照，冰壶映寒月。从早年的援建摩洛哥，到援藏、援疆、援滇，直至对其他各省市的技术支持，一批批交医人前赴后继、救死扶伤、为国争光、大爱无疆，在援建的征程中书写了交医人的使命和担当。

勇攀高峰　大爱无疆

　　上海交通大学医学院系统从 1997 年起开始援疆工作至今，已有 10 批援疆干部奔赴阿克苏和喀什等地区对口支援。20 多年来，医学院克服种种困难，充分利用人才优势、技术优势和资源优势，积极扶持和推动新疆医疗卫生事业的发展，服务保障各族人民群众，为新疆地区医疗水平的不断提升和当地人民脱贫攻坚事业做出了突出贡献。

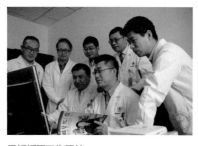

吴韬援疆工作照片

　　第八批上海援疆医疗队总领队，附属新华医院原党委副书记吴韬，带领广大援疆干部，用了仅仅 9 个月时间，就将喀什地区第二人民医院从"二甲"升格为"三甲"，一战成名。在他的指导下，喀什二院在国际权威科技文献检索工具排名获得了南疆医学界历史上的最高分；紧接着，一口气拿下 14 项自治区自然科学基金，向南疆医学高地迅速迈进。

交大医学院心系喀什二院建设，每年分批、分次派出不同学科、不同岗位的高素质专业人才，帮助喀什二院加强学科建设，从无到有地建立了新生儿科、肾内科、血透室、中医科等科室，创新性地开展人才梯队的培养，常态化组织参加国家级师资培训及各职能管理人员的专题培训，此外，还尤其注重改进和优化医院管理体系，加强软硬件设施的投入，提升医院精细化管理和服务水平。

与此同时，援疆医疗队在喀什打造的"一核多层多圈"的组团式援疆格局，不断使医疗资源下沉，造福广大南疆群众。医学院系统专家组赴喀什义诊，为喀什地区医疗卫生业务骨干进行急救技能培训，规范化培训喀什二院的年轻医生，积极参与新疆克拉玛依市中心医院建设等，都是普惠当地百姓的有力举措。

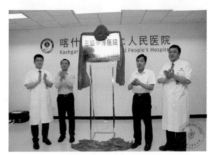

2015 年 6 月，喀什地区第二人民医院医联体推进会暨"三甲"揭牌活动

同时，率先在对口四县实施公共卫生"三降一提高"（降低传染病发病率，降低孕产妇死亡率，降低婴幼儿死亡率，提高人均寿命期望值）项目，初步建立了以喀什二院为龙头，带动辐射对口四县医疗卫生机构能力提升的南疆新型医疗联合体，有效推动了基层卫生事业的发展。

缺氧不缺精神的援藏人

从 1973 年首批援藏队员奔赴高原，投身援藏事业建设开始，医学院已有 9 批援藏干部奔赴日喀则等地区对口支援西藏。多年来，交大医学院高度重视对口支援工作，充分利用自身的人才优势和技术优势，把上海的优质医疗资源辐射到西藏日喀则，造福于西藏人民。援藏人员视日喀则为第二故乡，与日喀则人民同呼吸、共命运，以饱满的精神状态、扎实的工作作风和良好的工作业绩，树立起了援藏医疗专家的良好形象，得到了社会各界的一致好评。

尤其是 2015 年以来，医学院不断探索"组团式"医疗援藏工作的新思路、

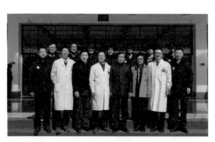

2019 年 10 月，交大医学院院长陈国强率队赴西藏慰问交大医学院系统第五批上海市医疗人才"组团式"援藏医生和干部

新方法、新途径，精心选派各附属医院重点科室骨干力量充实到援藏队伍中。专家们带去了医学院系统捐赠的物资、器械、书籍和资金，也带去了上海的医疗技术和管理经验，与日喀则市人民医院联合创办院士工作站、教育实践基地、医联体等。在多方努力下，雪域高原诞生了第一例红细胞单采治疗高原红细胞增多症，第一例腹腔镜肝包虫病切除术等医学首创。

援藏干部把最新的技术和理念带到了日喀则，他们通过"以院包科"的形式，利用自身优势学科与日喀则市人民医院共同打造重点学科群，全面提升了日喀则市人民医院的技术力量、服务质量和可持续发展能力。2018 年 1 月，日喀则市人民医院顺利通过三级甲等医院评审，科研能力、管理水平以及人才培养等方面，都走在了当地医疗机构的前列。

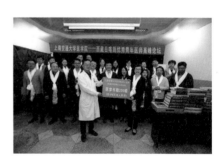

2017 年 6 月，交大医学院向日喀则市人民医院捐赠医学书籍

附属上海市儿童医院心内科主治医师赵坚，主动报名参加上海市第九批援藏医疗队。出发前，面对院领导、同事的关心和祝福，他坚定地表示："我一定不辱使命，圆满地完成援藏任务！"一踏上日喀则的土地，赵坚立即投入紧张的工作中。入藏第四天，他就与其他援藏干部一起深入走访当地"建

档立卡"贫困家庭，为三岁的先心病患儿诊治。依托上海市儿童医院的支持，他帮助日喀则市人民医院建设新生儿救治中心，开展新生儿筛查，危急重症治疗和新生儿转运等项目，并且建立规范的制度和标准的流程。正当他踌躇满志，准备用妙手丹心继续

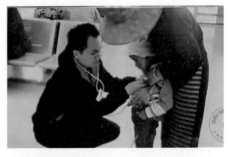

儿童医院赵坚

为雪域高原的藏族同胞奉献的时候，不幸的事发生了，残酷无情的高原环境让他永远关上了继续实现人生壮志的大门，2019 年 7 月 30 日，他因病抢救无效逝世，年仅 38 岁。他将年轻的生命留在了雪域高原。

无论是在浦江之滨还是彩云之南，无论是三江之源，还是世界屋脊，赵坚从未忘记一名共产党员的初心和一名医生的使命。"暖男"赵坚的一生虽然短暂，却无比绚丽，他把毕生精力都献给了孩子健康服务这一"阳光下最有爱心的事业"，用生命谱写了对党的事业无限忠诚和对雪域高原的无私贡献。

多年来，交大医学院及其所属各单位派出的一批批援藏干部，努力克服干燥、寒冷、缺氧等各种恶劣生活环境，在医疗、科研、教学、管理等方面倾情投入、无私奉献，用实际行动践行着医者誓言，完美诠释了援藏人的初心和使命。

薪火相传的援滇接力队

"上海青年志愿者赴滇服务接力计划"是团市委与市文明办根据市委、市政府对口云南帮扶工作的总体部署，以社会招募、组织选定、对口支援、定期轮换的方式开展的一项志愿服务项目。截至第 24 批上海青年志愿者赴滇服务接力队出发，交大医学院系统先后共派出 72 名优秀青年志愿者参与该项

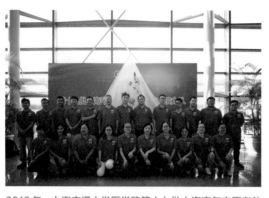

2016年，上海交通大学医学院第十九批上海青年志愿者赴滇服务接力队成员合影

目。二十余年来，交大医学院的志愿者前赴后继深入云南贫困地区，动真情、传真经、真扶贫，受到了当地群众的一致认同和好评，为服务云南经济社会发展，尤其是提升云南医疗卫生水平、保障云南人民健康做出了积极贡献，以"上海水平""上海精神"让"上海医生"赢得了当地民众的信赖。

高原峻岭造就了云南旖旎风光，却也阻挡着当地快速发展的脚步。初来乍到，志愿者们都曾经历过各种意想不到的"第一次"，但是他们没有任何怨言。在带去医疗理念、专业技能的同时，大家收获了青春的磨砺，遇到了一个不一样的自己，以实际行动诠释了医者的初心和使命。

"这不仅是一次生活体验、心灵之旅，也是一场刻骨铭心的青春历练。与其说是援助，不如说是一种互助。是云南给了我们平台，我们的得到远远超过付出。"附属瑞金医院老年病科主治医师苏征佳作为第19批接力队的一员，动情地讲述着。苏征佳记得，一天下午她突然接到电话，广南县人民医院一位老人突发急性心梗。撂下电话一路飞奔，原本30分钟的路程，苏征佳仅用15分钟跑到了患者的床旁。患者年纪大、基础状况较差，还同时出现了肺部感染、肾功能不全的情况，然而，当地医院没有血管造影的设备，只能采取保守治疗。之后的每一天，苏征佳总会提早一些上班，先到这位"加一床"老人前查房。由于她不懂壮语，只能一边通过翻译，一边打着手势解释病情，调整用药……然而，随着老人病情危重，预后不佳，家人最终还是决定自动出院。出院前，当苏征佳的听诊器再次放到老太太胸前时，老太太的热泪，滴在了苏征佳的手背上，并用汉语说了一声"谢谢"。那泪那感谢，让苏征佳深切感受到，作为一名医生，也许无法去治愈所有的疾病，但可以通过努力，用心去帮助、感知、关爱、温暖每一个患者，或许对于患者来说，也是另一剂良药。

"授人以鱼，三餐之需；授人以渔，终身之用。"这是交医志愿者们眼中"接力队"的真正意义。半年的时光，靠着一己之力去救治病患是有限的，但是，如果可以将一类类疾病的诊疗规范和先进理念留在当地，就可以帮助更多的人。于是，大家结合自己所擅长专业，结合当地实际情况，规范临床指南，细化诊疗流程，培训当地医生，为当地"打造一支带不走的医疗队"。

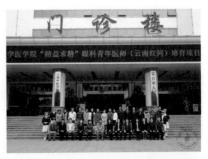

2017年，上海交通大学医学院"睛益求精"眼科青年医师（云南红河）培育项目在云南省红河州蒙自市人民医院启动

援建汕头大学医学院

1988年《关于上海第二医科大学支援汕头大学医学院及附属医院的通知》

原上海第二医科大学还承担起全面支援建设汕头大学医学院及其附属医院的重任。1988年2月，上海第二医科大学与汕头大学签订为期5年的校际合作协议。为加强支援建设工作，学校成立了支援汕头大学医学院领导小组，在此后5年里，上海第二医科大学对汕头大学医学院进行了医、教、研全方位的支援，同时接收汕头大学医学院58名各类干部和业务骨干培训工作及30名学生到上海第二医科大学学习。在汕头大学五年协作总结会上，两校签署了《1993—1998年第

二个五年校际协作协议书》。交大医学院在提高学术水平，强化人才培养，提高研究生的培养质量，提高科研水平、加强重点学科建设上，给予了汕头大学医学院全方位的帮助和支持。

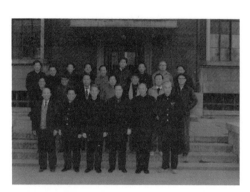

1987 年，上海第二医科大学召开第一次援建汕头大学医学院会议合影

到 1998 年，上海第二医科大学对汕头大学医学院的 10 年支援建设任务圆满完成。10 年中，上海第二医科大学共派遣专家、教师 195 人，直接参与了汕头大学医学院的教研室、实验室建设，教学管理，科研管理以及研究生的培养工作；帮助汕头大学医学院中标广东省高教局课题，促使其科研水平上了一个台阶，并使汕头大学于 1997 年通过"211 工程"预审；帮助该院附属一院成为三级甲等医院。1998 年，上海第二医科大学党委书记李宣海带队赴汕头大学医学院参加了两校协作总结大会。在总结大会上，汕头大学党委书记王兴发、校长徐小虎对上海第二医科大学 10 年来卓有成效的援助工作，表达了深切的谢意。

67 | 疫情不退 交医不退

新冠肺炎疫情是中华人民共和国成立以来，在我国发生的传播速度最快、感染范围最广、防控难度最大的一次重大突发公共卫生事件。在这场没有硝烟的战斗中，交大医学院坚持以大局为重、以全局为先，广大医务人员主动请缨奔赴前线，全心全意治病救人，展示了高尚医德和精湛医术，展示了学院精神和医疗水平，展示了为人民健康和医学事业奋斗的初心和使命，做到了国有难，召必应，战必胜！

众志成城，"一夜成军"奔赴武汉前线

2020 年初，疫情发生后，以习近平同志为核心的党中央高度重视、迅速部署，提出了"坚定信心、同舟共济、科学防治、精准施策"的总方针，明确了坚决打赢疫情防控阻击战的总目标。在这次疫情防控阻击战中，仅用 10 天时间就修建了武汉火神山、雷神山医院，两座医院拔地而起，创造奇迹，展现了中国速度；全国共派出 346 支医疗队，426 万名医务人员紧急驰援湖北抗疫最前线，展现了中国力量；统筹生产调配全国资源，第一时间有效解决疫情防控资源短缺问题，展现了中国效率，充分体现了中国特色社会主义制度的优越性。

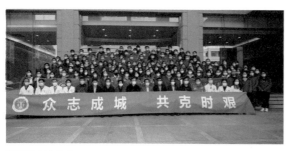

援鄂医疗队出发

自大年夜（2020年1月24日）接到驰援武汉的命令后，交大医学院先后派出了8批共569名医务人员奔赴武汉疫情防控第一线，此外，还派出了182名医务人员援助上海市公共卫生临床中心

的疫情救治工作。动员令发出后，交大医学院医务人员主动请战，踊跃报名，3个多小时就组建了医疗队。

逆向而行，不顾安危救治危重患者。交大医学院援鄂医疗队分别驻扎在武汉金银潭医院、武汉三院和雷神山医院救治新冠肺炎患者，其中大部分

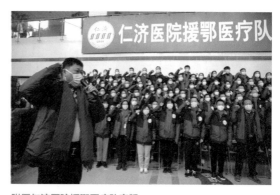

附属仁济医院援鄂医疗队宣誓

是重症和危重症患者。他们不畏艰险，勇于拼搏，善于钻研，发挥整体学科优势，强化多学科联合诊治，制订精准治疗方案，提高了重症和危重症患者治愈率、降低了病亡率，充分显示了交大医学院雄厚的学科实力和精湛的医疗技术。

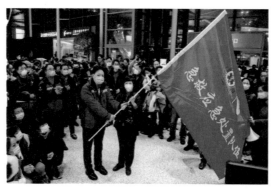

2020年，附属第一人民医院副院长郑军华临危受命，率领上海首批医疗队大年夜出征

附属第一人民医院副院长郑军华临危受命，率领上海首批医疗队大年夜出发，大年初

一凌晨抵达武汉，进驻武汉金银潭医院。郑军华领队要求把上海医疗服务的精细化管理举措和操作规范不折不扣地"搬"到武汉，简单说，上海怎么做的，在武汉就怎么做。随后几天，他身先士卒，带领上海医疗队延续"六个小时一个班头"的排班，不吃不喝坚持六个小时。大年初三，李克强总理来到武汉考察指导疫情防控工作，看望慰问患者和奋战在一线的医护人员。郑军华代表上海医疗队向李克强总理汇报了工作情况，得到了总理的肯定和鼓励。

上海市第三批援鄂医疗队，领队是附属瑞金医院副院长陈尔真，他是参加过抗击非典和抗震救灾的医疗救护"老兵"，他们将救治重点放在建立预警体系，精准施策上，共收治患者332人，其中重症和危重症237人，治愈率高达83.7%。

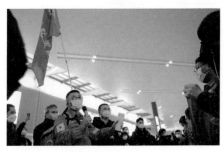

2020年，上海市第三批援鄂医疗队领队、附属瑞金医院副院长陈尔真出征

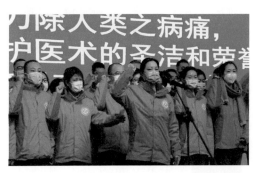

2020年2月18日，附属第六人民医院援鄂医疗队出征仪式举行，51名白衣战士在本批援鄂医疗队队长范小红带领下庄严宣誓

附属第六人民医院党委副书记范小红带领51名医护人员奋战在武汉抗疫前线，作为女性领队，她在管理方面更为细致、周到，即便工作再辛苦，她也会努力营造良好的团队氛围，振奋士气、鼓舞人心。范小红的儿子当年正值中考，但她还是义无反顾地选择舍小家为大家，在出发前特地给儿子做了一顿糖醋排骨，这是属于"妈妈的味道"，为当年参加中考的儿子加油鼓劲。

附属第一人民医院呼吸科学科带头人周新教授当时已经66岁了，具有防控SARS和H7N9的丰富经验，他在大年夜作为上海首批援鄂医疗队医师组组

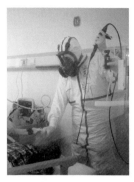
在重症病房

长奔赴武汉，是医疗队年龄最大的队员。初到金银潭医院，面对新环境、新病种，他不仅负责制订患者治疗方案，还身先士卒，为危重病患进行气管插管，将众多患者从生死线中抢救回来。

附属第九人民医院护士长黄波黎，在武汉第三医院隔离病房工作，每次工作持续5~6个小时。她第一个进入隔

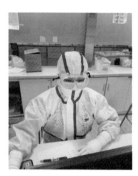
护士黄波黎

离病房，为了避免在隔离病房期间上厕所，她少吃饭，尽量不喝水，因为进出隔离病房需要更换防护服，更换一次需要40分钟，她就是想节省更换防护服的时间，在隔离病房照顾患者，同时也能节省防护服。隔离病房患者所有的护理都由护士完成，要不停地巡视、操作，几个小时她几乎没有停下来，而且穿着防护服很不舒服，但她从没说过一个累字，她觉得自己是一名共产党员，要起到先锋模范带头作用，关键时刻就要挺身而出。

迎难而上，党旗飘扬映照初心使命。交大医学院援鄂医疗队在前线加强基层党组织建设，让党旗在抗疫一线高高飘扬，成立了临时党总支和党支部，

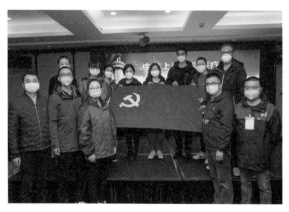
发挥党员先锋模范作用

发挥政治核心和战斗堡垒作用。在派出的医务人员中，中共党员占46%，他们以"越是艰险越向前"的战斗姿态冲锋在一线、坚守在一线、奋战在一线，充分展现了新时代共产党员的精神风貌。交大医学院党委首批授予25名同志"新冠肺炎疫

情防控工作优秀共产党员"称号，营造了学习先进、争当先锋的氛围。在党旗的感召下，在榜样的激励下，128 位同志在疫情防控一线递交入党申请书，共有 27 名同志"火线入党"，这也是党组织对他们在关键时刻能够冲锋在前、攻坚克难的充分肯定。

交大医学院积极响应党的号召，建设人类卫生健康共同体，开展疫情科研攻关，加强国际交流合作，以多种方式贡献"交医"智慧、输出"交医"方案、分享"交医"经验。医学院党委书记江帆研究建立"家庭－学校－社会－政府"多维度儿童身心健康支持体系，成果发表在《柳叶刀》上；公共卫生学院副院长蔡泳基于传染病动力学 SEIR 模型对疫情发展趋势进行评估预测，为科学防控提供前瞻参考，研究成果刊登于《细胞发现》期刊。同时，交大医学院及附属医院积极向意大利、法国提供疫情防控物资和防控经验。

2020 年 3 月 23 日，交大医学院举办了"中意新型冠状病毒肺炎学术研讨云会议"；3 月 26 日，举办了中法新型冠状肺炎线上研讨会，通过网络连接，交大医学院多名专家

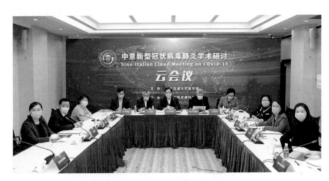

中意新型冠状病毒肺炎学术研讨云会议

将救治新冠肺炎患者经验传授给意大利和法国同行。还将与"一带一路"沿线国家开展合作，传授中国经验，携手抗击全球疫情。

勇挑重担，青春力量一线闪耀。在这次抗击疫情的斗争中，让更多的人看到了一群青春激情与责任担当并存的新时代的年轻人。他们践行了习近平总书记给北京大学援鄂医疗队全体"90 后"党员回信中的殷殷嘱托，"不惧风雨、勇挑重担，让青春在党和人民最需要的地方绽放绚丽之花！"交大医学院援鄂医疗队中就有 85 名"90 后"青年医护人员。

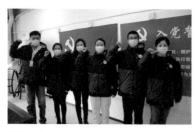

戴倩（左二）

"90后"的戴倩是附属仁济医院重症医学科的护士，3月8日她在武汉雷神山医院庄严宣誓入党。疫情发生后，刚援滇回到上海的她，便再次主动请缨，成为上海第八批援鄂医疗队中的一名"逆行者"。

火线入党时她说，其实自己第一批就报名了，但是当时说党员优先。现在能在前线入党，便觉得更有意义了。剪短长发，收拾行囊，告别家人。虽深知这次任务艰巨充满危险，但她依然笑着对大家说："不参加此次疫情防控，我会后悔的，何况我已经不是孩子了。"

附属新华医院护士刘立骏大年夜随上海首批援鄂医疗队进驻武汉金银潭医院，担任首批援鄂医疗队后勤保障组组长，协助医疗队统筹医疗物资和生活物品保障。他每天手机24小时待命，睡眠时间只有4个小时，日行步数2万以上，队员们亲切地称他——刘管家。

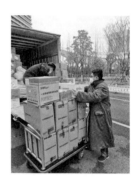

运送物资，做好后勤保障

附属胸科医院的张俊杰是90后的"老党员"，又是一名男护士。驻扎武汉金银潭医院后，他为了尽快熟悉患者的情况，迅速"建档"患者信息，更高效地进行护理工作。在重症监护病房中，张俊杰充分发挥男护士优势，为重症患者翻身、扶患者下床等。在抢救患者时他镇定、沉着，快、稳、准执行医嘱。此外，张俊杰也特别关注患者的情绪变化，做好患者的心理疏导工作。他经常和患者们聊一些轻松的话题，成了大家心目中的"最佳陪聊"。

张俊杰

医学院的医学生们也用实际行动践行医学誓言，他们撸起衣袖，伸出臂膀，加入无偿献血行列，当时有超过150名交大医学院医学生用热血验证一份学医初心和情怀；公共卫生学院的学生以志愿者的身份为国家 CDC、WHO 等部门翻译疫情相关报告；还有一些学生配合街道和卫生中心承担外籍人士流调和居家隔离观察期间翻译的工作。

交大医学院的青年一代在关键时刻挺身而出、担当奉献，充分展现了新时代中国青年的精神风貌，由衷地为他们点赞！

冲锋在前，助力打赢大上海保卫战

2022 年春天，新冠疫情突袭申城，病毒多点散发、隐匿传播、快速蔓延，感染人数极速上升。上海面临疫情防控常态化以来最严峻的考验。上海交通大学医学院党委深入学习贯彻习近平总书记关于疫情防控的重要指示精神，坚决贯彻落实党中央、国务院决策部署，以及市委、市教卫工作党委各项工作要

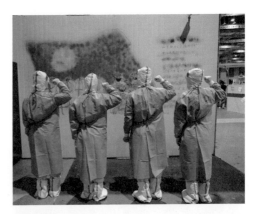

支付宣誓

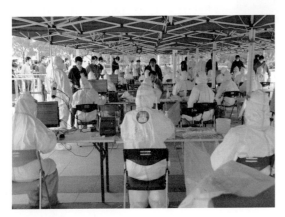

核酸检测现场

求，统一思想、统一目标、统一行动，以必胜信念和坚决行动从严从紧、从细从实抓好疫情防控工作，全力推进校园疫情防控清零攻坚，全力守护师生医护员工生命安全，全力坚守上海这座英雄城市，助力打赢大上海保卫战。

闻令而动，奋战疫情救治

主战场。疫情就是命令，防控就是责任，医学院 12 家附属医院的 12 000 余名医护人员先后奔赴全市近 40 家集中隔离救治点和定点医院，全力参与新冠感染者救治工作，累计收治患者 229 942 人。参与指导改建国家会展中心、新国际博览中心、世博展览馆等大型方舱医院。附属瑞金医院北部院区、附属仁济医院南部院区、附属第九人民医院北部院区等多个医院作为全市新冠定点医院，全力救治"老、小、孕、重"患者，并对基础性疾病开展多学科治疗。切实保障门急诊医疗服务正常运行，开通急诊急救绿色通道，最大限度满足人民群众尤其是特殊群体就医需求，加强对老年、ICU、产妇、血透、放化疗等患者的医疗保障，全力缓解就医压力。对口支援上海市公共卫生临床中心、上海市老年医学中心，以及黄浦、长宁、普陀、杨浦、闵行、松江、嘉定等多个区县疫情防控工作。

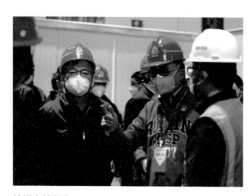

检视方舱医院

被称作方舱"拓荒队长"的附属瑞金医院副院长陈尔真曾是上海第三批援鄂医疗队队长，此次被任命为上海集中隔离点医疗救治组组长，再披战袍，逆行而上，承担了全市 7 家方舱医院的筹建和运营指挥工作，涉及 13 万张隔离床位。其中在超级方舱"四叶草"，52 天

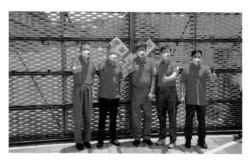

胜利闭舱

收治 17.43 万人。作为总指挥的他，被大家称呼为"尖刀连连长"。2020 年的除夕夜，带领上海首批医疗队连夜驰援武汉的时任附属第一人民医院党委副书记郑军华，这一次，接连担任世博展览馆方舱医院、

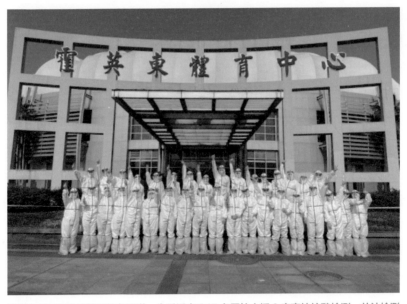

附属医院提供高校就医绿色通道，先后派出 247 名医护支援 9 家高校核酸检测，共计检测近 70 万人次

新国际博览中心方舱医院总指挥，奔赴一个又一个战场。同样驰援过武汉的附属瑞金医院副院长毕宇芳，此次勇担重任先后投身上海交通大学、国家会展中心方舱医院的抗疫工作。他们不分昼夜，与病毒赛跑，全身心投入新冠感染者的救治工作中。

　　主动请缨，驰援全市检测和流调。成立对口专业支持工作专班，支持全市"2+16"所高校疫情防控工作；附属医院提供高校就医绿色通道，协助指导核酸检测。先后派出 247 名医护支援 9 家高校核酸检测，共计检测近 70 万人次。根据市教委要求，选派 2 批志愿者共 40 人组建检测团队，接受上海核酸检测工作任务。组建由基础医学院研究生为主体，博士后、青年教师为补充的 80 人

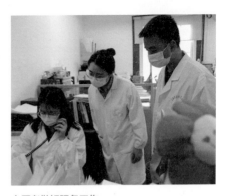

志愿者做好服务工作

检测工作志愿者队伍支援黄浦区核酸检测工作，共计检测核酸样本 40 万余份。由临床医学、基础医学、护理学、公共卫生和技术学院等 5 个专业的学生共计 118 人组成"虹口区核酸采样志愿者服务队"，与附属第一人民医院 102 名师生，支援虹口社区采样工作，共计采样 56 万余人次，得到虹口区委区政府、街道、社区卫生中心和居民的高度赞扬。公共卫生学院组建 150 人流调团队，支援上海交通大学校部、黄浦、闵行、嘉定等区县开展流调工作；对接 65 所高校流调专班建立和培训指导工作，编写《新冠肺炎流行病学调查实用手册》，研发流调报告自动生成系统；编写"疫情热点·公卫应急科普速递"系列 19 篇，其中 14 篇被上海市委宣传部、市科委、学习强国、中国新闻网、人民日报、光明日报等媒体采用。医学技术学院管理运行附属瑞金医院北部院区、质子中心住院楼改造，协助上海市临检中心核酸检测质控与培训。

尽锐出战，全面支援社区防疫。医学院系统 303 名校外居家管理干部通过社区报到、区里调度，下沉一线从事疫情防控志愿服务，并纳入市委组织部支援防疫一线人员储备库。广大师生医务员工主动到社区报到，尽力做好志愿服务，帮助社区居民送菜上门、处理生活垃圾、关心独居老人，为需要帮助的家庭送温暖。组建抗击新冠疫情医学生志愿者预备队，招募

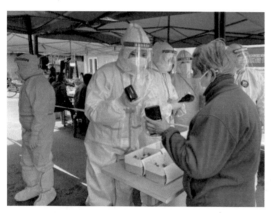

医学院系统 303 名校外居家管理干部通过社区报到、区里调度下沉一线从事疫情防控志愿服务

学生志愿者 1321 人，培训学生 4743 人，随时补充附属医院医疗救治力量。为丰富中小学生居家生活，交医青年打造"医"路同行系列科普课程；设立"爱心云托班"辅导方舱医院内的学生，被央视报道；附属新华医院医疗队组建"青春加油站"科普志愿小分队，附属上海儿童医学中心青年医师组建"名

医小课堂"，线上普及科学知识。交医人坚定"共产党员先上"的政治自觉，闻令即动、听令而行，在疫情防控阻击第一线举旗帜、亮身份、作表率、树形象，用实际行动践行"报效祖国、服务人民"的使命。

沪琼同心，全力支援海南疫情防控

2022 年 8 月，海南疫情告急，上海交通大学医学院附属医院 939 名医疗队员奔赴海南，全力支援海南省疫情防控工作。截至 9 月 3 日，医疗队顺利完成任务凯旋。

海南省三亚市第三方舱医院建筑面积 27 800 平方米，由 17 个舱区组成、床位 1760 张。医院由上海交通大学医学院附属瑞金医院、仁济医院、新华医院、第九人民医院、第一人民医院、第六人民医院、上海儿童医学中心、儿童医院、胸科医院、精神卫生中心和国际和平妇幼保健院等 11 家医疗机构组成的上海援琼第一医疗队整建制接管。上海援琼第一医疗队自 8 月 14 日晚抵达三亚后，在领队上海交通大学医学院附属仁济医院党委书记郑

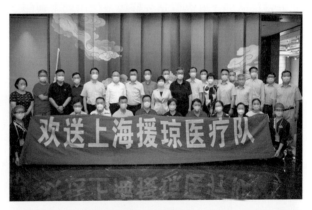

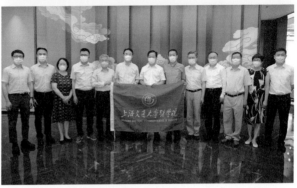

上海交通大学医学院援琼医疗队出征仪式

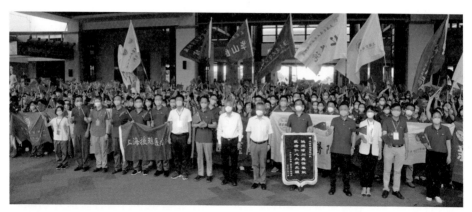

海南省委书记沈晓明欢送医学院援琼医疗队

军华带领下立刻投入抗疫工作，在基建、配套、保障等还在逐步落实的情况下，充分发挥队内130名党员先锋模范作用和主观能动性，克服困难，严格按照上级要求于8月15日开舱接收患者。由此，第一医疗队也创造了上海接管方舱队伍中，第一支到达，第一个开舱，第一批完成患者出院的三个"第一"纪录。

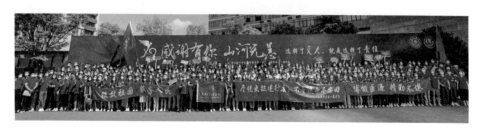

海南省委书记沈晓明欢送医学院援琼医疗队

同时，医学院派出多名医务人员奔赴西藏、成都等地支援。

交医人始终牢记医者初心使命，报效祖国、服务人民，不畏艰难，始终冲锋在最前线，用不屈的精神、不挠的毅力，创造着医学发展的传奇，用自己的专业和行动彰显了交大医学院"报效祖国、服务人民"的崇高使命，承担着"救死扶伤、治病救人，守护人民生命健康"的责任担当。

（祝宇桐）

68

讲好交医故事
全力打造交医文化名片

上海交通大学医学院始终以习近平新时代中国特色社会主义思想为指导，全面落实中央和上海市相关会议精神与要求，紧紧围绕立德树人根本任务，凝心聚力，推进文明工作不断开创新局面、医教研管各项事业不断取得新进展。学院始终以"报效祖国、服务人民"为办学使命，将"海纳百川、求真务实、守正创新、精诚奉献"的学院精神贯穿医学人才培养全过程。同时，讲好交医故事，贡献交医智慧，打造好交医文化名片。

凝心聚力 推进文明工作开创新局面

文明单位是一个单位在精神文明建设中含金量最高、综合性最强、影响力最大的单位名片。文明单位的创建，是进一步培育和践行社会主义核心价值观，发挥先进典型示范激励作用的重要举措，有利于持续推进医学院及各附属单位的精神文明创建，厚植中国特色世界一流医学院的核心元素，讲好交医故事，唱响交医声音。

自 1992 年首次获得"上海市文明单位"称号

学校荣获 1991—1992 年度上海市文明单位新闻报道

以来，交大医学院及附属医院连续多年获此殊荣。2003 年，附属瑞金医院、仁济医院、新华医院、第九人民医院、宝钢医院以及卫校全部荣获"上海市文明单位"称号。直至 2022 年，交大医学院蝉联上海市文明单位"十五连冠"，12 家附属医院也连年获上海市文明单位称号，实现"上海市文明单位"满堂红。

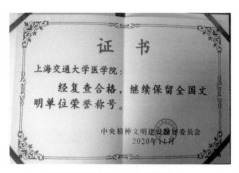

2020 年学校蝉联第六届全国文明单位

除此之外，在全国文明单位创建工作上，交医系统不懈努力、不断突破。交大医学院蝉联六届"全国文明单位"称号，凝聚着全体医院师生医护的心血和汗水，展示了师生医护团结奋进、积极向上的精神风貌。医学院坚持以习近平新时代中国特色社会主义思想为指导，坚定不移贯彻新发展理念，紧紧围绕立德树人、铸魂育人根本任务，在教学、科研、医疗、治理体系建设等各项事业中继续取得显著进步，并持续开创以德树人、以文化人、以美育人的精神文明建设新局面。

值得一提的是，交大医学院连年开展"文明班组""文明岗"评选活动，发挥先进典型的示范带动作用，持续推进医学院及各附属单位的精神文明创建。学院文明督导组在各项文明工作中发挥至关重要的作用。管理督导组、医院督导组、教学督导组三支队伍以退休教师为主力，定期开展文明检查，不断推进医学院及各附属医院的精神文明创建，巩固和发展已取得的优良成绩，为创建一流大学和一流医学院贡献力量。

润物无声 打造舞台上的思政课

话剧作为一门综合艺术，可以深刻强烈地作用于人的意识，有效地发挥德育功能。作为一种独特的艺术表现形式，校园原创话剧将其中的道德内容有机地融化在艺术的意象形式中，润物无声地使师生的道德境界得到提升。通过打造舞台上的思政课，创新思政教育形式，帮助大学生进一步认识社会、认识人生、认识历史，从而对他们进行思想品德和综合素质教育，树立正确的世界观、人生观、价值观。

大师剧《清贫的牡丹》

2011 年 4 月 10 日，卫生部长陈竺在《走近王振义》首发式上指出："王老师的这本书，最好借用更丰富的形式来呈现，希望文艺界、出版界的专家们，把它做成一个影片

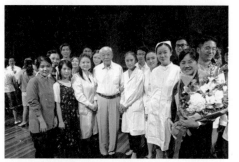

2017 年王振义院士与牡丹剧社演员合影

或者一个电视剧，用更艺术的形式来呈现，那么它将闪烁伟大的人道精神和文化精神。我们需要这些宝贵的东西，在历史上留下来，向全世界传播。"

2012 年，交大医学院在创建 60 周年之际，以王振义教授为原型创作的话剧《清贫的牡丹》应运而生。故事讲述的是王振义院士从医、从教的心路历程，并穿插了他的生活经历，剧中各种出现问题和解决问题的冲突，使得整部大师剧内容更生动，形象更丰满。正如剧中所表达的："牡丹出身富贵，可以大红大紫，享受荣华；而我们的牡丹恬淡清雅，清贫是自愿选择的，只有自

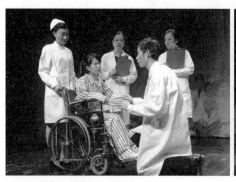

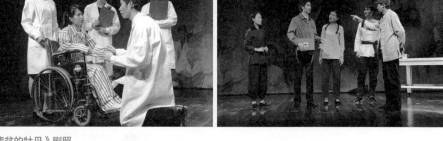

《清贫的牡丹》剧照

愿选择甘于清贫，才是真正的志向。"《清贫的牡丹》立意高远，内涵丰富，人物生动，情绪饱满，很好地诠释了交大医学院"博极医源、精勤不倦"的精神内涵和文化传承，讲活了医学院故事，可说是形象动人，精神感人。

《清贫的牡丹》开创了高校致敬老校长的先河，是高校系统第一部问世的大师剧。2013 年作为由市教卫工作党委、市教委扶持制作的上海首场校园原创"大师剧"，《清贫的牡丹》在上海交通大学菁菁堂成功演出，感人的故事与传神的表演为来自上海各高校的千余名师生带来了艺术与精神上的双重享受。时任上海市副市长翁铁慧、市委副秘书长宗明、市教卫工作党委书记陈克宏、市教委副主任王平以及上海部分高校党政领导也到场观看。话剧正不断在更大程度上发挥积极正面的影响力和传播度。

为进一步凸显典型人物的引导作用，进一步弘扬师德师风的正能量，交大医学院党委宣传部对《清贫的牡丹》进行了新一轮打造和排演。2017 年 3 月牡丹剧社宣告成立，从医学院、附属医院招募组建了包括 60 余名师生医护演职人员队伍。牡丹剧社是医学院成立的第一个以王振义院士主要生平为剧社演出内容、由师生医护员工组成的非营利性社团。剧社成员中有临床医生、一线教师，有辅导员，也有医学生，他们的共同点就是，他们都是王振义院士的"粉丝"，也都是热爱舞台的话剧迷。大家被王振义院士的精神所感召，倾情演绎大医精诚的故事。在排练过程中，剧社全体演职人员投入了生命的激情，挑战自我，挑战舞台。没有演出经验，他们以最质朴真实的情感来弥补，工作学习繁忙，他们克服种种困难全力以赴，他们传承了牡丹精神，赋予了《清贫的牡丹》新的光彩。牡丹剧社多年来持续对这部经典剧作进行丰富和深化，让大师剧真正成为教材内容和教学内

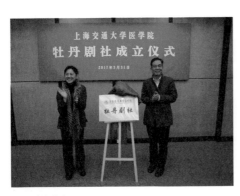

牡丹剧社成立

容生活化、艺术化的载体，贯通思政课的全过程，让"表演舞台"成为思政课堂的新形象。

2022 年，恰逢交大医学院 70 周年校庆，也是原创大师剧《清贫的牡丹》创演的第十年，大师剧原型 98 岁的王振义院士再次亲

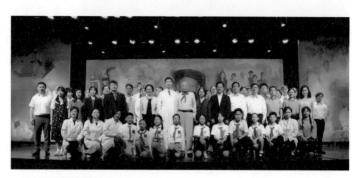
2022 年《清贫的牡丹》演职员合影

临现场，向大中小学生们提出传承和弘扬"追求卓越、虚怀若谷、勤奋努力、为了患者"的牡丹精神。七秩弦歌传，医路献芳华，十载牡丹情，清贫育尊荣。《清贫的牡丹》已然成为交大医学院大中小思政一体化建设品牌，成为传承新时代交大医学院精神品格的重要表现形式。

话剧《逆行者》

作为建党百年的献礼作品，《逆行者》是一部抗疫题材话剧，2021 年 6 月 19 日晚首演于上海戏剧学院实验剧场，由交医师生倾情出演。钟南山院士、张伯礼院士、张定宇副主任、陈薇院士等名医大家，11 位上海援鄂医疗队领队以及文艺界人士纷纷为话

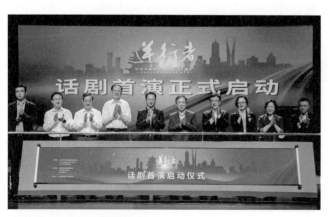
2021 年《逆行者》首演启动仪式

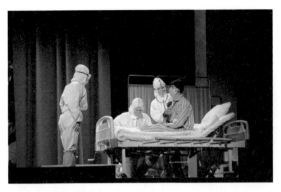

《逆行者》首演剧照

剧首演送来了祝福和期待。

话剧以上海援鄂医疗队为讲述蓝本，以艺术形式铭记特殊历史，致敬伟大英雄，赞颂中华人民勇于逆行的时代精神。结合多媒体场景重现技术，剧作再现新冠肺炎疫情发生后，全国人民积极

迅速响应党的号令、国家的号召投身抗疫，数万名医务人员披上白衣"战甲"，奔赴疫情前线驰援武汉的动人故事。"逆行是我们的使命，是我们选择职业时印入心骨的誓言，是我们生命的意志与选择，更是作为一个人应有的品格……"上海医疗队承载着党的诞生地的城市荣光，

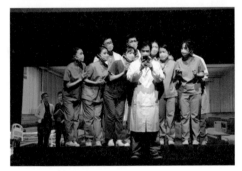

《逆行者》首演剧照

用行动展示了为人民健康和医学事业奋斗的初心和使命，铸就了"生命至上、举国同心、舍生忘死、尊重科学、命运与共"的伟大抗疫精神。

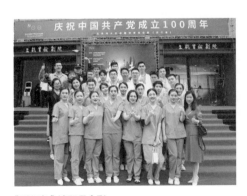

《逆行者》演职员合影

《逆行者》话剧作为交大医学院舞台上的思政课，交大医学院牡丹剧社的师生演员们也积极参与其中，思政教师和医学生们共同为观众献上一首战疫赞歌。师生医护们主动请缨参演、无条件支持排练进程，他们用行动诠释责任和担当，通过演绎"逆行者"，向抗疫的英

雄们致以最崇高的敬意。他们立足岗位，守初心、担使命、勇作为，不仅将角色扮演好、为观众呈现精彩演出，更将抗疫精神内化于心、外化于行，坚定信仰、勇于担当。

使命必达 让青春在志愿服务中闪光

青年志愿服务，一直是加强医务青年和大学生思想政治教育工作的重要抓手。在历次的全国以及上海市举办的各类赛事、会议与活动中，都可以看见交医志愿者活跃的身影。在国家、社会、学校最需要青年出列的时刻，交医青年用自己的所学造福百姓、用自己的行动服务人民，做社会主义核心价值观的坚定信仰者、积极传播者、模范践行者，争做堪当民族复兴重任的时代新人，报效祖国、服务人民，让我们的青春在抗疫志愿服务中闪光！

志愿者服务

2010 年上海世博会期间，交医志愿者收到了一封来自时任中共上海市委副书记、市长韩正的回信。韩市长对世博志愿者工作的肯定极大地鼓舞了交医的"杏林白菜"。作为离世博园区最近的一所高校，世博会期间，医学院共有 1209 名志愿者服务世博会。附属瑞金医院、仁济医院（东）、第九人民医院、上海儿童医学中心四家医院被指定为世博定点医院。医学院和附属瑞金医院获上海市"迎世博"优质服务贡献奖（集体），附属仁济医院的世博医疗保障队获上海市世博工作优秀集体，附属瑞金医院、

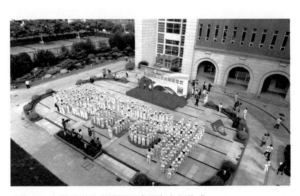

上海交通大学医学院世博园区志愿者出征仪式

仁济医院、第九人民医院、上海儿童医学中心、精神卫生中心获上海市卫生系统世博工作优秀集体，医学院团委获上海世博会志愿者工作优秀团队。医学院及附属医院共有90人次分别获得上海世博工作优秀个人、上海世博会志愿者优秀个人、上海世博会优秀志愿者等荣誉称号，其中范先群同志获上海市"微笑服务大使"称号（全市仅三名）。在184天的世博期间，志愿者以饱满的热情、诚恳的姿态、高度的责任心和无私的奉献精神承担了各自的志愿工作。除了世博会，交医志愿者还在进博会、马拉松赛等重大活动中为上海、为医学院增光添彩。

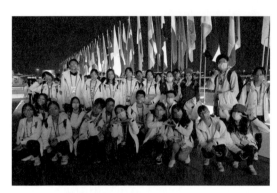

上海交通大学医学院进博会志愿者合影

造血干细胞捐献

2019年5月20日，上海交通大学医学院2013级临床医学八年制学生吴钧翔在附属第一人民医院完成造血干细胞采集，成为上海交通大学医学院第9例、上海市第448例造血干细胞捐献者。作为一名医学生，他认为选择了医学就是选择了责任，希望能用自己的技术和能力为众多患者出一分力。两次高配成功的奇迹，他觉得幸运且自豪。这神奇的幸运，将化为他毕生努力的动力，激励他在医学之路上继续努力前行，实现梦想。2017年他迎来了第一次高配成功，他毫不犹豫地选择捐献，但因患方原因没有完成捐献。2019年，好似奇迹一般，

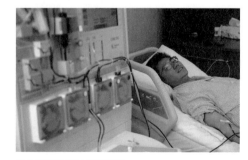

造血干细胞捐献者吴钧翔

茫茫人海中，吴钧翔同学迎来了第二次高配成功，这次他仍然义无反顾地决定捐献。孩子们那么可爱，怎么忍心剥夺他们生的希望？那些成人患者，很多是家里的顶梁柱，生了病对一个家的影响有多大？所以这次配对成功，对他也是幸运的。在正式参与临床之前，他先用另一种方式给患者带去生的希望。

2022年2月28日，上海交通大学医学院一位95后医学生王捷骁，作为上海第557例造血干细胞捐献者顺利完成捐献，他用行动践行了"除人类之病痛，助健康之完美"的医学誓言，诠释了"医者仁心"的内涵，帮助一名素不相识的血液病患者重燃生的希望。当被问到为什么要做捐献这件事时，王捷骁坚定地说

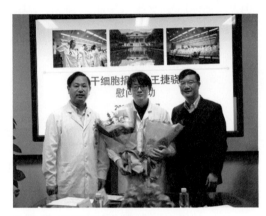

2022年，医学生王捷骁捐赠造血干细胞

道："这个患者的情况危重，我可能是他目前进行治疗的最佳选择。治病救人是我选择学医的初衷，因此我没有任何犹豫。前段时间，我刚拿到执医证，这个患者可以算是我的第一个患者，在他生命的里程中，留下一个来自小医生浓墨重彩的一笔，对我来说意义重大。"王爸爸坦言，"孩子非常幸运，他选择了一所有深厚文化底蕴的大学，同时又选择了非常崇高的、救死扶伤的专业，救人一命，是快乐的事情，感谢学校给予孩子的教育和帮助，希望这次捐献安全顺利。"

2012年以来，交大医学院共有1198名学生自愿加入中华骨髓库，王捷骁同学是其中一员。截至目前，交大医学院已有7位同学配对成功，完成了捐献。今天，王捷骁同学成为交大医学院第八位医学生捐献者、上海第557例造血干细胞捐献者，同时也是2022年上海第六例造血干细胞捐献者。

截至目前，交大医学院系统已有10名造血干细胞捐献者，除了第三位是

附属瑞金医院护士周砚、第八位是附属九院行政部副主任陈佳外，其余均为医学生，分别是 2004 级临床医学专业七年制汪洋、2002 级临床医学专业七年制沈伟军、2007 级临床医学专业八年制朱长斌、2009 级临床医学专业五年制黄轩珺、2009 级口腔医学专业七年制缪喆、2014 级预防医学专业范佳磊、2013 级临床医学专业八年制吴钧翔，2015 级临床医学专业八年制王捷骁，成功捐赠者的数量在上海市各大高校中位列前茅，连续多年获评"上海市造血干细胞捐赠志愿者征募工作先进集体"。

大上海保卫战

2022 年面对突如其来的疫情，交医青年化身"大白"、"小蓝"、楼层长、"云端"教师，书写属于交医人的青春赞歌。组建 80 人检测工作志愿者队伍支援黄浦区核酸检测工作，共计检测核酸样本 40 万余份。118 名学生组成"虹口区核酸采样志愿者服务队"，与附属第一人民医院 102 名师生，支援虹口社区采样工作，共计采样 56 万余人次，得到虹口区委区政府、街道、社区卫生中心和居民的高度赞扬。为丰富中小学生居家生活，交医青年打造"医"路同行系列科普课程；设立"爱心云托班"辅导方舱医院内的学生，被央视报道。

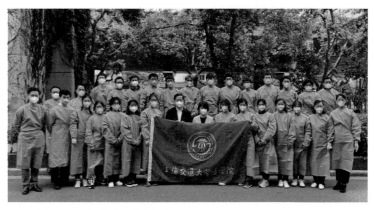

2022 年虹口区核酸采样志愿者服务队

共建共享 树立医疗卫生服务品牌

多年来，上海交通大学医学院始终立足医疗服务，奉献交医智慧，为社区、中小学、边远地区等民众提供优质健康资源，在区域共建和支援帮扶工作中，发挥交医力量，共筑"健康中国"。

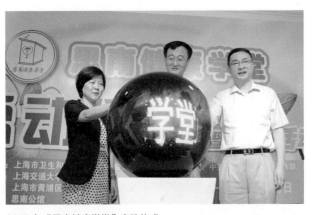

2015 年"思南健康学堂"启动仪式

思南健康学堂

由医学院团委主办的"思南健康学堂"自 2015 年 8 月启动以来，以"科普健康知识，聚焦医学人文，引领健康风尚，提升生活品质"为宗旨，传递医学科普的人性温度，树立追求健康的生活态度，打造常态化、科普性、公益性、开放式的文化互动分享体验空间，逐步成为黄浦区便民惠民的健康文化品牌。2022 年，"思南健康学堂"以党建为引领、以医学为纽带改版升级，正式进驻社区，建立社区实践点，黄浦区五里桥街道成为首个社区实践点。整合放大思南街区地缘、人文、医学资源，加强高校与社区、医学与社会、

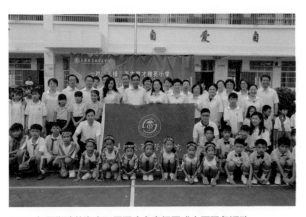

2019 年医学院赴海南开展医疗专家组团式志愿服务活动

健康文化与民生的融合共建，形成各方协同的"最大公约数"，画出"最大同心圆"，让大众医学文化给人们健康教育带来更多的获得感和幸福感。

医疗专家组团式服务活动

为深入贯彻实施健康中国战略，落实中央对口支援帮扶工作的战略决策，不断巩固拓展健康扶贫成果，以党建为领，充分发挥交大医学院履行社会责任的模范作用，让广大边疆与革命老区群众在家门口享受优质医疗资源，

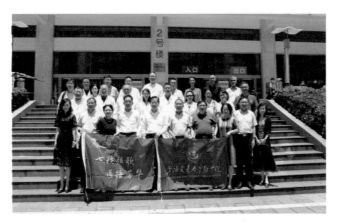

2022年，中国工程院院士、上海交通大学医学院院长范先群，医学院党委副书记赵文华、附属医院相关领导一行走进云南省第一人民医院和大理大学第一附属医院开展医疗专家组团式志愿服务活动

2017年至今，交大医学院组织专家队伍前往新疆、四川、西藏、海南等地开展大型义诊、捐赠、健康宣教等活动，服务人次近千，捐赠物资近百万元。各附属医院领导带队，推动优质医疗资源下沉，有效整合优势医疗资源，工作做到老百姓心坎上，让百姓享受到"家门口的上海专家号"。名医名家志愿者深入基层医院举行科普讲座、义诊咨询、带教查房、手术演示专业培训、疑难病会诊、专业技能操作培训及适宜技术项目推广，帮助提升基层医多人员技术水平和服务能力，推进分级诊疗制度的实施，为两地搭建了良好的交流平台，为援建地区的医疗教育事业助力添彩。

（雷禹）

69

对接国家重大战略 助力健康中国建设

　　为进一步紧密对接国家和地方战略，践行"报效祖国、服务人民"的办学使命，充分发挥学科优势，为人民的健康提供更高质量的医疗保障，上海交通大学医学院相继成立全健康研究中心崇明基地、海南国际医学中心、松江研究院，为助力健康上海、健康中国建设作出更多的贡献。

全健康研究中心崇明基地：推动全健康体系在中国落地实施

　　为全面深入实施"健康中国"战略，更好地发挥上海交通大学医学院与国家热带病研究中心双方优势资源，进一步提升我国热带病和全球健康领域的研究水平和国际学术地位，2019 年 6 月 16 日，上海交通大学医学院与中国疾病预防控制中心共建国家热带病研究中心；同时与国家热带病研究中心强强联合，成立了"上海交通大学医学院－国家热带病研究中心全球健康学院"。

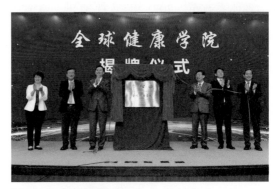

2019 年，全球健康学院成立

全球健康学院以教学和科学研究为主要职能，旨在强化医学院全球健康的教学与治理能力，构建全健康研究平台，推动全健康前沿创新研究，推动全健康体系在中国落地，在崇明区和海南省进行示范，并将中国真实世界的经验推向国际（亚非）研究基地，进一步将全健康科研成果转化为社会经济效益，提升上海交通大学的国际影响力。

随着 COVID-19 等多种传染性疾病的暴发与全球流行，以"全健康"理念重构全球公共卫生决策体系的必要性和紧迫性愈发凸显。2020 年 5 月 8 日，

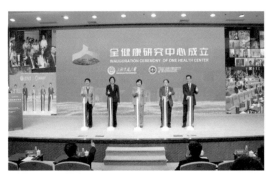

在上海市、海南省及英国爱丁堡市政府领导，以及 WHO、FAO、OIE 等组织嘉宾的共同见证下，上海交通大学和英国爱丁堡大学签署了合作框架协议，以网络云端牵手的形式宣告成立"上海交通大学－爱丁堡大学全健康研究中心"。

2020 年，全健康研究中心成立

上海交通大学"十四五"规划纲要提出，要主动服务社会公共卫生安全，从"人类－动物－环境"健康的整体视角，开展多机构、跨学科、跨地域的全健康协同研究，建立"全健康"研究与转化实践基地，推动我国公共卫生治理体系改革。2021 年 12 月 31 日，上海交通大学确定"全健康研究院"入驻崇明。全健康研究院以科学研究为主要职能，构建全健康研究平台与高水平研究队伍，推动全健康前沿创新研究，培养优秀专业人才。在崇明区和海南省进行示范，开展成果转化与应用推广，促进全健康体系在全国落地，深入开展国际科研合作，将成功经验推向全球。

"上海交通大学医学院－国家热带病研究中心全球健康学院"与"上海交通大学－爱丁堡大学全健康研究中心"的建立是崇明全健康研究院的基础和起源。全球健康学院／全健康研究中心建立了国际专家咨询委员会，搭建了

4个学系（传染病防控与生物安全系、动物健康与食品安全系、环境健康与生态安全系与全健康治理系）、1个科学研究平台（全健康公共技术与数据研究平台）、1个教学

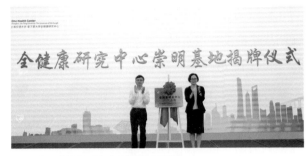

2021年，全健康研究中心崇明基地成立

学术平台（全球医学教育研究中心）和6个全健康研究课题组。在中国国家自然科学基金委和英国文化教育协会的联合资助下，2021年召开了"全健康：人兽共患病监测与早期预警研讨会"，提出了中英双方专家的合作新领域，使"全健康研究中心"的研究构架、重点发展方向更加完善。2021年度全球健康学院/全健康研究中心在职教职工19人，在读研究生19人，在站博士后2人。

2021年，全健康研究中心启动了全球全健康指数（Global One Health Index, GOHI）研究项目，对全球146个国家和地区的全健康的发展绩效进行评价，形成了核心及拓展指标体系，相关成果在《贫困所致传染病》（*Infectious Diseases of Poverty*）等国际杂志发表，并被《自然》报道。

上海交通大学全健康研究院以科学研究为主要职能，旨在构建全健康研究平台，推动全健康前沿创新研究，推动全健康体系在中国落地，并在崇明区和海南省进行示范，将中国真实世界的经验推向全球，进一步强化全健康科研成果转化效益，提升上海交通大学的国际影响力。

全健康研究院下设传染病防控与生物安全、动物健康与食品安全、环境健康与生态、全健康治理四个中心及全健康公共技术与大数据平台。行政管理机构下设科研与国际合作办公室及综合管理与教学办公室。全健康研究院将立足学科建设、创新成果、研究平台、人才培养、国际合作五大板块，建设集学科建设、研究平台、政府智库、转化枢纽等四位一体的学术机构，成

为扎根崇明、立足上海、面向国际的一流全健康研究院，为健康中国、生态文明战略提供技术贡献。

预计到 2025 年，基本形成全健康科研体系。全健康研究平台搭建完毕并系统性地开展各项科研活动；国际交流与合作取得重要进展；完成研究生专业教育体系的构建；基本形成全健康创新转化体系。到 2030 年，建成具有全球影响力的全健康研究院。全健康研究及学科体系成熟运行，取得突破性研究成果；全健康高端智库发挥重要影响力，推动若干治理政策转化；全健康国际交流形成系列规模化，成为我国全健康治理领域的领军力量；全健康创新转化体系高效运转，取得一批产业化应用成果；全面开展全健康国际合作与培养，完成全健康教育的系统化构建。

海南国际医学中心：助力海南自由贸易港建设

2018 年 4 月，习近平总书记在庆祝海南建省办经济特区 30 周年大会上发表重要讲话。党中央决定支持海南建设中国特色自由贸易港，中共中央、国务院《关于支持海南全面深化改革开放的指导意见》等一系列文件中提到支持海南创建国际教育创新岛，鼓励国内知名高校和研究机构在海南设立分支机构，鼓励海南举办高水平中外合作办学机构和项目，其中在海南设立独立法人的医学健康类中外合作办学机构被列为"支持海南深化教育改革开放重点项目清单"。

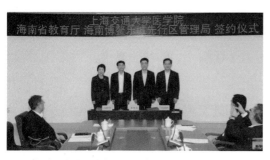

2021 年，上海交通大学医学院海南国际医学中心落户乐城

2019 年 11 月 10 日，国务院副总理、推进海南全面深化改革开放领导小组组长韩正在推进海南全面深化改革开放领导小组全体会议召开期间，专门指出上海交通大学要积极响

应党中央号召，在海南举办一所高水平的中外合作办学医学院，并要求国家发改委、教育部等部门做好支持工作。

2020年1月，时任海南省省长沈晓明主持召开会议，海南省人民政府与爱丁堡大学、上海交通大学医学院三方就在海南博鳌乐城筹办一所中外合作的高水平医学教育机构达成积极共识；时任海南省常务副省长毛超峰主持召开合作办学医学院项目专题会议，讨论研究采取"总体规划、分步实施"的方案推进中外合作办学医学院的建设；5月，海南省委书记沈晓明主持并召开交流会，上海交通大学校长林忠钦、上海交通大学医学院院长范先群一行出席会议，就上海交通大学、上海交通大学医学院与海南省在教育、科技和医疗卫生等领域深化合作进行交流；10月，海南省党政代表团赴上海与上海市委市政府共同举行"上海·海南经济社会发展情况交流座谈会"，会上双方签订《上海市人民政府 海南省人民政府深化合作备忘录》，将支持建设上海交通大学医学院海南国际医学中心纳入"2021—2022年沪琼重点合作事项清单"。

2021年12月17日，在海南省委书记沈晓明、省长冯飞殷切关怀和推动下，各方齐聚海南，在常务副省长沈丹阳的见证下，交大医学院分别与海南省教育厅和乐城国际医疗旅游先行区管理局（以下称"乐城管理局"）签署了《战略合作协议》和《园区入驻协议》，将在乐城先行区合作共建上海交通大学医学院海南国际医学中心（以下简称"海南国际医学中心"），加快推进与拥有高水平医学学科的世界一流大学在海南开展联合招生、医教研融合创新等多方面合作，为建设中国特

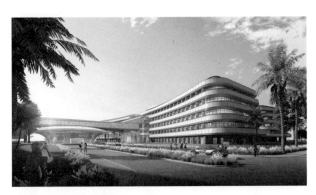

海南国际医学中心效果图

色自由贸易港和打造健康海南，提供人力支持和智力支撑。2022 年 6 月，海南国际医学中心一期建设项目正式动工，这既是沪琼两地教育医疗合作乘势而上、筑造辉煌的崭新起点，也是庆祝交大医学院 70 周年华诞的重要举措。

交大医学院将继续与海南省教育厅、乐城管理局携手，在海南省委省政府的领导下，将海南国际医学中心打造成为聚焦医学前沿技术的科技创新高地、护航区域百姓健康的医疗服务高地和荟萃全球医学人才的医学教育国际合作高地。

海南国际医学中心将以"创新引领、整体布局、开放融合、协同转化"为基本原则，以"国家亟需、特色鲜明、制度创新、引领发展"为目标，主动服务海南建设自由贸易港的国家战略，精准对接乐城先行区的发展需求，强化省部共建的聚力机制，深化上海市与海南省教育合作的协同机制，积极探索机制体制创新，开展人才培养、科技创新、国际合作、技术转移等工作，成为海南高等医学教育和科技创新体系的重要组成部分，服务海南自由贸易港建设需求和乐城先行区发展。2021 年起，在筹备海南国际医学中心的同时，积极作为，成功启动上海交通大学医学院海南研究生培养专项计划，两年来录取 56 名硕士生和博士生，为中心的设立运行打下人才培养的基础。海南国际医学中心一期建设用地选址在博鳌研究型医院以北地块，共 47.29 亩；二期建设用地选址在乐城先行区左岸地块，共 443.8 亩。

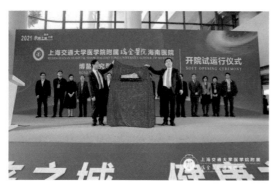

2021 年，附属瑞金医院海南医院开院

毗邻的博鳌研究型医院将作为海南国际医学中心的直属附属医院，有独立的经营管理权，实行财会独立核算与管理。上海交通大学医学院海南国际医学中心附属博鳌研究型医院目前正在沪琼合作共同创建的国家区域医疗中心，海南省卫生健康委员会为举办单位和主管单位，并由海南省人民政府委托上海交通大学医学院附属瑞金医院全面负责运行管理。

　　未来，上海交通大学医学院海南国际医学中心将成为一所具有独立法人资格的事业单位，紧紧围绕服务国家重大战略和海南自由贸易港建设，充分发挥海南自贸港政策优势和乐城先行先试优势、医疗产业资源优势，按照共建、共享、共赢的创新模式，引进境外拥有高水平医学学科的世界一流大学在海南建设高水平、国际化、示范性的中外合作办学的医学院校。

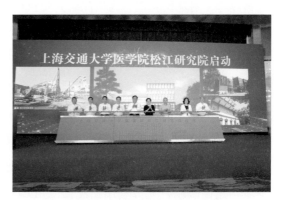

2022 年，上海交通大学医学院松江研究院正式运行

附属松江医院（筹）：区校合作，打造区域健康优质品牌

　　为进一步紧密对接国家和地方战略，加快推进上海交通大学医学院附属松江医院（筹）内涵建设，上海交通大学医学院松江研究院正式运行。

　　2022 年 7 月 28 日，在区校双方的合力推动下，上海市松江区人民政府与上海交通大学医学院合作共建启动仪式暨首届"脑医学"研讨会在长三角G60 科创大厦隆重召开。松江区委书记程向民，松江区委副书记、区长李谦，上海交通大学党委副书记、医学院党委书记江帆，上海交通大学副校长、医学院院长、中国工程院院士范先群，中国科学院院士、松

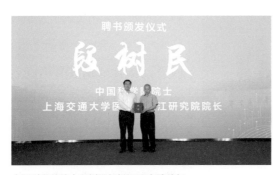

中国科学院院士段树民任松江研究院院长

江研究院院长段树民，上海市松江区政协副主席、松江区卫生健康委主任李正共同为松江研究院揭牌；上海交通大学医学院党委副书记赵文华宣布上海交通大学医学院松江研究院正式成立；松江区委副书记、区长李谦为中国科学院院士、松江研究院院长段树民颁发聘书；上海交通大学医学院党委副书记施建蓉、副院长吴正一为松江研究院执行院长、国家儿童医学中心（上海）儿童脑科学中心主任、上海交通大学基础医学院解剖学与生理学系主任徐天乐，松江研究院常务副院长、上海交通大学医学院附属松江医院（筹）院长林炜栋颁发聘书；松江区委副书记、区长李谦和上海交通大学副校长、医学院院长、中国工程院院士范先群共同签订《上海市松江区人民政府与上海交通大学医学院关于共建附属松江医院和松江研究院的合作协议》。

携手共建，"中国制造"迈向"中国创造"。为进一步对接上海"五个新城"建设战略，充分利用松江长三角G60科创走廊生物医药、脑智科创产业群优质资源，促进松江新城和上海西南地区的生物医药发展需求，不断构筑未来发展的优势，推进交大医学院学科布局，通过市区两级科技、产业政策，聚焦国家脑科学计划及健康中国战略，松江研究院将聚焦国家脑科学计划，联动G60科创走廊生物医药、脑智科创产业群优质资源，主攻"三脑"（精神脑、退变脑、发育脑），结合神经免疫、神经代谢和神经肿瘤等新兴脑交叉方向，打造国家战略科技力量，建成与脑科学"三脑"和脑交叉相关的"基础－临床－产业"全链条科研平台。同时，培育一批具有国际影响力的脑科学产学研专业人才，成为中国脑科学研发策源地和国家级科创中心。

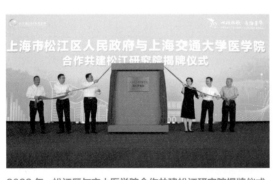

2022年，松江区与交大医学院合作共建松江研究院揭牌仪式

区校合作，为松江人民群众健康保驾护航。松江区素有"上海之根、浦

江之首、沪上之巅"美誉,松江作为长三角G60科创走廊的策源地,在"十四五"新征程中的标杆引领作用持续彰显。交大医学院与松江区人民政府合作共建松江研究院,既是深入贯彻、主动融入、积极服务国家战略的担当之为,也是为松江人民群众健康保驾护航,打造区域健康优质品牌的创新之举,更是交大医学院建设世界一流医学院和一流医学学科的发展之要。

同时交大医学院将全力支持松江研究院与附属松江医院的联动发展,推动附属松江医院的学科建设与医、教、研协同发展,将附属松江医院打造成为与"长三角G60科创走廊"战略相匹配的引领性区域医疗中心,为松江百姓提供高水平的优质医疗服务。

松江研究院的成立不仅是交大医学院整体布局和推进脑计划里程碑的项目,更是松江与交医开启区校合作的新起点。携手松江区共建松江研究院,对于交医而言是新的机遇,对于奋进的交医来说是新的挑战,这无疑是交医70周年院庆浓墨重彩的一笔,在"两个一百年"奋斗目标历史交汇的关键节点,统筹谋划,合力推进高水平医疗科研规划在松江生根开花。未来,交大医学院将依托松江研究院与松江区,携手打造长三角一体化国家战略相适应的生物科学创新研究基地和医学创新人才的培养力。同时,借助松江研究院,助力松江区进一步提升松江医院的医教研水平和服务能级,通过松江研究院持续深化与松江区的战略合作,迸发创新活力,在双一流的建设征程中持续输入各方力量。

上海市病毒研究院:打造病毒学基础和转化研究的新高地

为对接上海加快建设具有全球影响力的科技创新中心的战略目标,建设病毒学基础和转化研究的新高地,助力全球公共卫生最安全城市建设,2022年9月26日,上海市病毒研究院在上海交通大学医学院举行揭牌成立大会。上海市委常委、副市长吴清,上海市副市长陈群、宗明,上海市人民政府副

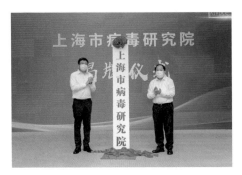

上海市副市长陈群与上海交通大学校长林忠钦为上海市病毒研究院揭牌

议。上海市副市长陈群为研究院揭牌。上海交通大学医学院党委书记江帆为上海市病毒研究院首任院长管轶教授颁发聘书。

党的十九大以来，以习近平同志为核心的党中央坚持人民至上、生命至上，把保障人民健康放在优先发展的战略位置。而面对突然暴发的由新冠病毒引发的新冠疫情，以习近平同

秘书长黄永平、顾洪辉、华源，上海交通大学校长林忠钦，上海交通大学医学院党委书记江帆、院长范先群，及市政府相关委局办、研究院所、企业代表以及瑞金医院党政领导出席揭牌仪式。上海市副市长宗明代表上海市人民政府与上海交通大学校长林忠钦共同签署共建上海市病毒研究院协

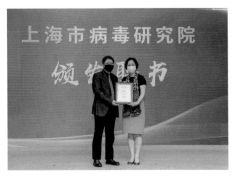

上海交通大学医学院党委书记江帆为上海市病毒研究院首任院长管轶教授颁发聘书

志为核心的党中央更是坚持把人民生命安全和身体健康放在第一位，广大科研工作者和医务工作者以坚定果敢的勇气和坚忍不拔的决心，同时间赛跑、与病魔较量，在各自战线上投入疫情防控的阻击战中，不断赢得抗击疫情的胜利。上海在建设具有国际影响力的全球科创中心及全球公共卫生最安全城市的过程中，更需进一步加强高水平病毒学学科建设，致力于病毒学源头创新研究，培养优秀专业人才，产出科技创新成果，实现快速应对突发和新发高致病性病原微生物引发的疫情防控需求，有效应对特大城市面临的潜在的病毒性传染病风险。

上海市病毒研究院将遵循"需求导向、共建共享、开放合作、创新驱动"

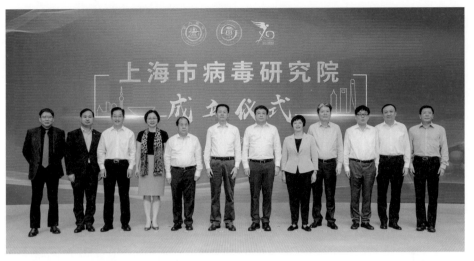

2022 年 9 月，上海市病毒研究院成立

的原则，发挥上海交通大学、医学院及其附属医院的学科优势，整合国内外病毒基础研究和病毒相关临床疾病防治等方面的多学科力量，以病毒学相关基础和应用研究为切入点，聚焦病毒演化与跨宿主传播机制研究、病毒相关重大疾病致病机制研究和病毒感染诊断治疗及转化研究等三大方向。还将充分利用好即将投入建设的能够开展非人灵长类动物实验的 P3 实验室平台作用，坚持"平战结合"，立足上海，辐射"长三角"，服务全国，努力将研究院建设成为具有国际影响力的病毒学研究和核心技术创新策源地，临床与基础贯通的病毒性疾病研究和转化高地，全球病毒学研究和转化高峰人才集聚地和培育地。

现代的病毒学研究充分体现生命科学、临床医学、预防医学、生物医药等多学科交叉融合的特点。因此，上海市病毒研究院将通过引育并举，建设一支病毒学相关领域的复合型高水平人才队伍。其中既包括引进具有全球视野的海外高层次人才，还将创新青年人才培养模式，利用病毒研究院打造一流学术影响力和技术平台，培养"基础 – 临床 – 转化 – 产业"全链条的复合型研究人才队伍。

上海市病毒研究院也将成为科研体制改革创新的试验田，研究院在优化评价体系和完善激励措施方面被赋予了充分的自主权，由此构建目标导向、绩效管理、协同攻关、开放共享的新型管理体制，提升管理效能，调动各方积极性，大力营造有利于激发科技人才创新的生态系统。

上海市病毒研究院的成立将进一步推动上海交通大学医学院在病毒学和病毒相关疾病原创性方面的基础和转化研究。在未来的5~10年，研究院将不断实现关键核心技术突破，加快科技研发成果转化，为推动上海生物医药产业的发展作出应有的贡献，在推进落实"健康中国"战略和具有全球影响力的科技创新中心建设中作出应有的贡献。

（蔡伟、林炜栋、郭晓奎、李奕桢、王颖）

70

站在新起点 开启新篇章 创造新辉煌

着眼于未来长远发展，贯彻落实上海市委、市政府加快推进交大医学院建设成为世界一流医学院的重大战略决策部署，2020 年 11 月 29 日，上海交通大学医学院浦东校区工程开工仪式在浦东新区天雄路隆重举行，自此，历经百余年办

2021 年 5 月 16 日，上海交通大学医学院浦东校区举行奠基仪式

学历史的交大医学院，拉开了从浦西延伸到浦东，从黄浦卢湾拓展到张江科学城，从新天地融入国际医学园区的序幕，踏上新起点，迈入新征程！

2021 年 5 月 16 日，上海交通大学医学院浦东校区举行奠基仪式。浦东校区项目于 2020 年 7 月 30 日获得市发改委可行性研究报告批复，资金来源为市级建设财力全额限额安排，通过几次调整概算，最终项目总投资概算为 385 090.54 万元。项目建设用地面积 290 664 平方米，总建筑面积 425 017 平方米，其中地上建筑面积 345 017 平方米，地下建筑面积 80 000 平方米。主要建设内容为：新建行政楼、医学教学综合楼、实验教学综合楼、医学研究中心、生命科学馆、实验动物中心、医学科研集群、科研辅助楼、图书馆、

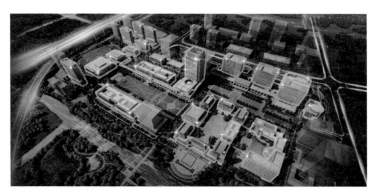

上海交通大学医学院浦东校区全景图

档案校史馆、信息中心、医学大讲堂、学生公寓、教师生活综合楼、综合体育馆、学生活动中心和食堂，电力用户站、地下车库（兼民防）、生活垃圾压缩站，以及相应的室外总体工程等。

浦东校区建设将紧密围绕建成"世界一流，中国特色，上海风格，交医特质"医学院的总体目标，把"海纳百川、中西融合"的人文理念作为新校园建筑创作灵感的核心，以"重功能、高质量"为建造原则，整体规划上统筹校园、生活、生态三大空间；建筑设计上体现历史文脉传承，突出时代特色，承载未来空间、强调科技环保；功能布局上显现科学定位合理、医学人文彰显、生态文化融合、环境和谐优美，最终建设成为符合世界一流医学院、上海建成卓越的全球城市和具有世界影响力的社会主义现代化国际大都市的发展定位，具有医学教育特质的国际化、现代化、智慧化的绿色可持续发展校园。

交大医学院高度重视浦东校区项目，集全校之力共同推进浦东校区建设工作。浦东校区建设将全面改善学校办学条件，提升校园软硬件环境，助力学校建成"中国特色世界一流医学院"的目标，充分对接国家"双一流""高水平地方高校"建设战略，同时充分对接浦东新区、张江综合性国家科学中心规划，发挥

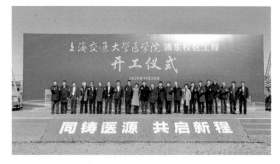

2020 年 11 月 29 日，上海交通大学医学院浦东校区举行开工仪式

产业集聚效应，形成联动发展。学校将以浦东校区建设为起点，持续发力，瞄准"四个面向"发展方向，全力推进世界一流医学学科建设、建立一流师资和名医队伍、完善"有灵魂的卓越医学创新人才"培养大教育体系、加速产生一流科学研究成果、提升国际影响力、主动承担社会责任。以高质量的人才培养、高水平的临床技术、前沿化的科学研究服务提升张江乃至整个浦东的教育医疗水平，服务上海亚洲医学中心城市和具有国际影响力的科创中心建设，助力深度优化上海市医疗高等教育、医疗卫生资源布局，为上海市培养更多急需的高层次医学人才，提升上海市整体医学学科实力。

百年大计，教育为本。建设上海交通大学医学院浦东校区，是市委、市政府深入贯彻落实教育强国战略和健康中国建设的重要战略部署，是推进上海市高水平地方高校建设和健康上海建设的重要战略布局，是助推交大医学院加快建成中国特色世界一流医学院的重要战略支持。

（张彪、蒋滢）

参考文献

[1] 孙大麟 . 上海第二医科大学史 [M]. 上海：上海交通大学出版社， 2020.

[2] 范先群，陈国强 . 医道 [M]. 上海：上海交通大学出版社，2019.

[3] 范先群，陈国强 . 医源 [M]. 上海：上海交通大学出版社，2019.

[4] 范先群，陈国强 . 交大医学与创新 [M]. 上海：上海交通大学出版社，2019.

[5] 范先群，陈国强 . 交大医学与世界卫生组织 [M]. 上海：上海交通大学出版社，
    2019.

[6] 闵建颖 . 医源大家 [M]. 上海：上海交通大学出版社，2012.

[7] 闵建颖 . 医源传奇 [M]. 上海：上海交通大学出版社，2012.

[8] 刘军，江浩艳 . 医源珍档 [M]. 上海：上海交通大学出版社，2019.

[9] 章开鸳 . 海上梵王渡：圣约翰大学 [M]. 石家庄：河北教育出版社，2003.

[10] 上海市地方志编纂委员会 . 上海市级专志·瑞金医院志 [M]. 上海：上海科
     学技术文献出版社，2017.

[11] 严枚 . 上海哈佛医学 [J]. 中华学生界，1915(3).

[12] 后方伤兵医院写真：一 . 上海震旦大学内附设红十字会第三伤兵医院大礼
     堂中，有伤兵卧床三百余 [J]. 抗战画报，1937(6).

[13] 宋国宾 . 医德：震旦大学医科生毕业时之宣誓 [J]. 医事汇刊，1931(6).

[14] 会讯：红十字新闻：第三救护医院昨日宣告结束 [J]. 中国红十字会月刊，1938(35).

[15] 胡俊，甄橙."大跃进"期间抢救钢铁工人邱财康：张涤生访谈 [J]. 中国科技史杂志，2011，32(2):222–230.

[16] 李宣海. 营造创新环境 构筑人才高地 [J]. 研究与发展管理，1999(6):34–36.

[17] Chen Z，Chen S. Poisoning the Devil[J]. Cell，2017(4).

[18] 中央人民政府教育部颁布私立高等学校管理暂行办法 [N]. 人民日报，1950–08–19(3).

[19] 有德. 同德医学院救护队 [N]. 图画时报，1932–02–07(1).

[20] 圣约翰大学当机立断 [N]. 中央日报，1948–06–04(2).

[21] 圣约翰染上颜色布告牌留下残迹 [N]. 立报，1948–06–05(3).

[22] 云水. 中华儿女多壮志：二医前身圣约翰、震旦、同德三校学生运动片段 [N]. 上海二医，1983–05–15(2).

[23] 云水. 中华儿女多壮志：二医前身圣约翰、震旦、同德三校学生运动片段 [N]. 上海二医，1983–06–01(3).

[24] 云水. 中华儿女多壮志：二医前身震旦大学学生运动片段 [N]. 上海二医，1983–06–15(2).

[25] 云水. 中华儿女多壮志：二医前身之一同德医学院学生运动片段 [N]. 上海二医，1983–09–01(3).

[26] 吕为榕. 我院第一次科学讨论会胜利闭幕 [N]. 上海二医，1956–12–01(1).

[27] 江绍基，俞国瑞. 锑剂中毒得到了有效处理 [N]. 上海二医，1956–05–04(4).

[28] 吴生一. 心脏直视手术在我院施行成功 [N]. 上海二医，1957–01–17(1).

[29] 闵建颖. 完成国内首例"劈裂式肝移植" [N]. 上海二医，2002–09–20(3).

[30] 陈志兴. 上海市口腔医学研究所成立 [N]. 上海二医，1982–09–06(2).

[31] 陈剑雄. 上海市消化疾病研究所在三院成立 [N]. 上海二医，1984–10–15(1).

[32] 回顾过去一年，呈现兴旺景象 [N]. 上海二医，1983–03–15(1).

[33] 李宣海. 深化教育改革，培育创新精神，全面推进学校发展 [N]. 上海二医，

1999-06-30(1).

[34] 万隆. 复旦大学和我校开展多方合作 [N]. 上海二医, 1988-04-15(1).

[35] 范抗. 全校动员起来开展教育思想讨论 [N]. 上海二医, 1985-12-15(1).

[36] 范康. 全校开展第三次教育思想讨论 [N]. 上海二医, 1987-05-15(1).

[37] 乐子良. 全校开展第四次教育思想讨论 [N]. 上海二医, 1988-05-15(1).

[38] 胡德荣. 我"配套成组"出国进修得到国家教委肯定 [N]. 上海二医, 1990-11-20(1).

[39] 中美合作筹建儿童医学中心 [N]. 上海二医, 1989-03-15(1).

[40] 德荣. 伤骨科研究所庆祝 30 华诞 [N]. 上海二医, 1988-10-15(1).

[41] 德荣. 上海市烧伤研究所成立 [N]. 上海二医, 1988-07-06(1).

[42] 陈家洲. 上海市儿科医学研究所 [N]. 上海二医, 1985-01-15(3).

[43] 胡德荣. "国际免疫学讨论会"在我校举行 [N]. 上海二医, 2001-11-10(1).

[44] 胡德荣. 微创手术修复颞下颌关节内缺损获突破 [N]. 上海二医, 2001-10-30(3).

[45] 成济正. 快速无损伤诊断微小胃癌新方法 [N]. 上海二医, 1988-01-15(1).

[46] 钱岳晟. 首次发现高血压相关基因 [N]. 上海二医, 2001-02-28(3).

[47] 张英柏. 我院与美堪萨斯城大学签订校际协议书 [N]. 上海二医, 1980-09-10(1).

[48] 马君芳. 我免疫学研究所被确定为世界卫生组织免疫遗传研究合作中心 [N]. 上海二医, 1980-06-17(2).

[49] 立柱. 上海市儿科研究所被世界卫生组织指定为儿童体格生长和社会心理发育合作中心 [N]. 上海二医, 1986-09-05(2).

[50] 康明琴. "邦盛助学基金"设立 [N]. 上海二医, 1996-04-25(1).

[51] 胡德荣. 援湘医疗队总结表彰大会举行 [N]. 上海二医, 1998-11-10(1).

[52] 李德林. 我校被命名为上海市文明单位 [N]. 上海二医, 1993-07-05(1).

[53] 校团委. 上海第二医科大学淮海社区健康学校成立 [N]. 上海二医, 1998-01-10(2).

后　记

江　帆

　　百余年春华秋实，七十载风雨征程。上海交通大学医学院在教育医疗卫生事业的壮美画卷中留下了诸多浓墨重彩的笔触。《七秩芳华》作为交大医学医源丛书的重要组成部分，经过全体编撰人员的共同努力，现已顺利完成，不日将付梓出版。该书作为庆祝上海交通大学医学院成立70周年系列出版物的首本重磅书籍，是擦亮"交大医学"品牌的又一力作，是学校文化建设里程碑上又一项丰硕成果，更是建设世界一流医学院的精神力量。

　　在这里，您可以读懂交医历史；在这里，您可以遇见交医大师；在这里，您可以感悟交医精神。《七秩芳华》以时间为脉络，采用讲故事的写作手法，将上海交通大学医学院70年来的发展轨迹划分成四个时期，通过70个故事来讲述交大医学院"医"路走来的峥嵘岁月，尤其是自 20 世纪 80 年代以来改革发展的辉煌成就，学校及附属医院开拓创业和发展壮大的历史足迹，整个编撰的过程也是从光辉历程中汲取力量的过程。编撰人员在创作过程中，查阅了诸多史料，如仔细研读《上海第二医科大学史》《医源传奇》《医源大家》《医源珍档》等参考书籍，专程赴上海市档案馆翻阅老三校时期的历史，尽可能使该书在表述上准确，还原上海交通大学医学院的发展样貌，通过一个个鲜活的小故事，对重要院史事件进行凝练，全面、系统、生动、立体地展现上海交通大学医学院医、教、研、管的发展历程。

七十载风雨同舟，新时代逐梦一流。记录这些珍贵的院史记忆是编撰该书的初心所在，是为全体交医师生医护提供鲜活生动的历史材料，为交医人对标一流、砥砺奋进、拓宽视野、提升内涵提供借鉴和思维启迪。希望该书的出版能够使全体师生进一步感悟"海纳百川、求真务实、守正创新、精诚奉献"的学院精神，以"博极医源、精勤不倦"院训为指引，在努力建设"世界一流、中国特色、上海风格、交医特质"的医学院征程中，报效祖国，服务人民！